科学出版社"十四五"普通高等教育
本科规划教材

江苏省高等学校重点教材
（编号 2021-1-081）

江苏"十四五"普通高等教育
本科规划教材

普通高等教育医学类系列教材

组织学与胚胎学

HISTOLOGY AND EMBRYOLOGY

（第四版）

陈　罡　余水长　祝　辉　主编

U0207525

科学出版社

北　京

内 容 简 介

本书主要由组织学和胚胎学两篇组成。系统介绍组织学与胚胎学基本知识，并尽量反映当代组织学与胚胎学最新成果。组织学包括细胞、组织、器官和系统三部分，胚胎学包括人体胚胎早期发生和人体主要系统及器官发生两部分。各章节附有知识结构图及知识比较表，另外穿插有与临床相关的补充阅读材料，以帮助读者掌握组织学与胚胎学基本知识架构，拓展知识面，提高读者的阅读兴趣。基于打造立体教材的宗旨，组织学部分主要器官的切片图除在书本中展示外，切片全貌图以二维码扫码显示的形式呈现。另外附有扫码显示的练习题和专业名词中英文对照，帮助读者掌握与练习。

本书为高等医学院校本科教材，适合医学类各专业使用；同时也可作为成人教育、硕士研究生入学考试复习等的参考用书。

图书在版编目（CIP）数据

组织学与胚胎学/陈罡，余水长，祝辉主编 . — 4
版 . — 北京：科学出版社，2023.8（2024.12重印）
科学出版社"十四五"普通高等教育本科规划教材
普通高等教育医学类系列教材
ISBN 978-7-03-075556-8

Ⅰ.①组… Ⅱ.①陈…②余…③祝… Ⅲ.①人体组
织学—高等院校—教材②人体胚胎学—高等院校—教材
Ⅳ.①R32

中国国家版本馆 CIP 数据核字（2023）第 085806 号

责任编辑：潘志坚　闵　捷／责任校对：谭宏宇
责任印制：黄晓鸣／封面设计：殷　靓

科学出版社 出版
北京东黄城根北街 16 号
邮政编码：100717
http://www.sciencep.com
南京文脉图文设计制作有限公司排版
上海时友数码图文设计制作有限公司印刷
科学出版社发行　各地新华书店经销
*
2010 年 11 月第　一　版　开本：889×1194 1/16
2023 年 8 月第　四　版　印张：18 3/4
2024 年 12 月第十七次印刷　字数：510 000
定价：70.00 元
（如有印装质量问题，我社负责调换）

《组织学与胚胎学》（第四版）编委会

- **主 编** 陈罡 余水长 祝 辉

- **副主编** 陈雪 杨文静 姚 健 魏建峰

- **编 委**（按姓氏拼音排序）

第四版前言

中国共产党第二十次全国代表大会报告提出:"育人的根本在于立德。全面贯彻党的教育方针,落实立德树人根本任务,培养德智体美劳全面发展的社会主义建设者和接班人。"《组织学与胚胎学》(第四版)将立德教育融入教材修订,以"三基、五性、五术"为基本要求,介绍学科进展,跟随技术进步,打造立体教材。以学生为本,将思想性、科学性、启发性、创新性融入教材编写中,方便学生快速全面浏览知识,并掌握重点。在保留第三版泛在学习体系的前提下,主要做了如下修订。

(1)第三版教材每章开头的【本章纲要】在本版教材中改为本章知识结构图。把中心主题与各级内容的关系及层级简单有效地罗列出来,将知识点尽量简化且标注重点难点(绿色底纹),有助于学生提高自身的逻辑思维能力,增强记忆。

(2)本版教材扩充了"组织学与胚胎学"习题库。各章后的"复习思考题"(扫描二维码即可练习),在单选题的基础上,增加了多选题,锻炼学生的知识综合能力和问题分析能力,让学生对本章知识点的掌握更加全面。

(3)第三版教材每章末的【本章名词英汉对照】在本版教材中改为扫描二维码查询,并根据全国科学技术名词审定委员会审定名词,进一步对名词中英文进行了规范。

(4)第三版教材附录1相似名词比较表在本版教材中被分散插入相应章节,阅读、比较更直观。

另外,根据第三版教材使用过程中反馈的意见和建议,进行了文字和图片的修正;同时也增添了少量相关已形成共识的新知识或新技术。本版教材在修订过程中得到了各参编学校的大力支持,南通大学主管部门及医学院提供了具体帮助,并得到"江苏高校品牌专业建设工程资助项目"、"江苏省优势学科资助项目"和"江苏高等学校重点教材立项建设"的资助。科学出版社为教材的修订做了详尽的指导与帮助,在此一并表示衷心的感谢。

由于我们的水平及能力所限,教材中如存在疏漏甚至错误之处,敬请同行专家、广大师生及其他读者指正,以便我们进一步提高教材的质量。

《组织学与胚胎学》编委会

2023 年 1 月

第三版前言

　　《组织学与胚胎学》（第三版）经一年的筹备，又有多所医学院校教师加盟，这对教材的质量及影响度均有提升作用。第三版修订的宗旨是在保持第二版的"早临床、多临床和反复临床"特色基础上，增加泛在学习体系的内容，方便学生不受时空的限制，利用手机进行组织切片观察和理论知识练习等自主学习。

　　第三版教材主要增加内容：

　　（1）将组织学各个章节主要观察的切片，用20×或40×的光镜下全景扫描显微图像，建立了"切片数据显微图像资源库"。学生通过扫描相应切片图片附带的二维码，即可直接进入此资源库相应全景切片的显微图像，并能在手机上观察更多、更大视野的图像，使手机具有"便携式显微镜"的功能。

　　（2）建立了"组织学与胚胎学试题库"，学生通过扫描每章后的二维码，即可进入此试题库，方便其进行相应章节主要知识点的练习和巩固。

　　（3）在附录中增加了相似名词比较简表，让学生能更好地理清知识点，易懂易记。

　　另外，对第二版教材使用过程中征求得到的各方面意见和建议，进行了文字和图片的修正；同时也增加了少量相关已形成共识的新知识或新技术。

　　第三版教材在修订过程中得到了各参编学校的大力支持，包括南通大学主管部门及医学院的具体帮助，尤其是现代教育技术中心冯愿和陈巧两位老师，以及医学院形态学实验室姚健老师在"切片数据显微图像资源库"和"组织学与胚胎学试题库"建设过程中，付出了艰辛劳动。第三版教材的出版更是"江苏高校品牌专业建设工程资助项目"和"江苏省优势学科资助项目"的成果。在此一并表示衷心的感谢！

　　由于我们的水平及能力所限，教材中如存在疏漏甚至错误之处，敬请同行专家、广大师生及其他读者指正，以便我们进一步提高教材的质量。

《组织学与胚胎学》编委会

2017 年 10 月

第一版前言

《组织学与胚胎学》分为组织学、胚胎学、学习和辅导常用参考资料目录三大部分。其中组织学分别介绍细胞学基本知识，四种基本组织和人体各系统器官组织学结构等；胚胎学分别介绍胚胎早期发生，颜面和四肢、消化系统和呼吸系统、泌尿系统和生殖系统、心血管系统、神经系统、眼和耳等的发生及先天性畸形；学习和辅导常用参考资料目录主要选录组织学与胚胎学相关的专业书籍和杂志名称、相关的专业网站地址等。

本教材采用大小字两部分，大字部分吸收多本国内外新教材的重要内容，注重实用性，简明扼要地叙述本科学生所需掌握的本学科基本知识；而小字部分是在基本知识以外，增加的外围相关知识或相关研究的最新成果等内容，借此提高学生学习兴趣，属于补充部分，供学生自学用。

本教材中，除极少数难以获取的照片外，基本采用了本校科研中观察拍摄的光电镜照片或自己绘制的模式图，插图达400余幅，使这一教材成为真正具有自主知识产权的教材；为了还原图片的真实感，提高插图质量，采用高质量纸张彩色印刷，以适应形态学教材图谱化的发展方向，这也是国外同类新版教材普遍采用的方式。

本教材还提供学习和辅导常用参考资料，包括参考书籍和专业杂志名称、相关专业网站地址，并和已建立的天空教室相配套，便于学生自己独立查阅参考资料，培养他们的自学能力，增加对相关知识的深入理解和提高他们的学习兴趣，同时使学有余力的学生了解本学科热点问题，以扩大视野。

本教材在编写出版过程中，有幸被遴选为"江苏省高等学校重点教材"进行建设，得到了江苏省教育厅和南通大学的大力支持和鼓励。在此，谨向他们表示衷心的感谢。我们还邀请了南通大学艺术学院吴耀华教授，硕士生王慧、王妍、龚莹、张冉和梁锋等同学在百忙之中，抽出宝贵时间帮助我们精心绘制组织学与胚胎学的模式图；同时我们还从南通大学电镜室张天一教授处获取了部分珍贵的电镜科研照片的使用权；在此，一并向他们表示衷心的感谢。

由于我们的专业水平有限，经验不足，如有欠妥及错误之处，请同行专家、广大师生及读者指正，以便我们进一步提高本教材的质量。

《组织学与胚胎学》编委会
2010 年 8 月

目 录

上篇　组织学

第十四章　消化腺

141

第十五章　呼吸系统

152

第十六章　泌尿系统

160

第十七章　男性生殖系统

170

第十八章　女性生殖系统

178

第十九章　眼和耳

188

下篇　胚胎学

第二十章　胚胎学绪论

201

上篇

组 织 学

第一章 组织学绪论

一、组织学的定义和定位

组织学的定义

组织学（histology）是研究机体正常微细结构及其功能的科学。这门学科需要借用显微镜观察细胞、组织和器官的形态结构，故又称显微解剖学。

细胞、组织、器官和系统的概念

细胞（cell）是一切生物体结构的基本单位。以它为单位构建了机体，每种细胞具有一定的形态和功能特征。**组织**（tissue）由形态相似和功能相关的细胞及细胞间质组成。**细胞间质**由细胞产生，存在于细胞之间，故又称**细胞外基质**（extracellular matrix），包括纤维、基质和体液成分（组织液、血浆、淋巴等），构成了细胞活动的微环境，对细胞具有支持、保护、营养和功能影响等作用。人体组织可归类为**上皮组织**、**结缔组织**、**肌组织**和**神经组织**等 4 种基本组织。每种组织在机体内分布有一定的规律，表现出一定的结构特点，并执行一定的功能（附表 7）。**器官**（organ）由基本组织按一定规律有机排列组合，构成形态与功能相对独立的结构，例如大脑、心、肝、肾上腺等。每种器官在机体内执行特定的功能。**系统**（system）是由结构上连续或功能上相关的多个器官有机组合而成，如人体有神经、循环、免疫、内分泌、消化、呼吸、泌尿、生殖等系统，完成连续的生理活动。这些细胞和四种人体基本组织的基本结构，以及系统和器官的正常微细结构及相关功能，就是组织学研究的内容。

随着当今组织学的研究已深入到分子水平，使人们对机体的认识，从分子、亚细胞、细胞、组织、器官和系统等多个层面去了解。这些不同层面的结构既相对独立，执行一定的生理功能；又彼此影响、相互依存，共同构成复杂的机体；在神经、内分泌和免疫系统的协调下，有条不紊地完成着各种生命活动。

组织学是医学中重要的基础形态学科

组织学的定位及其和其他学科的关系

组织学（显微解剖学）和宏观水平上研究系统与器官的解剖学一样，都属于生物医学中的形态学科范畴，通过这些不同层次的学习达到全面了解机体的正常形态结构及相关功能；同样，组织学和解剖学、生理学、生物化学都研究的是正常机体，是医学中重要的基础学科之一（主干课程），它为后续课程的学习打下坚实的基础。首先，形态结构决定相应功能，只有透彻地了解机体结构，才能深入阐明其功能，所以组织学的发展促进了生理学和生物化学等学科的进步；其次，组织学是病理学的基础，没有正常的组织学结构作参照，就无法判断病理学中形态结构的变化；最后，组织学与临床各学科都有着密切的联系，人体患病时，会表现出正常结构或功能活动的异常或障碍，只有掌握正常的组织学结构，才能更好地理解疾病发生与发展的规律。另外，现代组织学的不断发展，已从显微结构深入到亚显微结构、超微结构或分子结构，并与分子生物学、细胞生物学、生物化学、神经生物学、免疫学、生殖医学等学科交叉渗透、相互促进。最后，现代医学研究的热点，如细胞增殖、分化、衰老和凋亡的调控，细胞突变、癌变及其逆转，细胞识别与细胞通信，组织工程构建等都与组织学有密切的联系。

总之，作为一名医学生，只有掌握了人体微细结构和相关功能等基本知识，才能为进一步学好其他医学基础课和专业课打下基础。

二、组织学的发展简史

由于组织学是在显微镜下研究机体的微细结构，所以它的发展与显微镜等技术的进步密不可分。1665 年英国人胡克（Hooke）用自制的简单显微镜，观察了软木塞的切片，并将蜂房状的空腔结构，首次命名为细胞。随着显微镜制造业的发展及切片技术和染色方法的建立与改进，人们对机体的结构认识也不断深入。1801 年法国人比沙（Bichat）提出"组织"这一新概念，将人体分为 21 种组织，并认为各种组织构成了器官。德国人迈尔（Mayer）用显微镜观察机体组织，于 1819 年归纳了 8 种组织，创用"组织学（histology）"一词。1838 年和 1839年，德国人施来登（Schleiden）和施万（Schwann）分别提出植物和动物都是以细胞为结构、功能和发育的单位，新的细胞也是由原有细胞产生，建立了"**细胞学说**"。 1856 年德国病理学家魏尔肖（Virchow）提出机体的一切病理表现都是基于细胞的损伤等理论，对"细胞学说"作了重要的补充和完善。因此"细胞学说"的建立揭开了机体结构的奥秘，同时推动了组织学的第一次大发展，也使组织学发展为一门独立而系统的学科。

由于原来光学显微镜分辨率的极限，使组织学研究只能停留在显微结构水平上。1932 年德国人卢斯卡（Ruska）和科诺尔（Knoll）发明了电子显微镜，使其分辨率达到光镜的 1 000倍，放大率可达到数十万倍，同时标本制备和超薄切片技术的发展，使人们对机体微观世界有了一定的认识，开始进入了超微结构水平。组织学的研究从细胞层面飞跃到亚细胞层面，所以说电子显微镜的发明极大地推动了组织学的第二次飞跃发展。

20 世纪以来的百年，除电子显微镜的出现外，新发明的仪器设备不断投入使用，如图像分析仪、流式细胞仪、激光扫描共聚焦显微镜、高分辨率显微镜等，使组织学的研究进入到可动态地微量测定和观察；同时新的样本处理技术不断涌现，如特殊染色、组织化学技术、免疫组织化学技术、杂交组织化学技术、锚定 PCR、原位 PCR、显微图像分析技术等，使人们能在组织原位了解某种化学成分（多糖、蛋白质、核酸等）的定位、定性和定量信息，使组织学的研究进入了分子层面。另外，以细胞工程（如 iPS）和基因工程（如 CRISPR/Cas9）为主体的生物工程是当今生命科学研究中最受人们关注的热点话题。组织工程的体外构建机体组织或器官，移植修复体内损坏的组织器官，首次为组织学直接应用于临床治疗提供了广阔前景。

我国组织学的发展始于 20 世纪初，老一辈组织学家如汤尔和（1879～1940）编译了最早中文版《组织学》，并起草《解剖条例》获法令颁布，马文昭教授（1886～1965）在卵磷脂方面的工作，鲍鉴清教授（1893～1982）在细胞培养及电镜应用等方面的工作，范承杰（1895～1986）是我国老一辈女性组织学家，从事普鲁卡因对神经组织的影响研究，王有琪教授（1899～1995）在脑组织学及胚胎发育方面的工作，童第周（1902～1979）、叶毓芬（1906～1976）开创了中国"克隆"技术之先河，张作干教授（1907～1969）在组织化学方面的工作，郑国章教授（1920～1979）在神经组织方面的工作，成令忠教授（1931～2003）在肝微细结构及功能方面的工作，都有杰出的贡献。

三、组织学常用的研究方法与技术

（一）光学显微镜及标本制作技术

光学显微镜（light microscope，简称光镜，LM）是利用光学放大成像的原理，观察机体微细结构，为组织学最基本的研究工具。光镜所观察的机体微细结构称**显微结构**（microscopic structure），普通光镜的分辨率约为 0.2 μm，常用的计量单位为微米（μm）。普通光学显微镜通常利用自然光源或人工光源观察切片等标本。作为光镜观察的标本须经过技术处理才能较好地显示微细结构，根据研究目的的不同，发明了众多标本处理技术。组织学经典的标本制作技术为**石蜡切片法**（paraffin sectioning）和**苏木精－伊红染色法**（hematoxylin-eosin staining，简称 HE染色法），简述如下。

为保证镜下所观察的组织具有取材前的微细结构，需将标本放入固定液中**固定**（fixation）；然后经**脱水**（dehydration）、**透明**（clearing）和石蜡**包埋**（embedding），制成具有一定硬度的组织蜡块；在切片机上**切片**（section），厚度 5～10 μm；贴于载玻片上，脱蜡后染色，以提高微细结构的反差；最后封片保存。细胞核被苏木精染成紫蓝色，细胞质和细胞间

质被伊红染成粉红色（图 1-1）。凡与碱性染料
（苏木精等）有较强亲和力的结构特性，称**嗜碱
性**（basophilia）；凡与酸性染料（伊红等）有较
强亲和力的结构特性，称**嗜酸性**（acidophilia）；
凡与碱性和酸性染料都缺乏亲和力的结构特性
称**中性**（neutrophilia）。

除石蜡切片法外，也可经**冰冻切片**等其他
切片方法切片；还可直接取坚硬标本（骨或牙
齿等）磨薄成**磨片**，或取柔软组织（疏松结缔
组织或肠系膜等）铺在载玻片上制成**铺片**，或
取液体成分（血液、骨髓或脱落细胞等）涂在
载玻片上制成**涂片**；然后固定染色，在光镜下

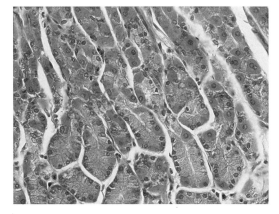

图 1-1　HE 染色（示胃腺）

观察。同样，品种繁多的染料染色特点各不相同，为生物标本的染色提供了选择，通过长期摸
索逐步形成了特殊染色技术，能较好地显示标本中的不同特定结构和成分。其中，可用银染
法进行染色（图 1-2），如果直接使硝酸银还原呈棕黑色的结构特性，称**亲银性**（argentaffin）；
而需加入还原剂后才能显色的结构特性，称**嗜银性**（argyrophilia）。经**甲苯胺蓝**（toluidine
blue）等碱性染料染色后不显蓝色（染料本身颜色）而呈现其他颜色，如紫红色的结构特性，
称**异染性**（metachromasia）（图 1-3）。

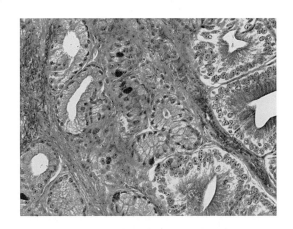

图 1-2　银染（示内分泌细胞）

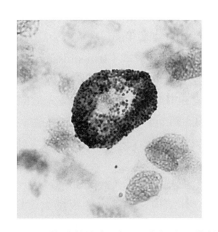

图 1-3　甲苯胺蓝染色（示肥大细胞异染性）

除普通光学显微镜外，还有一些特殊用途的显微镜，如：

荧光显微镜（fluorescence microscope）用紫外线代替普通光源，激发组织或细胞内含有的
荧光物质发出荧光（光致发光现象），显示普通光镜不能检出的物质。标本中的荧光物质可以
是结构本身存在的，如维生素 A 等；也可以是通过荧光染料作用后产生的荧光，如吖啶橙与
DNA 结合在荧光显微镜下呈黄色或黄绿色荧光。

相差显微镜（phase contrast microscope）将肉眼无法分辨的样品本身的相位差，转变为能
够观察到的与光强变化相联系的图像，适用于观察体外培养的活细胞形态结构、分裂增殖、迁
移运动以及染色标本中未染上颜色的微细结构等。

激光扫描共聚焦显微镜（laser scanning confocal microscope，简称 LSCM）是 20 世纪 80
年代正式投入使用的高光敏度、高分辨率的新型生物学仪器。它结合激光技术、荧光显微镜技
术和光学共聚焦原理，采用点照明和点探测成像方式，获得了比采用宽视野的普通荧光显微镜
更优异的成像效果。可以对较厚的组织标本进行连续断层扫描，经计算机处理重建三维图像；
也可对活细胞进行连续观察，了解细胞内微细结构变化，包括能被荧光标记的各种物质的变
化，如受体、酶等分子及膜电位、钙离子等。结合激光共聚焦显微镜及双光子激发技术而出现

的双光子显微镜（two-photon microscopy），能极大提高显微镜的探测深度，降低图像噪声，增强图像立体感。

荧光寿命成像（fluorescence lifetime imaging，FLIM）将荧光寿命测量与成像相结合，提供关于荧光分子空间分布的信息和有关其生化状态或纳米环境的信息，从而实现活细胞内生化定量。**荧光共振能量转移**（fluorescence resonance energy transfer，FRET）可通过灵敏的荧光读数来探测分子间的相互作用。这能让研究人员在体外和体内研究分子相互作用。

超高分辨率显微镜（super-resolution microscope）于21世纪初研制成功并投入应用。它的成像原理完全突破了前一个多世纪光学显微镜的分辨率具有极限，且该极限与光源的波长有关的理论。目前超高分辨率显微镜的成像原理有受激发射损耗显微术（stimulated emission depletion，STED）、光激活定位显微成像（photo activation localization microscopic imaging，PALM）、荧光激活定位显微成像（fluorescence PALM，FPALM）和随机光学重构显微术（stochastic optical reconstruction microscopy，STORM）等几种模式，同时需要荧光探针与光控开关控制的蛋白质来成像。利用超高分辨率显微镜，人们能在纳米水平上观察细胞内部，如特定细胞器内蛋白质、细胞桥粒、细胞膜蛋白质簇、DNA分子和DNA-蛋白质复合体分子等大分子物质的变化，证实构成生命体的最基本材料——分子的组合过程。

（二）电子显微镜技术

电子显微镜——超微结构

电子显微镜（electron microscope，简称电镜，EM）是以电子束为光源，电磁透镜为放大成像系统、荧光屏或显示器为图像显示的显微镜。电镜的分辨率为0.2 nm，是光镜的1 000倍，可放大几万倍到几十万倍。电镜下所观察的微细结构称**超微结构**（ultrastructure），常用的计量单位为纳米（nm）。

1. 透射电镜术（transmission electron microscopy，TEM）　　电子束穿透标本，经磁场放大聚合于荧光屏或显示器上成像。由于标本的细微结构保存要求高和电子束的穿透能力弱，所以电镜标本需经戊二醛与锇酸先后固定，脱水后树脂包埋，还要在超薄切片机上切成超薄切片（厚50～80 nm），最后用重金属盐（铅、铀等）染色。电镜下，凡被较多重金属盐染色的微细结构图像较暗，称为**高电子密度**（electron-dense）；反之，则称为**低电子密度**（electron-lucent）（图1-4）。

2. 扫描电镜术（scanning electron microscopy, SEM）　　观察细胞、组织或器官等标本表面的立体结构。它观察的视场大、景深长、图像立体感强，但分辨率较低（图1-5）。观察的样品制备相对容易，不需要包埋和切片，而直接固定、脱水、干燥后，表面喷涂金属膜，即可进行观察。

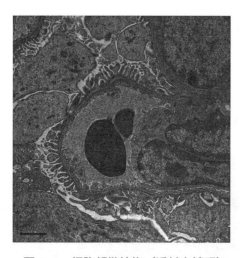

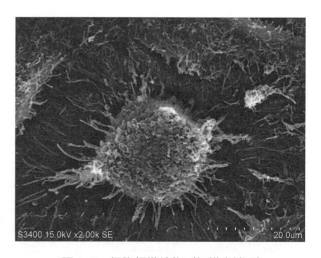

图1-4　细胞超微结构（透射电镜观）　　　　　　图1-5　细胞超微结构（扫描电镜观）

组织化学技术原位显示糖类、脂类、核酸、酶等化学物质

（三）组织化学技术

组织化学技术（histochemistry）是在组织或细胞中原位显示某种化学成分的技术。它利用已知的化学或物理反应原理，使组织或细胞中的某种待检化学成分在原位形成有色沉淀；镜下既可以直接观察到组织或细胞的形态结构，又可以定位、定量地了解该组织或细胞的化学组成，如糖类、脂类、核酸、酶类等。

1. 糖类　显示组织或细胞中存在的多糖或蛋白聚糖时，常用**过碘酸希夫反应**（periodic acid Schiff reaction，简称 **PAS 反应**）。强氧化剂过碘酸可将组织或细胞中多糖的乙二醇基氧化成乙二醛基，后者再与无色的希夫试剂反应，形成紫红色沉淀产物（图 1-6）。

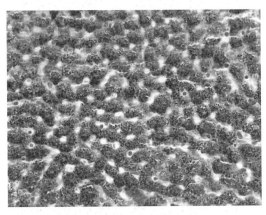

图 1-6　PAS 反应（示肝糖原）

2. 脂类　显示组织或细胞中存在的脂类物质（脂肪和类脂）时，常应用脂溶性染料，使其和脂类物质结合而显色。如用苏丹黑 B 或苏丹Ⅲ的 70% 乙醇饱和溶液浸染切片标本，也可用四氧化锇（OsO_4）固定兼染色，脂肪酸或胆碱可使 OsO_4 还原为 OsO_2 而显黑色。

3. 核酸　显示组织或细胞中存在的核酸（DNA 或 RNA）时，可用甲基绿－派洛宁法染色。碱性染料甲基绿和派洛宁都能与聚合程度不同的 DNA 和 RNA 结合（pH 4.8），但由于结合程度各不相同，DNA 呈蓝绿色，而 RNA 呈红色，达到区分两种核酸的目的。另外，当用酸进行水解时，DNA 的嘌呤－脱氧核糖键会释放醛基，后者也能使希夫试剂中的无色亚硫酸品红转变为紫红色沉淀，显示 DNA 的存在。

4. 酶类　显示组织或细胞中存在的酶类时，常用酶组织化学技术（图 1-7）。该技术不能直接显示酶本身，而是显示酶催化产生的反应产物，借此了解酶的分布及活性。因此，这类技术实际由两个反应组成：酶促反应和捕捉反应；前者是标本内发生的特异性酶催化反应（水解、氧化还原等），后者是人为设计的组织化学技术，将前者的反应产物原位捕获并形成有色沉淀。细胞内有多种酶，如氧化还原酶、水解酶、合成酶、转移酶等，目前已有 100 多

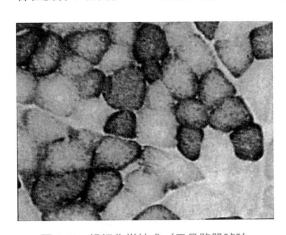

图 1-7　组织化学技术（示骨骼肌琥珀酸脱氢酶）

种酶组织化学染色方法。

（四）免疫组织化学技术

免疫组织化学技术（immunohistochemistry）是应用抗原和抗体特异结合的免疫学原理及组织化学显色原理相结合的技术，用以原位显示组织、细胞中的多肽、蛋白质等具有抗原性的大分子物质。该方法特异性强、灵敏度高、应用广泛，适用于生物医学的研究和临床诊断。被检测的物质作为**抗原**，被注入另一种动物体内，后者对该物质产生免疫反应，形成能和该物质特异结合的**抗体**。进行免疫组织化学技术时，先将从动物血液中提取的抗体作用于被检测标本上，组织中待测抗原将与抗体特异性结合，然后设法用标记物标记抗原抗体复合物，显示它们在切片上的位置（图 1-8）。常用标记物有酶、荧光素、胶体金、铁蛋白等，

免疫组织化学技术原位显示多肽、蛋白质等具有抗原性的大分子物质

其中酶标记抗体还需要酶组织化学技术显色。对微量的抗原可用标记酶的抗体、生物素－亲和素等放大系统来增加敏感度。将抗原抗体反应的特异性和电子显微镜的高分辨率相结合开发的**免疫电镜技术**（immunoeletron microscopy），可以在亚细胞和超微结构水平上对抗原进行定位分析。

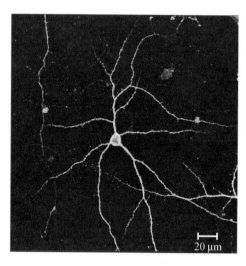

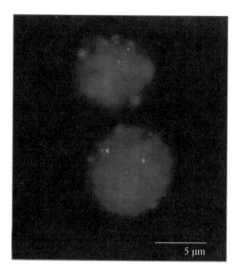

图 1-8　免疫组织化学技术（示神经元微管相关蛋白Ⅱ）

图 1-9　原位杂交组织化学技术（示染色体 11 着丝点和染色体 11p15 黏粒基因）

（五）原位杂交组织化学技术

原位杂交组织化学技术原位显示特异核酸（RNA或DNA）的序列片段

原位杂交组织化学技术（in situ hybridization histochemistry，简称原位杂交，ISHH）是利用核酸分子间碱基互补的分子生物学原理与组织化学显色原理相结合的技术，用以原位显示特异核酸的序列片段。该技术需要已知待测核酸的部分特异碱基序列，并合成相对应的核苷酸链（RNA 或 DNA 片段）为**核酸探针**，另外还需要放射性核素、荧光素、地高辛或生物素等标记物显示。进行杂交组织化学技术操作时，先将核酸探针作用于被检测标本上，其与组织中待测核酸片段通过碱基互补配对结合，再设法标记这一杂交体，显示它们在切片上的位置（图 1-9）。该方法简单、直接、敏感和精确地原位显示特异核酸片段，适用于各种基因在染色体上的定位和表达研究，也适用于编码某蛋白质的基因转录物 mRNA 及其他非编码 RNA 等在胞质内的表达与定位，成为当前生物医学研究的主要手段之一。

（六）组织或细胞培养技术

组织或细胞培养技术使组织或细胞的研究"由死转活"

组织或**细胞培养技术**（tissue or cell culture）是将从机体取出的组织或细胞，在体外模拟体内条件，进行培养存活和实验观察的技术。组织或细胞适宜的培养生存条件需要有合理的营养物质、生长因子、电解质、渗透压、pH、O_2/CO_2 比例、温度等，并常加入不同浓度的血清，同时要保持培养环境的无菌。该技术可和其他技术手段结合应用，也可以在培养环境中施加各种理化因子，直接观察对细胞活性、增殖、分化等细胞生物学的影响。相对**体内**（in vivo）**实验**来讲，组织或细胞培养为**体外**（in vitro）**实验**，但它可以获得体内实验难以达到的简便而快捷的效果，许多研究是将体内实验和体外实验结合起来，便于相互弥补不足和全面了解。

（七）形态计量技术

形态计量技术使组织学"数字化"，能定量分析描述

形态计量技术（morphometry）是在显微镜下对机体的微细结构进行二维或三维的形态学测量及对化学物质原位进行定量分析的技术。它是在显微成像技术、计算机技术和数字图像处理与分析技术等基础上形成的，使原先一直停留在对组织微细结构特征或性质的定性描述的局

限性得以突破，促进了组织学的"数字化"发展，因此成为现代组织学研究的主要手段之一。**图像分析仪**（image analyzer）可对各类型的图像，如切片、涂片、照片、底片等，进行定量分析。图像信号输入计算机后，确定几何学或光度学的测量参数，经程序处理，快速准确地获得图像中各种微细结构或化学成分的数据结果。**体视学**（stereology）由计算机通过对连续的组织切片采图，获得三维结构的定量信息。**流式细胞仪**（flow cytometry，FCM）能对单细胞进行分类和定量分析，是综合了激光技术、计算机技术和流体喷射技术等的仪器。它可快速分析细胞的大小、数量、表面特性及细胞周期等参数，能检测细胞内部的 DNA、RNA 及蛋白质等含量，也能对多种细胞进行分选。

（八）组织工程

组织工程（tissue engineering）是以细胞生物学和材料学相结合，进行体外或体内构建组织或器官的技术，为器官缺损患者提供移植替代物。组织工程作为新兴技术，由于应用价值巨大，所以发展突飞猛进。国内外组织工程技术人员已开展了多种人造组织或器官的研制，目前较为成功的是组织工程化皮肤，已在临床应用。组织工程涉及种子细胞、生物材料及组织构建三个方面内容。种子细胞有来自各种组织的细胞或干细胞，后者更是当前研究的热点；生物材料作为细胞生长的支架，须有良好的生物相容性、生物可降解性、易加工和一定的机械强度等特性；组织构建是种子细胞与生物材料复合形成组织或器官的过程，所以也是组织工程研究与应用的关键。

> 组织工程为组织学直接应用临床治疗提供了广阔前景

四、组织学的学习方法

组织学是医学生首先接触的医学基础课程之一，学习好这门课程，可以为学好后续其他医学课程打下扎实基础。学习中，除了勤奋刻苦外，结合学科特点，采用合适的学习方法，能起到事半功倍的效果。组织学学习中，宜注意以下几个方面。

1. 形态与功能相联系　　每种细胞、组织、器官都有一定的形态结构特点，这些结构特点通常与功能有关。即有结构，一定有相应功能；反过来，细胞、组织、器官有某个功能，一定具有相应的结构。比如，能分泌蛋白质的细胞内粗面内质网和高尔基复合体发达（蛋白质的合成与分泌与粗面内质网、核糖体有关）；巨噬细胞胞质内有大量溶酶体；消化管是个连续的管道，但食管、胃、小肠等不同节段的功能各异，相应节段的黏膜等结构也各有特点。因此，将结构与功能相联系，有助于理解、掌握相应结构与功能，是组织学学习的基本方法。

2. 注意立体与平面的关系　　组织学知识来源于显微镜下观察到的平面图像，有时还因为切面的关系，呈现的图像有形态差异。而人体内细胞、组织等都是立体结构。学习中，需要结合文字描述、模式图等，将平面的图片、照片，还原成体内的立体、整体结构。

3. 掌握同一细胞、组织、器官不同功能状态下的结构特点　　生活状态的细胞、组织和器官始终处于动态变化中，细胞增殖、迁移、分化、衰老、死亡，器官生长、改建、不同功能状态等，均可影响细胞、组织、器官的形态结构。组织学观察的则是某个时刻的静态图像，学习中，要将这些不同功能状态时的静态图像，还原成细胞、组织和器官的动态结构变化，掌握其变化特点与过程。

4. 前后联系，对比异同，深化认识　　教材是从介绍细胞、基本组织，到器官与系统，层层递进的。后续内容常常与前面已学知识相联系。学习中，在及时理解掌握所学单元知识的同时，要经常联系、比较前后相关章节的知识点，找到共性，掌握个性，起到举一反三、融会贯通的效果。

5. 注意与其他学科的联系　　现代生物学与医学基础研究进展迅猛，各学科间的内容相互渗透又相互印证，关系密切。组织学研究与学习中，不可避免地会有涉及其他学科的新技术、新方法、新成果。学习中，在掌握形态结构基本知识的同时，适当自学相关学科知识，能拓展知识面、活跃思维，增强对结构知识的理解，提高学习兴趣。

（陈　罡）

本章学习资源

第一章名词英汉对照表

第一章复习思考题

第二章　细　　胞

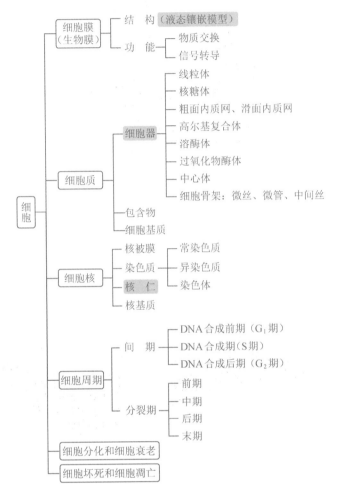

细　胞
├─ 细胞膜（生物膜）
│　　├─ 结　构　（液态镶嵌模型）
│　　└─ 功　能
│　　　　├─ 物质交换
│　　　　└─ 信号转导
├─ 细胞质
│　　├─ 细胞器
│　　│　　├─ 线粒体
│　　│　　├─ 核糖体
│　　│　　├─ 粗面内质网、滑面内质网
│　　│　　├─ 高尔基复合体
│　　│　　├─ 溶酶体
│　　│　　├─ 过氧化物酶体
│　　│　　├─ 中心体
│　　│　　└─ 细胞骨架：微丝、微管、中间丝
│　　├─ 包含物
│　　└─ 细胞基质
├─ 细胞核
│　　├─ 核被膜
│　　├─ 染色质 ── 常染色质、异染色质、染色体
│　　├─ 核　仁
│　　└─ 核基质
├─ 细胞周期
│　　├─ 间　期
│　　│　　├─ DNA 合成前期（G_1 期）
│　　│　　├─ DNA 合成期（S 期）
│　　│　　└─ DNA 合成后期（G_2 期）
│　　└─ 分裂期
│　　　　├─ 前期
│　　　　├─ 中期
│　　　　├─ 后期
│　　　　└─ 末期
├─ 细胞分化和细胞衰老
└─ 细胞坏死和细胞凋亡

第二章
知识结构图

细胞是一切生物体结构和功能的基本单位。人体虽有 200 多种，总数约 10^{14} 个大小、形态、功能各异的细胞，但它们均具有相同的基本结构，即由细胞膜、细胞质和细胞核三部分组成（图 2-1）。

一、细　胞　膜

细胞膜（cell membrane）又称**细胞外膜**或**质膜**（plasma membrane），是包裹于细胞表面的一层薄膜，将细胞与外界环境隔离，作为屏障使细胞具有一个相对稳定的内环境，在细胞与周围环境之间进行物质交换、能量转换及信息传递等过程中起着决定性作用。而细胞内也有丰富的膜性结构，如部分细胞器膜与细胞核膜等，**称细胞内膜系统**（endomembrane system）。常把细胞外膜与细胞内膜系统合称为**生物膜**（biomembrane），又称为**单位膜**（unit membrane）。

（一）细胞膜的结构

细胞膜厚度为 7～10 nm，光镜下不能分辨。在电镜下，细胞膜呈现为平行的三层板样结构，即电子密度高的内、外两层与电子密度低的中间层。细胞膜的化学组成主要是脂类、蛋白

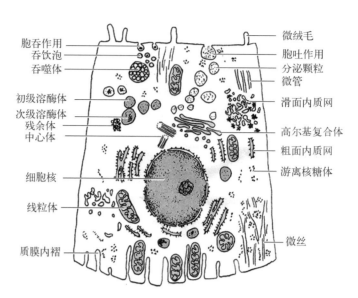

图 2-1　细胞超微结构模式图

细胞膜的分子结构目前公认为"液态镶嵌模型"

质和糖类，此外还含有水、无机盐和金属离子。关于细胞膜的分子结构，目前公认的是"**液态镶嵌模型**"（fluid mosaic model）学说：类脂排列成双分子层，蛋白质通过共价键与其结合，构成膜的主体；糖类通过共价键与膜的某些类脂或蛋白质结合组成糖脂或糖蛋白（图 2-2）。

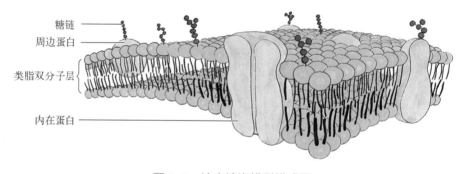

图 2-2　液态镶嵌模型模式图

1. 膜脂　以磷脂为主，还含有胆固醇和糖脂。磷脂分子头部呈球形，亲水性，由胆碱和乙醇胺等构成，尾部由两条疏水性、平行的脂肪酸链构成。在水溶液中类脂分子能自动形成双分子层，亲水的头部露在外面，朝向细胞膜的内、外表面，而疏水的尾部伸向膜的中央，两层分子的尾部相对。在电镜标本制备过程中，亲水的头部嗜锇性较强，故电子密度较高；疏水的尾部嗜锇性较弱，故电子密度较低，于是形成电镜下"两暗夹一明"的三层板样结构。在细胞膜内，类脂分子熔点很低，双层分子一般呈液态，可以作垂直于膜平面的旋转和侧向移动，使细胞膜呈现整体的流动性。

2. 膜蛋白　为球形蛋白质，分为**内在蛋白**（intrinsic protein）和**周边蛋白**（peripheral protein）两类。内在蛋白占膜蛋白总量的 70%～80%，不同程度地镶嵌于类脂双分子层中，其表面具有亲水性和疏水性的氨基酸基团。亲水性的氨基酸基团与类脂的亲水极相结合，位于细胞膜的内、外表面；而疏水性的氨基酸基团则埋于类脂双分子层的疏水极区域。周边蛋白占膜蛋白总量的 20%～30%，其表面仅有亲水性氨基酸基团，附着于细胞膜的内、外表面。膜蛋白可在细胞膜中侧向移动，主要构成膜受体、载体、酶和抗原等，执行多种功能。

3. 糖类 只分布于细胞膜的外表面，以寡糖链的形式分别与膜脂和膜蛋白结合，形成糖脂或糖蛋白。在电镜下，有的细胞，如小肠吸收细胞，表面由于寡糖链极为丰富，形成一层很厚的茸毛状**糖萼**（glycocalyx）或**细胞衣**（cell coat），但多数细胞的糖萼薄而不易分辨。糖脂能增强细胞膜外层的坚固性，并参与细胞生长、分化及免疫调节等过程中的细胞识别和细胞黏着作用。

（二）细胞膜的功能

1. 物质交换 细胞膜是细胞与细胞外环境之间进行物质交换的半透膜。它对于物质的进出具有选择性调节作用，即通过被动运输、主动运输和胞吞、胞吐等方式进行物质转运，以保持细胞新陈代谢和内环境的稳定。

（1）被动运输（passive transport）：是指物质顺浓度梯度转运的过程，转运动力来自物质的浓度梯度，不消耗能量。

（2）主动运输（active transport）：是指通过载体蛋白将离子、营养物质和代谢产物等，逆浓度梯度或电化学梯度由低浓度侧向高浓度侧的转运方式，此过程要消耗能量，所耗能量由具有 ATP 酶活性的膜蛋白分解 ATP 提供。

（3）胞吞作用（endocytosis）和胞吐作用（exocytosis）：胞吞作用是通过细胞膜的凹陷将物质包裹进入细胞内的过程，根据所摄取物质的性质不同可分为三类：① **胞饮作用**（pinocytosis）：胞吞物为液体，形成吞饮泡；② **吞噬作用**（phagocytosis）：胞吞物为颗粒，如细菌、细胞碎片等，形成吞噬体；③ **受体介导的入胞作用**（receptor mediated endocytosis）：有些物质需要细胞膜上的特异性受体识别而发生内吞活动。胞吐作用是将细胞内的分泌颗粒或膜泡中的物质排出细胞的过程，当它们与细胞膜接触后，互相融合，封闭的膜结构开放，排出内容物（图 2-1）。

2. 信号转导 信号跨膜转导是细胞膜的重要功能。细胞膜上有许多受体蛋白，能感受外界的各种化学信息，如激素、抗原、神经递质以及其他有生物活性的化学物质等（统称配体）。它们与膜上的受体特异性结合后，可以使胞内发生各种生物化学反应，产生各种生物学效应。

另外，细胞膜在细胞的抗原性、细胞的识别以及细胞黏着与连接等方面也发挥着十分重要的作用。

二、细胞质

细胞质（cytoplasm）位于细胞膜与细胞核之间，由细胞器、包含物和细胞基质组成。

（一）细胞器

细胞器（organelle）是细胞质内具有一定形态结构，执行一定生理功能的有形成分，包括线粒体、核糖体、内质网、高尔基复合体、溶酶体、过氧化物酶体、中心体和细胞骨架等（表2-1）。

1. 线粒体（mitochondrion） 光镜下呈杆状、颗粒状或椭圆形，长 2～7 μm，横径0.2～1 μm。电镜下，线粒体由双层单位膜围成，外膜光滑，内膜向内折叠形成**线粒体嵴**（mitochondrial crista）。外膜与内膜间的窄隙称膜间腔，或称外腔；线粒体嵴之间为嵴间腔，或称内腔，充满线粒体基质（图 2-3、图 2-4）。基质内含有基质颗粒（主要由磷脂蛋白组成，并含有钙、镁等元素）、脂类、蛋白质、环状 DNA、RNA 和多种酶。线粒体嵴上有许多有柄球形小体，称**基粒**（basal granule），基粒内含有合成 ATP 的酶，能利用呼吸链产生的能量合成 ATP，细胞生命活动所需能量的 95% 来自线粒体的 ATP，因此线粒体是细胞的能量供应中心。

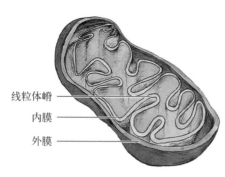

图 2-3　线粒体结构模式图

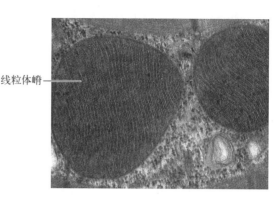

图 2-4　线粒体电镜图

2. 核糖体（ribosome）　　又称核蛋白体，是一种颗粒状结构，无单位膜包裹，主要成分是 rRNA 和蛋白质，染色呈嗜碱性。核糖体由一个大亚基和一个小亚基组成，大亚基含 3 条 rRNA 和约 40 个相关蛋白质分子，小亚基含一条 rRNA 和约 30 个相关蛋白质分子。非功能状态的核糖体单个存在，当一条 mRNA 穿行于大、小亚基之间，将多个核糖体串联起来，则成为功能状态的多聚核糖体，电镜下呈串珠状（图 2-5）。多聚核糖体可分为两类：一类游离散在于细胞基质内，称**游离核糖体**（free ribosome），主要合成细胞自身的结构蛋白质；另一类附着在内质网膜表面，称**附着核糖体**（attached ribosome），主要合成细胞向外输出的分泌蛋白质。

3. 内质网（endoplasmic reticulum, ER）　　是单位膜围成的扁平囊状或管泡状结构，分支互相吻合成网。根据其表面有无核糖体附着可分为**粗面内质网**和**滑面内质网**两种（图 2-6、图 2-7）。

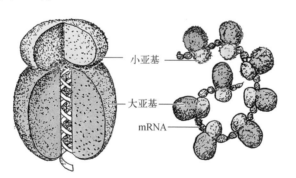

图 2-5　核糖体结构模式图

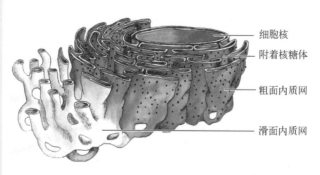

图 2-6　内质网结构模式图

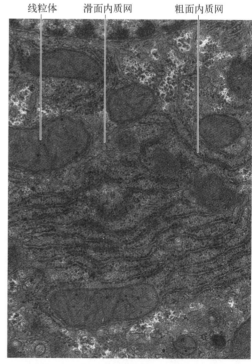

图 2-7　内质网电镜图

（1）粗面内质网（rough endoplasmic reticulum，RER）：多为平行的扁囊状，排列整齐，表面有核糖体附着，主要合成分泌蛋白质，如免疫球蛋白、消化酶等。在合成分泌蛋白质旺盛的细胞内粗面内质网非常发达，因此一般可根据粗面内质网的发达程度判断细胞的功能状态。

（2）滑面内质网（smooth endoplasmic reticulum，SER）：多为分支管泡状，表面光滑，无核糖体附着。在不同种类的细胞里，滑面内质网因含有不同的酶类而功能各异。

> **·小贴士·**
>
> 　　滑面内质网的功能多样，如在分泌类固醇激素的细胞内，滑面内质网含有合成此类激素所需要的酶系，能使胆固醇转变为类固醇激素；肝细胞中的滑面内质网含有参与解毒作用的各种酶系，某些外来药物及有毒代谢产物等在此经过生物转化排出体外；肌细胞中的滑面内质网又称肌质网，其膜上有 Ca^{2+} 泵，可将细胞基质中的 Ca^{2+} 泵入内质网囊中贮存起来，导致肌细胞松弛，而当需要时，贮存的 Ca^{2+} 再释出，引起肌细胞收缩。

4. 高尔基复合体（Golgi complex）　由多层**扁平囊泡**、**小泡**和**大泡**组成。扁平囊泡有 3～8 层，平行排列构成高尔基复合体的主体，它有一面凸起，称**生成面**（forming face），另一面凹陷，称**成熟面**（maturing face）。生成面附近有一些小泡，是由附近粗面内质网以"出芽"方式形成的，将粗面内质网中合成的蛋白质转运到扁平囊泡，故小泡又称运输小泡。大泡位于成熟面，是高尔基复合体局部球形膨大并脱落而成，部分大泡脱离扁平囊泡后，移向细胞膜并与之融合，以胞吐方式将分泌物排出（图 2-8、图 2-9）。在蛋白质分泌旺盛的细胞中高尔基复合体发达。高尔基复合体的主要功能是对来自粗面内质网的蛋白质进行加工、修饰、糖化和浓缩，最终形成分泌颗粒排到细胞外。同时也有部分大泡留在细胞内形成初级溶酶体，并且参与细胞膜的再循环和更新。

高尔基复合体由扁平囊泡、小泡和大泡组成

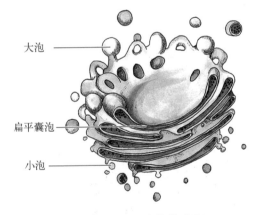

图 2-8　高尔基复合体结构模式图

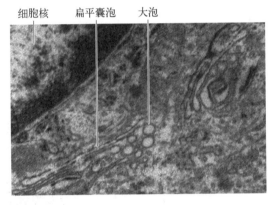

图 2-9　高尔基复合体电镜图

5. 溶酶体（lysosome）　是由单位膜包裹，内含多种酸性水解酶的致密小体，其大小不等、形状多样。溶酶体内含有 60 多种水解酶，不同细胞中的溶酶体酶不尽相同，但均含酸性磷酸酶。按溶酶体是否含有被消化物质（底物），可将其分为**初级溶酶体**、**次级溶酶体**和**残余体**。

溶酶体可分为初级溶酶体、次级溶酶体和残余体

（1）初级溶酶体（primary lysosome）：是由高尔基复合体新形成的溶酶体，呈球形，体积小，电子密度高，内容物呈均质状，不含底物。

（2）次级溶酶体（secondary lysosome）：是由初级溶酶体与底物融合而成，形态多样，体积大，内容物为非均质状。次级溶酶体内的底物，有的被分解为单糖、氨基酸等小分子物质，经溶酶体膜进入细胞基质，被细胞重新利用；有的则不能被消化，残留在溶酶体内。

（3）残余体（residual body）：是次级溶酶体消化作用的终末阶段，当溶酶体酶的活性降低或消失，不能被消化的底物完全充满溶酶体后，称残余体。有的残余体经胞吐作用排出细胞外，有的则长期滞留于细胞内形成脂褐素。

溶酶体是细胞内进行消化作用的主要场所，它可清除细胞内的外源性异物和内源性残余物，以保护细胞的正常结构和功能。

6. 过氧化物酶体（peroxisome） 又称**微体**（microbody），是由单位膜包裹的圆形小体，直径为 0.2～0.7 μm。人的过氧化物酶体的内容物为均质状，电子密度低；某些动物的过氧化物酶体内含有电子致密的核心，是尿酸氧化酶的结晶。过氧化物酶体含有 40 多种酶，不同细胞中的酶不尽相同，但均含过氧化氢酶。过氧化物酶体的主要功能是分解代谢产物，通过水解 H_2O_2 产生水，最终保护细胞。

7. 中心体（centrosome） 多位于细胞核的周围，由一对互相垂直的**中心粒**（centriole）构成，中心粒呈圆筒状，每个中心粒由 9 组三联微管构成。中心体主要参与细胞分裂时纺锤体的形成和染色单体的分离，并和纤毛、鞭毛等结构的形成和运动有关。

8. 细胞骨架（cytoskeleton） 细胞的特定形状及运动有赖于细胞质内蛋白质丝组成的网状结构，称为细胞骨架，包括**微丝**、**微管**和**中间丝**等。

（1）微丝（microfilament）：广泛存在于多种细胞中，常成群或成束存在，并能根据细胞功能状态的不同而聚合或解聚。微丝可分为细丝（thin filament）和粗丝（thick filament）。细丝直径约 6 nm，主要由肌动蛋白组成；粗丝直径 10～15 nm，主要由肌球蛋白组成。微丝除具有支持作用外，还参与细胞的收缩、变形运动等。

（2）微管（microtubule）：是由微管蛋白聚合形成的细长而中空的圆柱状结构，管径约 24 nm，长短不等。微管蛋白单体为球形蛋白质，它们先串联成原纤维，再由 13 条原纤维平行排列围成微管（图 2-10）。微管有单微管、二联微管和三联微管。细胞中绝大部分微管为单微管，在秋水仙素和低温下可解聚为微管蛋白，故单微管不稳定。二联微管和三联微管为稳定微管，前者主要位于纤毛与精子的鞭毛中，后者参与构成中心体等。微管具有多种功能，可维持细胞形状，参与细胞的运动和细胞内物质的输送等。

细胞也需要人一样的骨架

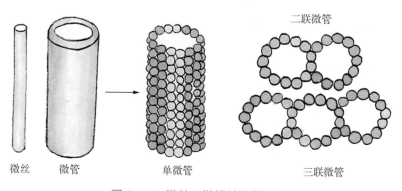

图 2-10　微丝、微管结构模式图

（3）中间丝（intermediate filament）：直径 10 nm，因介于微丝和微管之间而得名，功能多样。

中间丝可分为五种，各由不同的蛋白质构成，大部分细胞中仅含有一种中间丝，故其具有组织特异性，且较稳定。①角蛋白丝（keratin filament）分布于上皮细胞，又称张力丝。②结蛋白丝（desmin filament）分布于肌细胞，形成肌细胞内网架。③波形蛋白丝（vimentin filament）主要存在于成纤维细胞和来自胚胎间充质的细胞。④神经丝（neurofilament）存在于神经元的胞体和突起中，由神经丝蛋白构成。⑤神经胶质丝（glial fibril acidic protein filament）主要存在于星形胶质细胞中，多聚集成束。

细胞器及其主要功能见表 2-1。

表 2-1 细胞器及其主要功能

细胞器	功能
线粒体	能量供应中心
游离核糖体	合成细胞自身的结构蛋白质
附着核糖体	合成向外输出的分泌蛋白质
粗面内质网	合成分泌蛋白质
滑面内质网	在不同的细胞内功能各异
高尔基复合体	加工、修饰、糖化和浓缩蛋白质
溶酶体	消化、清除细胞内异物和残余物
过氧化物酶体	分解代谢产物，清除 H_2O_2
中心体	参与细胞分裂以及纤毛、鞭毛的组成和运动
微丝、微管、中间丝	保持细胞形态的细胞骨架，参与细胞的运动和细胞内物质的运输

（二）包含物

包含物（inclusion）是细胞质中具有一定形态的各种代谢产物和贮存物质的总称，包括糖原颗粒、脂滴、分泌颗粒等。

1. 糖原颗粒（glycogen granule） 是细胞内葡萄糖的贮存形式，PAS 染色时呈紫红色。电镜下为电子密度高，无膜包裹的颗粒，形状不规则或呈花簇状，分散于细胞内。

2. 脂滴（lipid droplet） 是细胞内脂类的贮存形式，内含脂肪酸、甘油三酯和胆固醇等。在脂肪细胞、分泌类固醇激素的细胞中较多。在 HE 染色中，因脂滴内容物被二甲苯、乙醇溶解而呈大小不等的空泡。

3. 分泌颗粒（secretory granule） 常见于各种腺细胞，内含有酶、激素等生物活性物质。分泌颗粒的大小、形态常因细胞种类而异，但都有膜包裹。

（三）细胞基质

细胞基质（cytoplasmic matrix）是细胞质中均质而半透明的胶体状物质，充填于细胞器和包含物之间。由水、无机离子、脂类、糖类、氨基酸、核苷酸及其衍生物和大分子多糖、蛋白质、脂蛋白等组成。细胞基质的主要功能是为维持细胞器的正常结构提供所需的离子环境、为完成其功能活动提供所需的底物，同时也为某些生化活动的进行提供场所。

三、细 胞 核

人类除成熟红细胞外，其余所有种类的细胞都有**细胞核**（nucleus）。细胞核含有遗传物质 DNA，通过 DNA 的复制和转录，控制细胞的增殖、分化、代谢等功能活动，因此细胞核是细胞的重要结构。人体大多数细胞有一个细胞核，少数细胞有双核或多核。在细胞间期，细胞核的形状常与细胞的形态相适应，如球形、立方形和多边形细胞的细胞核多为球形；柱状细胞的细胞核多为椭圆形，扁平细胞的核多为扁圆形。在 HE 染色时，细胞核因含有 DNA 和 RNA 而呈强嗜碱性，染成紫蓝色。细胞核由核被膜、染色质、核仁和核基质组成（图 2-11、图 2-12）。

（一）核被膜

核被膜（nuclear envelope）包裹在细胞核表面，是细胞核与细胞质之间的界膜，由内、外两层单位膜构成，两层膜的间隙宽 10～15 nm，称**核周隙**（perinuclear space）。内、外核膜常在某些部位融合形成环状开口，称**核孔**（nuclear pore），含有可以调节核质交换的核孔复合体。一般小分子物质可直接穿过核被膜，但 RNA 和蛋白质等大分子则须经核孔出入核。核被膜构

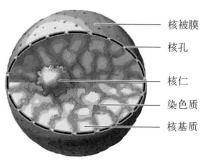

图 2-11　细胞核结构模式图

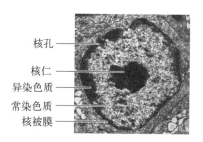

图 2-12　细胞核电镜图

成细胞核与细胞质之间的选择性屏障，将细胞核与细胞质分成两大结构与功能区。细胞核内进行 DNA 复制、RNA 转录与加工，而在细胞质内进行蛋白质的翻译，这样避免了互相干扰，使细胞的生命活动秩序井然。

（二）染色质

染色质（chromatin）是遗传物质 DNA 和组蛋白在细胞间期的形态表现（图 2-13）。在 HE 染色标本中，染色质呈现出两种不同的形态，着色浅淡的部分称**常染色质**（euchromatin），是核内有功能活性的部位，主要进行 RNA 转录；呈强嗜碱性的部分称**异染色质**（heterochromatin），是功能静止的部位，无 RNA 转录活性。电镜下，染色质由颗粒与细丝组成，常染色质呈稀疏状、电子密度低的透明区；而异染色质则极为浓密，电子密度高。故根据核的染色状态可推测其功能的活跃程度。染色质的基本结构单位是**核小体**（nucleosome）。核小体为直径约 10 nm 的扁圆球小体，核心是由 4 种组蛋白（H_2A、H_2B、H_3、H_4）各 2 个分子组成的八聚体，DNA 链外绕 1.75 周，含 146 个碱基对，相邻核小体之间的 DNA 链称连接段，含 46～60 个碱基对，并附有一个组蛋白分子（H_1），这样的核小体链为染色质的一级结构。在进行 RNA 转录的部位核小体链呈舒展状态，即常染色质，而未执行功能的部位核小体链则螺旋化形成直径约 30 nm 的染色质纤维，即异染色质。此外，在细胞分裂过程中，整条核小体链浓缩成染色单体，并和在间期复制的另一条完全相同的姐妹染色单体在着丝点处相连，形成一条中期**染色体**（chromosome）。因此常染色质、异染色质和染色体是同一种物质在细胞周期中不同功能状态的存在形式。人类体细胞有 23 对染色体，其中 22 对为常染色体，1 对为性染色体，男性为 XY，女性为 XX。

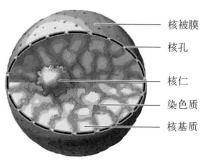

染色体
染色质纤维
核小体
组蛋白
DNA

图 2-13　染色质结构模式图

（三）核仁

核仁（nucleolus）是核内一个圆形小体，无膜包裹。多数细胞可有 1～4 个核仁，在蛋白质合成旺盛的细胞，核仁大而多。核仁的化学成分主要是蛋白质，另外还有少量的 DNA 和 RNA。在 HE 染色标本中，核仁因含大量 rRNA 而呈强嗜碱性。核仁的主要功能是参与核糖体的合成。

（四）核基质

核基质（nuclear matrix）是由核液和核骨架组成。核液含水、离子和酶等无形成分；核骨架是由多种蛋白质形成的三维纤维网架结构，对核的结构具有支持作用。

染色质的主要化学成分是 DNA 和蛋白质；基本结构单位是核小体；可分为常染色质、异染色质和染色体

四、细胞周期

细胞周期（cell cycle）是指细胞从上一次分裂结束开始至下一次分裂结束为止所经历的全过程。分为**间期**（interphase）和**分裂期**（mitotic phase）两个阶段（图 2-14）。

（一）间期

间期时间一般持续较长，约占整个细胞周期的 95%。在间期，细胞核无明显的形态学变化，但此时核内染色质处于最活跃的时期，除部分基因转录、翻译而合成大量蛋白质、执行各种细胞功能之外，染色体所含全部基因组的 DNA 也在间期进行复制。根据 DNA 合成程序，间期又分为 **DNA 合成前期**（G_1 期）、**DNA 合成期**（S 期）和 **DNA 合成后期**（G_2 期）。

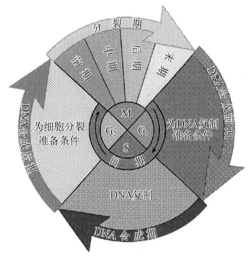

图 2-14　细胞周期模式图

1. G_1 期　是从前一次有丝分裂完成到 DNA 复制之前的这段间隙时期。此期长短因细胞种类而异。G_1 期的早期阶段特称 G_0 期，有些细胞甚至长期停留在此时期，去执行一定的生理功能。在 G_1 期的晚期阶段，细胞开始为下一个周期合成 DNA 准备所需的前体物质、能量和酶等。

2. S 期　是 DNA 合成期，历时 7～8 h。此期主要活动是合成 DNA 和蛋白质。DNA 复制后，含量增加一倍，使体细胞成为 4 倍体，同时还合成组蛋白和进行中心粒的复制。

3. G_2 期　是 S 期后到分裂期前的时期，历时 1 h 至数小时。主要活动是中心粒生长并成熟，合成有丝分裂所需的 RNA、蛋白质和贮备能量等。

（二）分裂期

细胞分裂的方式有三种：**有丝分裂**（mitosis）、**减数分裂**（meiosis）和**无丝分裂**（amitosis）。其中有丝分裂是最主要的细胞分裂方式，由一个母细胞分裂成为两个子细胞，是一个连续的细胞变化过程，一般历时 1～2 h，可分为前期、中期、后期和末期。

1. 前期（prophase）　细胞变为球形，染色质丝高度螺旋化，形成染色体；两个中心体开始分离移向细胞的两极，形成纺锤体；核仁及核被膜逐渐消失。

2. 中期（metaphase）　核仁和核被膜完全消失；染色体移到细胞的赤道板，从纺锤体两极发出的微管附着于每一个染色体的着丝点上。

3. 后期（anaphase）　由于纺锤体微管的作用，着丝点纵裂，两个姐妹染色单体分开，并向相反的方向移动，接近中心体，染色单体分为两组；细胞逐渐拉长，在赤道板处细胞表面下陷，形成环形缢缩（分裂沟），细胞呈哑铃形。

4. 末期（telophase）　染色单体逐渐解螺旋，重新出现染色质丝和核仁；内质网形成核被膜；细胞赤道板的分裂沟加深，最终分裂为两个二倍体的子细胞。

五、细胞分化和细胞衰老

（一）细胞分化

相同的细胞类型经细胞分裂后逐渐在形态、结构和功能上形成稳定性差异，产生不同的细胞类群的过程，称**细胞分化**（cell differentiation）。一般来说，分化低的细胞增殖能力较强，分化高的细胞增殖能力较差，甚至丧失增殖能力。

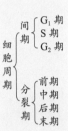

（二）细胞衰老

细胞衰老（cell aging）时细胞分裂速度减慢，G_1 期明显延长，结构发生一系列变化：细胞核内褶，染色体固缩，线粒体膨胀，细胞膜转变为固相等，导致相应功能下降。

六、细胞坏死和细胞凋亡

（一）细胞坏死

细胞坏死（cell necrosis）是细胞受到剧烈伤害后出现的强烈的不可逆的伤害反应。细胞坏死初期表现为：细胞膜受损，膜性结构的细胞器肿胀，细胞核膜扩张，染色质模糊等。若及时去除损伤因素，反应尚可逆转，否则将发生不可逆的变化，细胞骨架破坏，溶酶体破裂，DNA 降解等，最后细胞膜破裂，释放内容物，引起周围组织炎症反应。

（二）细胞凋亡

细胞凋亡（cell apoptosis）是细胞在诸多凋亡信号的精密调控下，引发的按严格程序主动进行的生理性死亡。凋亡早期细胞体积缩小、细胞质凝缩、染色质凝聚在核膜下方形成典型的新月状；凋亡进一步发展，细胞核固缩，细胞膜脱落形成大小不等的含有细胞器的**凋亡小体**（apoptotic body），可被巨噬细胞等吞噬、降解。在凋亡的过程中，细胞膜始终保持完整，细胞内容物不外溢，故不引起组织炎症反应。

（陈　雪）

本章学习资源

第二章名词英汉对照表

第二章复习思考题

第三章 上皮组织

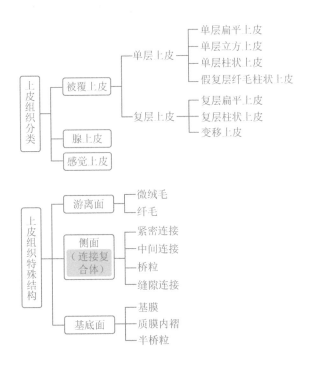

上皮组织分类
- 被覆上皮
  - 单层上皮
    - 单层扁平上皮
    - 单层立方上皮
    - 单层柱状上皮
    - 假复层纤毛柱状上皮
  - 复层上皮
    - 复层扁平上皮
    - 复层柱状上皮
    - 变移上皮
- 腺上皮
- 感觉上皮

上皮组织特殊结构
- 游离面
  - 微绒毛
  - 纤毛
- 侧面（连接复合体）
  - 紧密连接
  - 中间连接
  - 桥粒
  - 缝隙连接
- 基底面
  - 基膜
  - 质膜内褶
  - 半桥粒

第三章
知识结构图

上皮组织的
主要特点：
（1）细胞多，
细胞间质少
（2）有极性
（3）无血管、
淋巴管，神经
末梢丰富

　　上皮组织（epithelial tissue）简称**上皮**（epithelium），是由大量排列紧密、形态较规则的细胞和少量细胞间质组成。上皮细胞在结构和功能上都具有明显的极性，它们朝向体表或空腔性器官腔内的一面称为游离面；与游离面相对的朝向深部结缔组织的另一面称基底面；而上皮细胞之间的连接面为侧面。上皮细胞的基底面附着于基膜上，并借此与结缔组织相连。上皮组织内大多没有血管和淋巴管，其所需营养由结缔组织中的血管透过基膜供应。上皮组织内一般含有丰富的感觉神经末梢。

　　上皮组织具有保护、吸收、分泌和排泄等功能。可分为**被覆上皮**（covering epithelium）、**腺上皮**（glandular epithelium）、**感觉上皮**（sensory epithelium）等。

一、被覆上皮

　　被覆上皮主要覆盖于体表，或衬贴在体腔和有腔器官的内表面。根据上皮细胞的排列层数和在垂直切面上的细胞形态（主要根据表层细胞的形态）进行分类和命名（表3-1）。

　　1. 单层扁平上皮（simple squamous epithelium）　　由一层很薄的扁平细胞组成。从上皮表面观察，细胞呈不规则形或多边形，核椭圆形，位于中央，细胞边缘呈锯齿状，互相嵌合；从上皮的垂直切面观察，细胞扁薄，细胞质少，含核的部分略厚（图3-1、图3-2）。分布在心、血管或淋巴管腔面的单层扁平上皮称**内皮**（endothelium）（图3-1）；分布在胸膜、腹膜、心包膜及部分游离器官表面的单层扁平上皮称**间皮**（mesothelium）。其功能主要是保持器官表面光滑，减少器官间摩擦，有利于血液、淋巴液的流动和物质交换。

表 3-1　被覆上皮的类型和主要分布

上 皮 类 型		主 要 分 布
单层上皮	单层扁平上皮	内皮：心、血管和淋巴管
		间皮：胸膜、腹膜和心包膜
		其他：肺泡、肾小囊壁层等
	单层立方上皮	肾小管、甲状腺滤泡等
	单层柱状上皮	胃、肠、胆囊、子宫等
	假复层纤毛柱状上皮	气管和支气管等
复层上皮	复层扁平上皮	非角化的：口腔、食管、阴道等
		角化的：皮肤表皮
	复层柱状上皮	眼睑结膜、男性尿道等
	变移上皮	肾盏、肾盂、输尿管、膀胱等

2. 单层立方上皮（simple cuboidal epithelium）　　由一层近似立方的细胞组成。从表面观察，细胞呈多边形；在垂直切面上，细胞呈立方形，核圆，位于中央（图 3-3、图 3-4）。主要分布于肾小管、甲状腺滤泡等处，此种上皮多以分泌和吸收功能为主。

中动脉与中静脉切片图

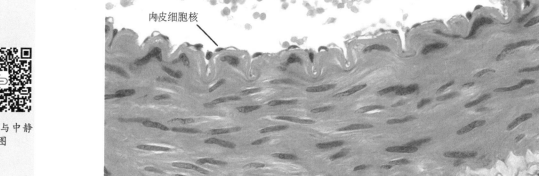

图 3-1　内皮细胞光镜图（中动脉）

甲状腺切片图

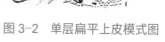

图 3-2　单层扁平上皮模式图

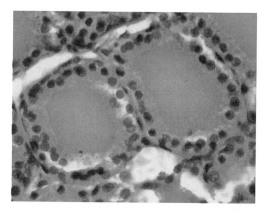

图 3-3　单层立方上皮光镜图（甲状腺）

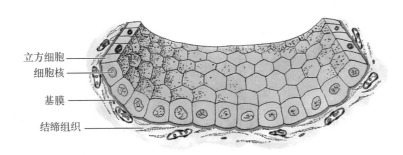

图 3-4　单层立方上皮模式图

3. 单层柱状上皮（simple columnar epithelium）　　由一层棱柱状细胞组成。从表面观察，细胞呈六边形或多边形；在垂直切面上，细胞呈柱状，核长椭圆形，其长轴与细胞长轴一致，多位于细胞近基底部。主要分布在胃、肠、胆囊和子宫等的腔面，具有吸收或分泌功能。在肠道的单层柱状上皮内，柱状细胞之间有许多散在的**杯状细胞**（goblet cell）。杯状细胞形似高脚酒杯，顶部膨大，充满分泌颗粒，由于颗粒中含黏蛋白（一种糖蛋白，PAS 反应阳性），故称**黏原颗粒**（mucinogen granule）；底部狭窄，含深染的细胞核，呈三角形或扁圆形（图 3-5、图 3-6）。黏蛋白分泌后，与水结合形成黏液，对上皮有润滑和保护作用。

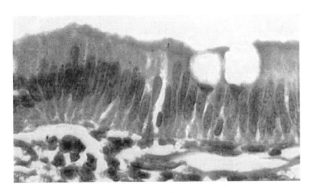

图 3-5　单层柱状上皮光镜图（小肠）

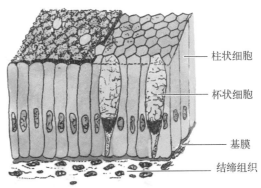

图 3-6　单层柱状上皮模式图

空肠切片图

4. 假复层纤毛柱状上皮（pseudostratified ciliated columnar epithelium）　　由柱状细胞、梭形细胞、锥形细胞和杯状细胞组成，其中柱状细胞最多，其游离面具有能摆动的纤毛。这些细胞形态不同，高矮不一，核的位置也不在同一水平上，但基底面均附着在基膜上，因此在垂直切面上观察形似复层上皮，而实际为单层上皮（图 3-7、图 3-8）。主要分布在呼吸道的腔面，杯状细胞分泌的黏液可黏附吸入的灰尘和细菌等异物，通过纤毛的节律性摆动，将含有灰尘和细菌的黏液推向咽部而成痰咳出，具有清洁和保护呼吸道的作用。

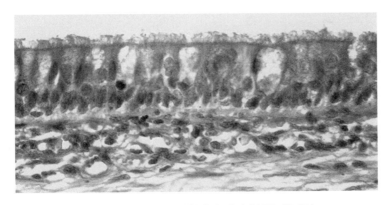

气管切片图

图 3-7　假复层纤毛柱状上皮光镜图（气管）

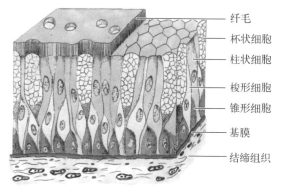

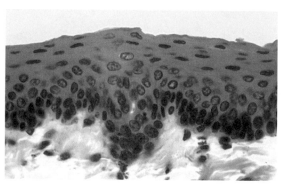

纤毛
杯状细胞
柱状细胞
梭形细胞
锥形细胞
基膜
结缔组织

图 3-8　假复层纤毛柱状上皮模式图

图 3-9　复层扁平上皮光镜图（食管）

5. 复层扁平上皮（stratified squamous epithelium）　　由多层细胞组成，因表层细胞呈扁平鳞片状，又称复层鳞状上皮。在垂直切面上，细胞形状不一，紧靠基膜的基底层细胞呈矮柱状或立方形，细胞较幼稚，具有旺盛的分裂能力，新生的细胞逐渐向浅层移动；基底层以上是数层多边形细胞；中层为梭形细胞或扁平细胞；最表层的扁平细胞已退化，逐渐脱落。复层扁平上皮与深层结缔组织的连接凹凸不平，扩大了两者的接触面积，有利于物质交换，并使连接更加牢固（图 3-9、图 3-10）。

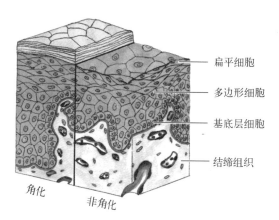

扁平细胞
多边形细胞
基底层细胞
结缔组织
角化　　非角化

图 3-10　复层扁平上皮模式图

位于皮肤表皮的复层扁平上皮，浅层细胞的核消失，胞质中充满角蛋白，称**角化复层扁平上皮**。衬贴在口腔、食管和阴道等腔面的复层扁平上皮，浅层细胞有核，含角蛋白少，称**非角化复层扁平上皮**。复层扁平上皮具有很强的机械性保护作用，如耐摩擦和阻止异物入侵，受损伤后有较强的修复再生能力。

6. 复层柱状上皮（stratified columnar epithelium）　　由多层细胞组成，深层为立方形或矮柱状细胞，中间层为梭形或多边形细胞，浅层由一层排列较整齐的矮柱状细胞组成。这种上皮主要分布在眼睑结膜和男性尿道等处。

7. 变移上皮（transitional epithelium）　　由表层细胞、中间层细胞和基底细胞组成。表层细胞大而厚，可覆盖几个中间层细胞，称**盖细胞**；中间数层细胞呈多边形；基底细胞为矮柱状或立方形。主要分布于肾盏、肾盂、输尿管、膀胱等的腔面。变移上皮的特点是，上皮细胞的形状和层数可随器官的收缩与扩张而发生变化。如膀胱排空收缩时，上皮变厚，细胞层数增多，盖细胞呈大的立方形；膀胱充盈扩张时，上皮变薄，细胞层数减少，盖细胞扁平（图 3-11）。

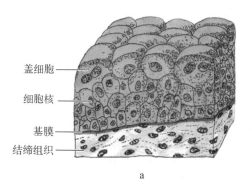

盖细胞
细胞核
基膜
结缔组织

a　　　　　　　　　　b

图 3-11　变移上皮模式图
a. 收缩状态；b. 扩张状态

·小贴士·

在某些病理因素的作用下，或由于生活环境的改变、理化因素的刺激等，某些已分化成熟的上皮可以转变成为另一种上皮，称化生（metaplasia）。例如，过量吸烟者或支气管炎患者的支气管内侧的假复层纤毛柱状上皮可以转变成复层扁平上皮，纤毛消失，甚至出现角化，上皮的防御功能减弱，易受感染；慢性维生素A缺乏者的气管和膀胱的上皮也可被复层扁平上皮所替代。上皮化生是可逆的，在病因消除后，化生的上皮又可恢复到原来上皮的类型和功能；但如果不能逆转，就可能进一步恶化而癌变。

二、上皮组织的特殊结构

微绒毛、纤毛结构和功能的区别

上皮细胞具有极性，为与其功能相适应，在其游离面、侧面和基底面形成多种特殊的结构。其中，除纤毛和少数部位较厚的基膜外，都只能在电镜下观察到。

（一）上皮细胞的游离面

1. 微绒毛（microvillus）　是上皮细胞游离面细胞膜和细胞质向外伸出的微细指状突起，直径约0.1 μm，长度和数量因细胞种类或生理状态不同而有很大差别。光镜下小肠上皮细胞的**纹状缘**（striated border）及肾小管上皮细胞的**刷状缘**（brush border）即由密集整齐的微绒毛排列而成。微绒毛的胞质中有许多纵行的微丝，其上端附着于微绒毛顶部，下端与**终末网**（terminal web）相连（图3-12、图3-13）。终末网为细胞顶部胞质中微丝交织形成的密网，与细胞游离面相平行，并固着于细胞侧面的中间连接上。终末网中含有肌球蛋白，微绒毛胞质中的微丝为肌动蛋白丝，两者互相作用，可使微绒毛伸长或缩短。微绒毛显著扩大了细胞游离面的表面积，增强了细胞的吸收功能。

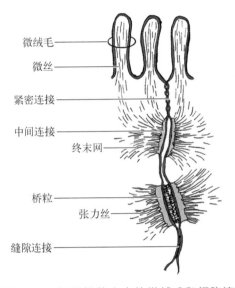

图3-12　单层柱状上皮的微绒毛和细胞连接超微结构模式图

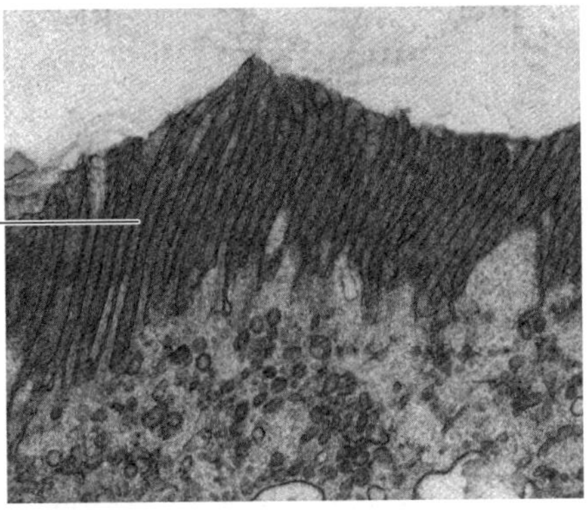

图3-13　微绒毛电镜图

2. 纤毛（cilium）　是上皮细胞游离面细胞膜和细胞质向外伸出的粗而长的突起，具有节律性定向摆动的能力。纤毛长5～10 μm，直径0.3～0.5 μm。电镜下观察纤毛，胞质中含有纵行排列的微管，中央为2条单独的微管，周围有9组二联微管。纤毛基部有一个致密颗粒，称基体（basal body），其结构与中心粒基本相同，纤毛的微管与基体的微管相连。微管与纤毛的摆动有关，二联微管的一侧伸出两条短小的动力蛋白臂。动力蛋白（dynein）具有ATP酶活性，分解ATP后，动力蛋白臂附着于相邻的二联微管，使微管之间产生位移或滑动，导致纤毛整体运动（图3-14、图3-15）。

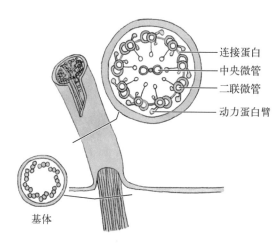

图 3-14 纤毛超微结构模式图

连接蛋白
中央微管
二联微管
动力蛋白臂
基体

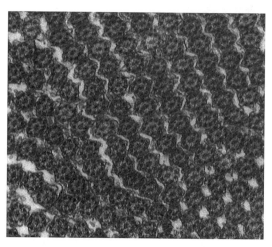

图 3-15 纤毛电镜图（横切面）

·小贴士·

　　许多纤毛的协调摆动起伏像风吹麦浪一样，从而把黏附在上皮表面的黏液及其黏附的颗粒物质定向推送。如呼吸道的假复层纤毛柱状上皮即以此方式，把吸入的灰尘和细菌等推至咽部形成痰咳出。精子的鞭毛与纤毛相似，也可摆动使精子向前运动。如果纤毛中缺少动力蛋白臂，导致纤毛、鞭毛不能摆动，则不能清除呼吸道的黏液而频发感染，或导致不育症，临床称为不动纤毛综合征。

紧密连接、中间连接、桥粒、缝隙连接的结构和功能

（二）上皮细胞的侧面

　　上皮细胞侧面分化形成的特殊结构称为**细胞连接**（cell junction），在相邻细胞间呈点状、斑状或带状结构。细胞连接分布广泛，不仅存在于上皮内，也见于肌细胞之间、骨细胞之间等其他组织内。下面以单层柱状上皮为例，介绍其细胞连接。

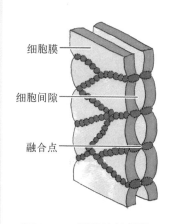

细胞膜
细胞间隙
融合点

图 3-16 紧密连接超微结构模式图

　　1. 紧密连接（tight junction） 又称**闭锁小带**（zonula occludens），位于细胞侧面的顶端。电镜下可见相邻细胞膜呈网格状融合，融合处细胞间隙消失，未融合处有 10～15 nm 的细胞间隙（图 3-12、图 3-16）。紧密连接除有机械性连接作用外，还有效地封闭了相邻细胞的顶部，阻挡大分子物质穿过细胞间隙，具有屏障作用。

　　2. 中间连接（intermediate junction） 又称**黏着小带**（zonula adherens），位于紧密连接的下方。电镜下可见相邻细胞间有宽 15～25 nm 的间隙，内有电子密度低的丝状物连接相邻的细胞膜，细胞膜的胞质面有薄层致密物质和微丝附着，微丝组成终末网（图 3-12）。中间连接除有黏着作用外，还有保持细胞形状和传递细胞收缩力的作用。

　　3. 桥粒（desmosome） 又称**黏着斑**（macula adherens），位于中间连接的深部。电镜下可见相邻细胞间有宽 20～30 nm 的间隙，内有电子密度低的丝状物，丝状物在中间密集交叉组成致密的中间线，细胞膜的胞质面有较厚的电子致密物质构成的**附着板**（attachment plaque），胞质内有许多张力丝附着于板上，并折成襻状返回胞质，起固定和支持作用（图 3-12、图 3-17）。桥粒是上皮细胞间最为牢固的连接。

　　4. 缝隙连接（gap junction） 位于侧面连接的深部。电镜下可见细胞间隙宽 2～4 nm，

相邻细胞膜呈间断性融合，融合处的胞膜中有许多规律分布的颗粒，称**连接小体**（connexon）。每个连接小体由6个亚单位蛋白分子组成，中央有直径2 nm的亲水管，称**中央小管**（central canaliculus）。相邻两细胞膜中的连接小体对接，中央小管也互相接通，成为细胞间的交通管道（图3-12、图3-18）。在Ca^{2+}和其他因素作用下，管道可以开放或闭合。一般分子质量小于1 500 Da的物质，包括离子、cAMP等信息分子、氨基酸、葡萄糖、维生素等，均可以通过中央小管在细胞间交换；同时，缝隙连接的电阻很低，有利于电冲动的传导，因此，缝隙连接又称**通信连接**（communication junction）。

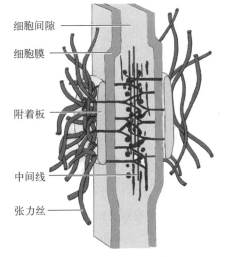

图3-17　桥粒超微结构模式图

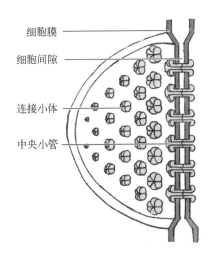

图3-18　缝隙连接超微结构模式图

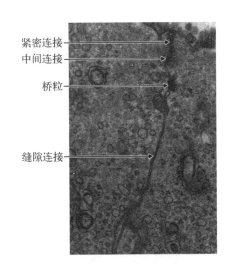

图3-19　连接复合体电镜图

以上四种细胞连接，只要有两个或两个以上紧邻存在，则称为**连接复合体**（junctional complex）（图3-12、图3-19）。

细胞连接的比较见表3-2。

表3-2　细胞连接比较

名　称	紧密连接	中间连接	桥　粒	缝隙连接
位　置	侧面顶端	紧密连接的深部	中间连接的深部	上皮细胞侧面深部
间　隙	10～15 nm	15～25 nm	20～30 nm	2～4 nm
连接特点	相邻细胞膜呈网格状融合	间隙内丝状物连接相邻细胞膜，胞质面附有致密物质和微丝，微丝组成终末网	间隙中间有丝状物组成致密中间线，胞质面有附着板，张力丝附着其上，并折成襻状返回胞质	相邻细胞膜通过连接小体呈间断性融合，连接小体由6个亚单位蛋白分子组成，低电阻的围有中央小管
作　用	机械性连接，封闭细胞顶部，起屏障作用	固定，定形，传递细胞收缩力	固定，支持，最牢固的细胞连接	物质交换，信息传递

（三）上皮细胞的基底面

1. 基膜（basement membrane） 是位于上皮细胞基底面与结缔组织之间的薄膜。光镜下常规染色难以分辨，银染呈黑色，PAS 反应呈阳性。电镜下基膜分为两部分，靠近上皮的部分为**基板**（basal lamina），靠近结缔组织的部分为**网板**（reticular lamina）（图 3-20、图 3-21）。基板由上皮细胞分泌产生，主要成分有层粘连蛋白、纤维粘连蛋白和IV型胶原蛋白等。网板由结缔组织中的成纤维细胞分泌产生，主要由网状纤维和基质构成。基膜除有支持、连接和固着作用外，还是半透膜，具有选择通透性，有利于上皮细胞与深部结缔组织之间进行物质交换，基膜还能引导上皮细胞移动并影响细胞的增殖和分化。

2. 质膜内褶（plasma membrane infolding） 是上皮细胞基底面的细胞膜折向细胞质所形成的内褶，内褶间含有较多纵行排列的线粒体，在物质转运时提供所需能量。光镜下胞质基部有纵纹。质膜内褶的主要作用是扩大细胞基底面的表面积，有利于水和电解质的迅速转运（图 3-20）。

3. 半桥粒（hemidesmosome） 位于上皮细胞的基底面，为桥粒结构的一半。质膜内侧也有附着板，张力丝附着其上，折成襻状返回胞质。具有保持上皮细胞与基膜连接的作用，并将上皮细胞固着在基膜上。

基膜和质膜内褶的结构和功能

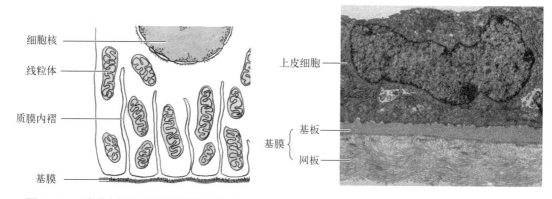

图 3-20　质膜内褶及基膜超微结构模式图

图 3-21　基膜电镜图

三、腺上皮和腺

（一）腺的概念

腺上皮是由腺细胞组成的以分泌为主要功能的上皮。腺（gland）是以腺上皮为主要成分所构成的器官或结构。有的腺分泌物经导管排至体表或器官腔内，称**外分泌腺**（exocrine gland），如汗腺、胃腺等；有的腺没有导管，分泌物直接进入腺上皮周围的毛细血管和淋巴管，经血液循环输送全身，对特定器官和细胞的代谢功能起调控作用，这种腺称**内分泌腺**（endocrine gland），其分泌物称为**激素**（hormone），如甲状腺、肾上腺等（详见第十一章）。

（二）外分泌腺的结构和分类

外分泌腺一般由分泌部和导管两部分组成。根据导管有无分支，可分为单腺和复腺；根据分泌部的形状，又可分为管状腺、泡状腺或管泡状腺。通常把两个因素结合一起，将外分泌腺分为单管状腺、单泡状腺、复管状腺、复泡状腺和复管泡状腺等（图 3-22）。部分外分泌腺的腺泡，按其分泌物的性质不同，又可分为黏液性腺泡、浆液性腺泡和混合性腺泡（详见第十四章）。

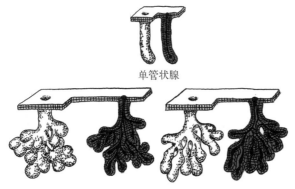

图 3-22　外分泌腺形态分类模式图

（陈　雪）

本章学习资源

第三章名词英汉对照表

第三章复习思考题

第四章　固有结缔组织

第四章
知识结构图

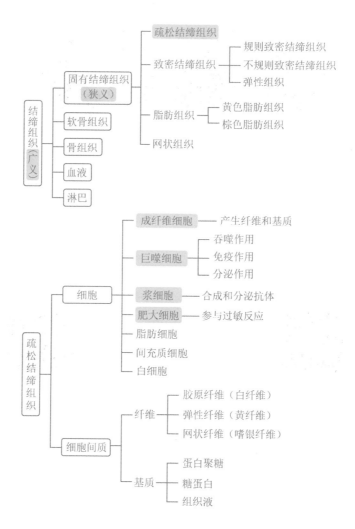

　　结缔组织（connective tissue）由细胞和细胞间质组成。结缔组织的细胞间质多，它是细胞合成与分泌的细胞外物质，由细丝状的纤维、无定形的基质和不断循环更新的组织液组成；细胞少，种类多，无极性，散在分布于细胞间质中。广义的结缔组织包括固有结缔组织、软骨组织、骨组织、血液和淋巴；但一般所说的结缔组织，即狭义的结缔组织，主要指固有结缔组织。根据细胞和纤维的种类与含量不同，固有结缔组织又可分为疏松结缔组织、致密结缔组织、脂肪组织和网状组织。结缔组织在体内分布广泛，具有连接、支持、营养、保护、运输和修复等功能。

　　结缔组织起源于胚胎时期的**间充质**（mesenchyme）。间充质是胚胎时期一种松散的中胚层组织，由散在的**间充质细胞**（mesenchymal cell）和大量无定形基质组成。间充质细胞呈星形，细胞间以突起互连成网，核大，卵圆形，核仁明显，胞质呈弱嗜碱性（图4-1）。间充质细胞增殖分化能力强，在胚胎发生过程中可分化为各种结缔组织细胞、肌细胞和内皮细胞等，成体的结缔组织内仍保留少量未分化的间充质细胞。

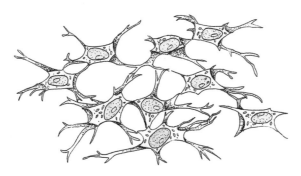

图 4-1　间充质模式图

一、疏松结缔组织

疏松结缔组织（loose connective tissue）又称**蜂窝组织**（areolar tissue），其特点是细胞种类较多，纤维含量少且排列疏松，基质丰富（图 4-2）。广泛分布于组织之间和器官之间，有连接、支持、营养、防御和修复等功能。

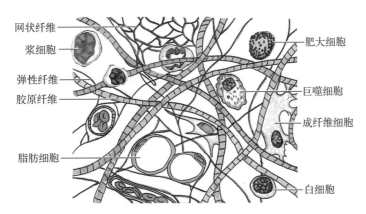

图 4-2　疏松结缔组织模式图

（一）细胞

疏松结缔组织的细胞种类较多，其中包括成纤维细胞、巨噬细胞、浆细胞、肥大细胞、脂肪细胞、间充质细胞和白细胞等。各类细胞的数量和分布随疏松结缔组织所在部位和功能状态而不同。

1. 成纤维细胞（fibroblast）　是疏松结缔组织内数量最多的细胞，常附着在胶原纤维上。细胞扁平，多突起；核大，卵圆形，着色浅，核仁明显；胞质丰富呈弱嗜碱性（图 4-2）。电镜下，胞质内有丰富的粗面内质网和发达的高尔基复合体，表明细胞合成蛋白质的功能旺盛（图 4-3）。成纤维细胞的分泌物构成结缔组织的各种纤维和无定形基质，此外还可分泌多种生长因子，调节细胞的增殖与分化。

成纤维细胞功能处于静止状态时，称**纤维细胞**（fibrocyte）。细胞较小，呈细长梭形，突起少；核小而细长，着色深，核仁不明显；胞质呈嗜酸性。电镜下，胞质内粗面内质网少，高尔基复合体不发达（图 4-3）。在

空肠切片图

薄皮切片图

成纤维细胞合成、分泌结缔组织的纤维和基质

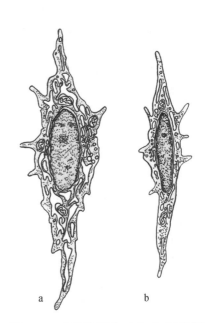

图 4-3　成纤维细胞（a）与纤维细胞（b）超微结构模式图

创伤等情况下，纤维细胞可转化为成纤维细胞，合成、分泌大量的纤维和基质，并向受损部位迁移修复创伤。

2. 巨噬细胞（macrophage） 是体内广泛存在的具有强大吞噬功能的细胞。在疏松结缔组织内的巨噬细胞又称组织细胞（histiocyte）。细胞形态多样，并随功能状态而改变。功能活跃时，常伸出较长且形态不规则的伪足；核小，卵圆形或肾形，着色深；胞质丰富，呈嗜酸性，可含有异物颗粒和空泡。电镜下，细胞表面有许多不规则的皱褶、微绒毛和球形隆起，胞质内含大量溶酶体、吞噬体、吞饮泡、残余体以及数量不等的粗面内质网、高尔基复合体和线粒体，细胞膜内侧有较多的微丝和微管，参与细胞运动（图4-4、图4-5）。

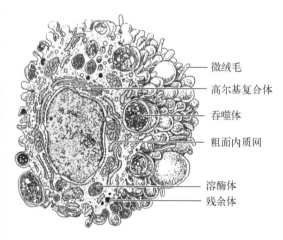

图4-4　巨噬细胞超微结构模式图　　　　图4-5　巨噬细胞电镜图

巨噬细胞由血液中的单核细胞穿出血管壁后分化而成。当受到周围细菌的代谢产物、炎症组织的变性蛋白等物质刺激时，巨噬细胞伸出伪足，沿这些化学物质的浓度梯度朝浓度高的部位定向移动，聚集到产生和释放这些化学物质的部位，巨噬细胞这种定向运动的特性称为**趋化性**（chemotaxis），这类化学物质称为**趋化因子**（chemotactic factor）。趋化性是巨噬细胞发挥功能的前提。巨噬细胞具有多种功能。

（1）吞噬作用：巨噬细胞具有强大的吞噬能力，可分为特异性吞噬和非特异性吞噬。特异性吞噬通过抗体等识别因子识别和黏附被吞噬物（如细菌、病毒和异体细胞等）后，巨噬细胞以其表面的受体与识别因子特异性结合，从而间接黏附和吞噬这些物质；非特异性吞噬无须识别因子的中介，巨噬细胞直接黏附、吞噬碳粒、粉尘、衰老死亡的自体细胞和某些细菌等。吞噬较大异物时，多个巨噬细胞常融合形成多核巨细胞。巨噬细胞黏附被吞噬物后，伸出伪足将其包围，摄入胞质内形成吞噬体。吞噬体与初级溶酶体融合，形成次级溶酶体。异物颗粒被溶酶体酶消化分解，不能被消化的则成为残余体。所以巨噬细胞在防御和清洁内环境中发挥重要作用。

（2）参与免疫应答：巨噬细胞能识别、捕捉侵入机体的病原微生物等抗原物质。被巨噬细胞捕捉的抗原经加工处理后，将抗原中的抗原表位与巨噬细胞的主要组织相容性复合体（major histocompatibility complex，MHC）－Ⅱ类分子结合，形成抗原肽－MHC分子复合物，并呈递给淋巴细胞，启动淋巴细胞发生免疫应答。巨噬细胞还参与免疫应答的调节，能合成和分泌多种生物活性物质，作用于免疫活性细胞，增强或抑制免疫应答。此外，巨噬细胞自身也是免疫反应中的效应细胞。因此，巨噬细胞是机体免疫反应中不可缺少的细胞成分。

（3）分泌功能：巨噬细胞有活跃的分泌功能，能合成和分泌多种生物活性物质，如溶菌酶（lysozyme）、干扰素（interferon）、补体（complement）、多种细胞因子，如白细胞介素1（interleukin-1，IL-1）等。溶菌酶能分解细菌的细胞壁杀灭细菌；干扰素是抗病毒的因子；补体参与炎症反应、溶解病原微生物等过程；IL-1 能刺激骨髓中白细胞的增殖和释放入血。

3. 浆细胞（plasma cell） 来源于 B 淋巴细胞，在一般结缔组织内较少，而在病原微生物或异性蛋白易入侵的部位，如消化道、呼吸道的结缔组织内及慢性炎症部位较多。细胞圆形或卵圆形；核圆，多偏居细胞一侧，染色质呈块状，从核中心向核被膜呈辐射状分布；胞质丰富，呈嗜碱性，核旁可见一浅染区（图 4-2）。电镜下，胞质内含有大量平行排列的粗面内质网，核旁有发达的高尔基复合体。浆细胞合成和分泌**免疫球蛋白**（immunoglobulin, Ig），即抗体，参与体液免疫。一种抗体只能和一种特定的抗原结合，形成抗原–抗体复合物。抗体能抑制或杀灭细菌与病毒，促进巨噬细胞对抗原的特异性吞噬。

4. 肥大细胞（mast cell） 分布很广，常沿小血管和小淋巴管成群分布，在与抗原易接触的部位，如皮肤、消化道和呼吸道的结缔组织中较多。细胞较大，圆形或卵圆形；核小而圆，染色深，多位于中央；胞质内充满异染性颗粒，可被醛复红等染成紫色（图 4-2）。颗粒内含有**肝素**（heparin）、**组胺**（histamine）、**嗜酸性粒细胞趋化因子**（eosinophil chemotactic factor）等；胞质中含有**白三烯**（leukotriene）等物质。肥大细胞参与过敏反应，受到变应原刺激后，迅速释放颗粒内所含的生物活性物质，称为脱颗粒，同时还释放白三烯，引起局部组织红肿、平滑肌痉挛、全身小动脉扩张等症状，统称过敏反应。

5. 脂肪细胞（adipocyte, fat cell） 疏松结缔组织中常见的脂肪细胞是单泡脂肪细胞，单个或成群存在。细胞体积大，常呈圆形或多边形；胞质被一个大脂滴推挤到细胞周缘，成为很薄的一层包绕脂滴；核被挤压成弯月形，位于细胞一侧。在 HE 染色标本中，脂滴被溶解，细胞呈空泡状（图 4-2）。脂肪细胞有合成和贮存脂肪、参与脂质代谢的功能。

> **·小贴士·**
>
> 产生肥胖的原因尚不十分清楚，一般认为，一方面可能是由于脂肪细胞内不断蓄积脂肪而使脂肪细胞体积增大；另一方面可能是由于脂肪细胞数量增多所致。前者称为肥大型，多见于成人；后者称为增殖型，多见于婴幼儿。从婴幼儿开始肥胖者，至成人后，多表现为增殖与肥大混合型，这种情况比较容易产生重症肥胖症。

6. 间充质细胞 常分布于小血管，尤其是毛细血管周围，其形态与成纤维细胞相似，是保留在成体结缔组织内的干细胞，它们保持着胚胎时期间充质细胞的分化潜能，在机体需要时可增殖分化为成纤维细胞、内皮细胞和平滑肌细胞等，参与结缔组织和小血管的修复。

7. 白细胞（leukocyte, white blood cell, WBC） 血液内的各种白细胞，如中性粒细胞、嗜酸性粒细胞、淋巴细胞等，常以变形运动穿出毛细血管，游走到疏松结缔组织内，行使其防御功能。

固有结缔组织中主要细胞的比较见表 4-1。

（二）细胞间质

1. 纤维

（1）胶原纤维（collagen fiber）：是疏松结缔组织中的主要纤维成分，新鲜时呈白色，故又称白纤维。HE 染色呈嗜酸性，纤维粗细不等，直径 0.5～10 μm，呈波浪形，常有分支并交织成网（图 4-2）。胶原纤维由更细的**胶原原纤维**黏合而成，其生化成分为 I 型胶原蛋白。电镜下，胶原原纤维的直径 20～100 nm，每根胶原原纤维上有明暗相间的周期性横纹，横纹周期约 64 nm（图 4-6）。胶原纤维具有很强的韧性和抗拉力。

（2）弹性纤维（elastic fiber）：数量比胶原纤维少，新鲜时呈黄色，故又称黄纤维。HE 染色呈淡红色，不易与胶原纤维区分，用醛复红可将弹性纤维染成紫色。弹性纤维较细，直径 0.2～1.0 μm，末端常卷曲，有分支并互相交织成网（图 4-2）。电镜下，弹性纤维的核心部分电子密度低，由均质的**弹性蛋白**（elastin）组成，核心外周覆盖电子密度较高的**微原纤维**（microfibril），直径约 10 nm（图 4-7）。弹性蛋白分子能任意卷曲，分子间以共价键广泛交联成网。在外力牵拉下，卷曲的弹性蛋白分子伸展拉长；除去外力后，弹性蛋白分子又回复为卷曲状态，从而使弹性纤维富于弹性。

表 4-1 固有结缔组织中主要细胞比较

名称	成纤维细胞	巨噬细胞	浆细胞	肥大细胞	脂肪细胞	间充质细胞
结构特点	扁平多突起，胞质弱嗜碱性	形态多样，胞质嗜酸性，可伸出伪足	圆形或卵圆形，染色质呈辐射状分布，核旁有浅染区	圆形或卵圆形，异染性颗粒内含肝素、组胺、嗜酸性粒细胞趋化因子，胞质含白三烯	圆形或多边形，核被大脂滴挤到细胞周缘，HE 染色呈空泡状	星形，突起相连成网，胞质弱嗜碱性
主要功能	分泌形成纤维和基质	吞噬作用，参与免疫应答，分泌功能	合成、分泌 Ig	参与过敏反应	合成、贮存脂肪，参与脂质代谢	结缔组织的干细胞
其他	数量最多静止时为纤维细胞	来源于单核细胞	来源于 B 淋巴细胞			

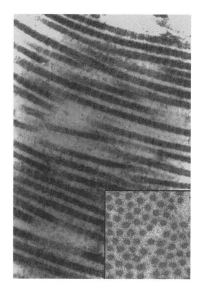

图 4-6 胶原原纤维电镜图

右下框内为胶原原纤维横切面

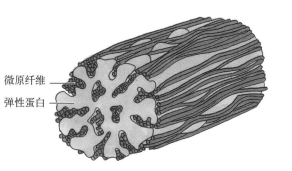

图 4-7 弹性纤维超微结构模式图

微原纤维

弹性蛋白

·小贴士·

　　弹性纤维常与胶原纤维编织在一起，使疏松结缔组织既有韧性又有弹性，有利于所在组织和器官保持形态、位置的相对恒定。年龄增长和强日光照射等因素可使皮肤内的胶原纤维和弹性纤维变脆、断裂，肌肤的支撑结构减少，支撑能力下降，从而产生皱纹。

（3）网状纤维（reticular fiber）：数量较少，直径 0.5~2.0 μm，分支多，交织成网。HE 染色中难以分辨。具有嗜银性，镀银染色呈黑色，故又称嗜银纤维（图 4-2）。网状纤维主要由**Ⅲ型胶原蛋白**构成，表面被覆糖蛋白。网状纤维主要分布在网状组织，也分布在结缔组织与其他组织的交界处，如基膜的网板等处。

固有结缔组织中主要纤维的比较见表 4-2。

疏松结缔组织中的纤维有胶原纤维、弹性纤维和网状纤维

表 4-2　固有结缔组织中主要纤维比较

名　称	胶原纤维（白纤维）	弹性纤维（黄纤维）	网状纤维（嗜银纤维）
结构特点	数量最多，粗细不等，呈波浪形，有分支交织成网	较细，末端常卷曲，有分支交织成网	数量少，分支多，交织成网
组成成分	胶原原纤维	微原纤维和弹性蛋白	Ⅲ型胶原蛋白
功能特点	具有韧性和抗拉力	富有弹性	参与组成网状组织

2. 基质（ground substance）　　基质是由生物大分子构成的无定形胶状物质，无色透明，具有一定黏性，细胞和纤维成分埋于其中。基质的生物大分子主要为蛋白聚糖和一些糖蛋白。

（1）蛋白聚糖（proteoglycan）：又称黏多糖，是**糖胺聚糖**（glycosaminoglycan）和蛋白质结合成的聚合体。糖胺聚糖主要分硫酸化和非硫酸化两种类型。前者包括硫酸软骨素（chondroitin sulfate）、硫酸角质素（keratan sulfate）和硫酸肝素（heparin sulfate）等，分子较小；后者为**透明质酸**（hyaluronic acid），为曲折盘绕的长链大分子，可长达 2.5 μm。透明质酸构成主干，其他糖胺聚糖则与核心蛋白结合，形成蛋白聚糖亚单位，后者再通过结合蛋白结合于透明质酸长链分子上，形成蛋白聚糖聚合体（图 4-8）。蛋白聚糖聚合体形成有许多微细孔隙的**分子筛**（molecular sieve）结构，小于孔隙的水和水溶性营养物质、代谢产物、激素、气体分子等可以通过，便于血液与细胞之间进行物质交换；大于孔隙的大分子物质、细菌等不能通过，使基质成为限制细菌等有害物扩散的防御屏障。

分子筛的结构和功能

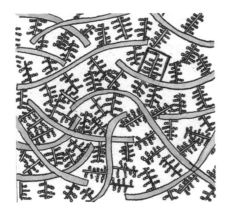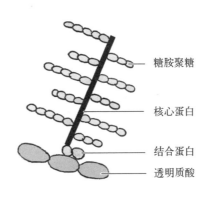

糖胺聚糖

核心蛋白

结合蛋白

透明质酸

图 4-8　分子筛及蛋白聚糖聚合体模式图

・小贴士・

　　溶血性链球菌和癌细胞等能分泌透明质酸酶，分解透明质酸长链，破坏蛋白聚糖，使屏障解体，感染扩散，形成蜂窝织炎，或使肿瘤浸润扩散。

（2）糖蛋白（glycoprotein）：与蛋白聚糖相反，糖蛋白中的蛋白分子比例远远超过糖分子。目前已知的基质糖蛋白主要有：**纤维粘连蛋白**（fibronectin，FN）、**层粘连蛋白**（laminin，LN）和**软骨粘连蛋白**（chondronectin，ChN）等。其中 FN 是结缔组织基质中最主要的糖蛋白，分子表面具有与多种细胞、胶原蛋白和蛋白聚糖的结合位点，因此是将这三种成分有机连接的

媒介。糖蛋白也参与分子筛的构成，并在细胞生长、分化和迁移等过程中发挥重要作用。

3. 组织液（tissue fluid） 在毛细血管动脉端，含有电解质、单糖、气体分子等小分子的水溶液通过毛细血管壁，渗入基质中，成为组织液，在基质经过物质交换后，大部分经毛细血管静脉端回流入血，小部分进入毛细淋巴管成为淋巴，最后也回流入血。组织液不断更新，有利于血液与组织中的细胞进行物质交换，成为细胞赖以生存的内环境。当组织液的渗出和回流失去平衡，或机体电解质和蛋白质代谢发生障碍时，基质中的组织液含量可增多或减少，导致组织水肿或脱水。

二、致密结缔组织

致密结缔组织（dense connective tissue）的组成与疏松结缔组织基本相同，其特点是以纤维为主要成分，细胞和基质成分较少。纤维粗大，排列紧密，以支持和连接为主要功能，根据纤维的性质和排列方式，可分为以下几种类型。

1. 规则致密结缔组织（dense regular connective tissue） 主要构成肌腱和腱膜。由大量密集的胶原纤维顺着应力方向平行排列成束，束间有沿其长轴成行排列的腱细胞（tenocyte），它是一种形态特殊的成纤维细胞，胞体伸出多个薄翼状突起插入纤维束之间（图4-9）。规则致密结缔组织抗牵拉力强。

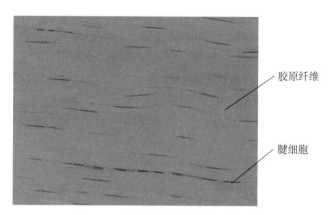

胶原纤维

腱细胞

图4-9 规则致密结缔组织（肌腱）

2. 不规则致密结缔组织（dense irregular connective tissue） 主要构成真皮、硬脑膜、巩膜及许多器官的被膜。其特点是粗大的胶原纤维纵横交织成致密的三维网状结构，适应来自不同方向的应力，纤维之间含少量基质和成纤维细胞（图4-10）。

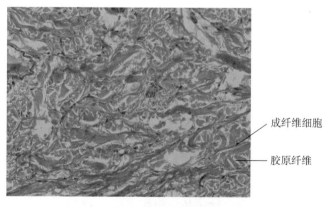

成纤维细胞

胶原纤维

图4-10 不规则致密结缔组织（真皮）

3. 弹性组织（elastic tissue）　是以弹性纤维为主的致密结缔组织。粗大的弹性纤维或平行排列成束，如项韧带和黄韧带，以适应脊柱运动；或编织成膜状，如弹性动脉中膜，以缓冲血流压力。

三、脂　肪　组　织

脂肪组织（adipose tissue）主要由大量脂肪细胞聚集而成，并由疏松结缔组织分隔成许多脂肪小叶。根据脂肪细胞结构和功能的不同，可将脂肪组织分为两类。

1. 黄色脂肪组织（yellow adipose tissue）　即通常所说的脂肪组织，在人体内呈黄色，在某些哺乳动物中呈白色。其脂肪细胞的结构特点是细胞中央只有一个大的脂滴，将胞质和胞核挤向周边，故又称单泡脂肪细胞（图4-11）。主要分布在皮下组织、网膜、系膜和黄骨髓等处，是体内最大的贮能库，参与能量代谢，并具有维持体温、缓冲、保护和填充等作用。

2. 棕色脂肪组织（brown adipose tissue）　其特点是组织中含有丰富的毛细血管，脂肪细胞内含有多个分散的小脂滴，线粒体大而丰富，核圆形，位于细胞中央，又称为多泡脂肪细胞（图4-11）。成人体内的棕色脂肪组织极少，新生儿及冬眠动物较多。在新生儿，主要分布在肩胛间区、腋窝及颈后部等处。脂肪细胞内的脂滴在常温和一般状况下不分解、氧化，但在低温的刺激下，脂肪细胞内的脂类很快被动员，迅速分解、氧化，产生大量热能，有利于新生儿抗寒和冬眠动物的体温维持。

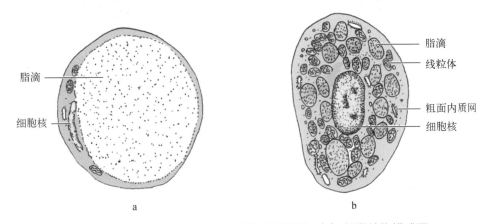

图 4-11　单泡脂肪细胞（a）和多泡脂肪细胞（b）超微结构模式图

四、网　状　组　织

网状组织（reticular tissue）由网状细胞、网状纤维和基质构成。**网状细胞**（reticular cell）为星形多突起细胞，其突起彼此连接成网，胞质较多，呈弱嗜碱性；胞核较大，圆形或卵圆形，着色浅，核仁清楚。网状细胞产生网状纤维，网状纤维分支交错，连接成网，并可深陷于网状细胞的胞体和突起内，成为网状细胞依附的支架（图4-12、图4-13）。网状组织在体内不单独存在，而是构成造血组织和淋巴组织的支架，为血细胞发生和淋巴细胞发育提供了适宜的微环境。

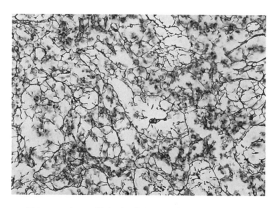

图 4-12　网状组织光镜图（淋巴结银染）

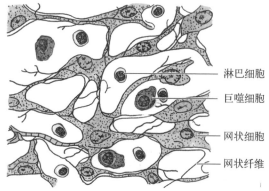

淋巴细胞

巨噬细胞

网状细胞

网状纤维

图 4-13　网状组织模式图

（陈　雪）

本章学习资源

第四章名词英汉对照表

第四章复习思考题

第五章 血液和淋巴

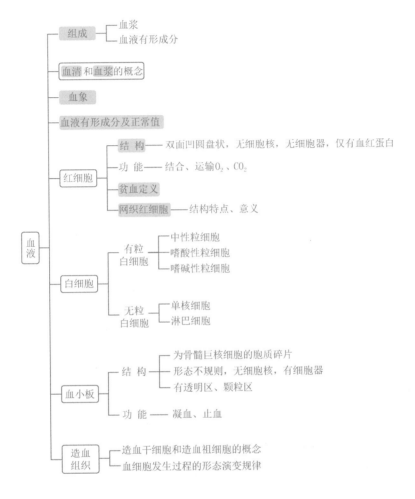

一、血　液

　　血液（blood）是循环流动在心血管系统内的液态组织。一个成人的血液约为 5 L，约占体重的 7%。从血管取出的血液加入适量抗凝剂（肝素或枸橼酸钠），静置或离心沉淀后可分出三层：上层为淡黄色的**血浆**（plasma），下层为红细胞，中间的薄层为白细胞和血小板。因此，血液由红细胞、白细胞和血小板等**血液有形成分**和血浆组成。血浆相当于细胞间质，约占血液容积的 55%，pH 7.3～7.4，其中约 90% 是水，其余为血浆蛋白（白蛋白、球蛋白、纤维蛋白原等）、脂蛋白、酶、激素、无机盐和多种营养代谢物质。血液流出血管后，血浆中的纤维蛋白原转变为不溶解的纤维蛋白，并网罗血液有形成分凝固成血块，同时析出淡黄色透明液体，称**血清**（serum）。血液有形成分约占血液容积的 45%。有形成分有一定寿命，不断由骨髓产生新的血细胞，补充衰老、死亡的细胞，所以血液中有形成分的数量是动态的。血液有形成分的形态、数量、百分比和血红蛋白含量的测定结果称**血象**（hemogram）（表 5-1）。正常生理状态下，血象是稳定的；但在病理状态下，血象会发生相应改变，所以临床上常将其作为诊断和治疗某些疾病的重要依据。光镜观察血细胞形态，通常使用瑞特染色（Wright staining）或吉姆萨染色

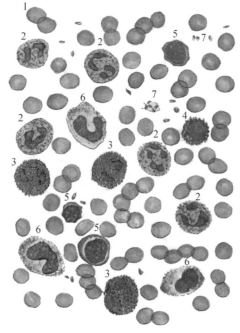

图 5-1　血液有形成分光镜模式图

1. 红细胞；2. 中性粒细胞；3. 嗜酸性粒细胞；

4. 嗜碱性粒细胞；5. 淋巴细胞；6. 单核细胞；7. 血
小板

表 5-1　血液有形成分分类和计数的正常值

血液有形成分	正常值
红细胞	男：（4.0～5.5）×10^{12}/L
	女：（3.5～5.0）×10^{12}/L
白细胞	（4.0～10）×10^9/L
白细胞分类	
中性粒细胞	50%～70%
嗜酸性粒细胞	0.5%～3%
嗜碱性粒细胞	0%～1%
单核细胞	3%～8%
淋巴细胞	25%～30%
血小板	（100～300）×10^9/L

（Giemsa staining）的血涂片标本（图 5-1）。

（一）红细胞

红细胞（erythrocyte，red blood cell，RBC）新鲜时呈猩红色。在扫描电镜下呈双凹圆盘状，直径约 7.5 μm，中央较薄，约 1 μm，周边较厚，约 2 μm，侧面观呈哑铃形。红细胞的这种形态与同体积的球形结构相比，表面积增大约 25%，达 140 μm²，而且细胞内任何一点距细胞表面都不超过 0.85 μm，有利于气体交换，也易于变形而通过直径较小的毛细血管。

红细胞膜固定在一个能变形的圆盘状网架结构上，称红细胞膜骨架（erythrocyte membrane skeleton），其主要成分为血影蛋白和肌动蛋白等。它们可以使红细胞既能维持其独特的双凹圆盘状，又能变形和复形，利于通过小于自身直径的毛细血管。

红细胞膜是一种半透膜，对离子有选择性通透作用，但不能通过大分子胶体。正常情况下，红细胞内的渗透压与血浆的渗透压相等，以维持红细胞的正常形态。若血浆渗透压升高，红细胞内水分会逸出过多而发生皱缩；若血浆渗透压降低，水分进入红细胞过多，导致细胞膨大成球形，最后细胞膜破裂，血红蛋白逸出，称为**溶血**（hemolysis）。红细胞破裂后残留的细胞膜称为红细胞影（erythrocyte ghost），简称血影。蛇毒、溶血性细菌、脂溶剂等均可引起溶血。红细胞膜的部分蛋白质或糖链具有抗原性，是血细胞血型抗原的物质基础，如 ABO 血型抗原系统，在临床输血中具有重要意义。这是因为人类血液中含有抗异型血的天然抗体（产生原因不明），例如，A 型血的人具有抗血型抗原 B 的抗体，若错配血型，首次输血即可导致抗原抗体结合而引起溶血。

血涂片图

一个人所有红细胞的总表面积约为 3 800 m²，相当于一个足球场

红细胞膜的特征：
（1）可变形性
（2）半透膜
（3）具有血型抗原

> ·小贴士·
>
> ABO 血型抗原有三种：H 抗原是由 N- 乙酰氨基半乳糖、N- 乙酰氨基葡萄糖、半乳糖、岩藻糖等 5 个残基构成的糖链；A 抗原是在 H 抗原上再加 N- 乙酰氨基半乳糖；B 抗原是在 H 抗原上再加半乳糖。红细胞膜上只有 H 抗原的为 O 型，有 H 抗原与 A 抗原的为 A 型，有 H 抗原与 B 抗原的为 B 型，三种抗原都有的为 AB 型。Rh 血型的临床重要性仅次于 ABO 血型，也是最复杂的血型系统，含有 51 个抗原，但不存在抗 Rh 的天然抗体，自然人群中大部分人都为 Rh 阳性。凡接受过 Rh 阳性血输入的 Rh 阴性的人，都会产生抗 Rh 的抗体；当其再次接受 Rh 阳性血时会出现严重的溶血反应。此外，Rh 阴性的母亲如果怀孕 Rh 阳性的胎儿，母体也会产生抗 Rh 抗体，该抗体可通过胎盘进入胎儿体内，胎儿娩出后可出现新生儿溶血。

成熟的红细胞无细胞核，也无细胞器，胞质内充满**血红蛋白**（hemoglobin，Hb），使红细胞呈红色。正常成人血液中血红蛋白的含量：男性为 120～150 g/L，女性为 110～140 g/L。红细

胞和血红蛋白的数值可因生理或病理状态的变化而改变。一般情况下，红细胞少于 $3.0 \times 10^{12}/L$、血红蛋白低于 100 g/L 时，则为**贫血**（anemia）。血红蛋白具有结合和运输 O_2 和 CO_2 的功能。当血液流经肺时，肺泡内的 O_2 分压高，CO_2 分压低，血红蛋白就释放出 CO_2 而与 O_2 结合；当血液流经其他组织和器官时，由于该处的 CO_2 分压高而 O_2 分压低，血红蛋白就释放出 O_2 而与细胞代谢产生的 CO_2 结合。由于血红蛋白具有这种功能，所以红细胞能供给全身细胞所需的 O_2，并带走细胞代谢所产生的大部分 CO_2。

> **·小贴士·**
>
> 血红蛋白对 CO 的亲和力比 O_2 大，而且不易分离。如果空气中 CO 含量较多，血红蛋白与大量 CO 结合后，即不能再与 O_2 结合，从而出现组织缺 O_2 和窒息，严重时可导致死亡，这多见于煤气中毒。

红细胞的平均寿命约 120 d。由于红细胞无任何细胞器，不能合成新的蛋白和代谢所需的酶类，随着时间延长，血红蛋白和膜骨架蛋白变性，细胞的变形能力降低。这些老化的红细胞在经过脾和肝脏时，被巨噬细胞吞噬清除。与此同时，每天都有新生的未完全成熟的红细胞从骨髓进入血液。这些细胞内尚残留部分核糖体，用煌焦油蓝染色呈蓝色细网状，称为**网织红细胞**（reticulocyte）。核糖体的存在，表示网织红细胞尚有继续合成血红蛋白的能力。网织红细胞经 1～3 d 后，核糖体消失，血红蛋白不再增加，变为成熟的红细胞。网织红细胞占成人血液中红细胞总数的 0.5%～1.5%，新生儿可达 3%～6%。该数值的变化，可作为衡量骨髓造血能力的一种指标。在骨髓造血功能发生障碍的患者，网织红细胞计数降低；如果贫血患者经治疗后网织红细胞计数增加，说明治疗有效。

（二）白细胞

白细胞（leukocyte, white blood cell, WBC）是有核的球形细胞，它们从骨髓入血后通过变形运动穿过微血管壁，进入结缔组织或淋巴组织，发挥防御和免疫功能。根据白细胞胞质内有无特殊颗粒，分为有粒白细胞和无粒白细胞两类。前者根据颗粒的染色性，又可分为中性粒细胞、嗜酸性粒细胞和嗜碱性粒细胞，后者包括单核细胞和淋巴细胞，均含细小的**嗜天青颗粒**（azurophilic granule）。

1. 中性粒细胞（neutrophilic granulocyte, neutrophil） 是数量最多的白细胞。直径 10～12 μm。核呈深染的弯曲杆状或分叶状，染色质呈块状。分叶核一般为 2～5 叶，叶间有纤细的缩窄部相连，正常人以 2～3 叶居多，分叶越多表明细胞越衰老。中性粒细胞的胞质呈极浅的粉红色，含有许多细小颗粒，其中浅紫色的为**嗜天青颗粒**，约占颗粒总数的 20%，浅红色的为**特殊颗粒**（specific granule），约占颗粒总数的 80%（图 5-2）。电镜下，嗜天青颗粒较大，呈圆形，直径 0.6～0.7 μm，电子密度较高，它是一种溶酶体，含有酸性磷酸酶、髓过氧化物酶和多种酸性水解酶类等，能消化吞噬细菌和异物；特殊颗粒较小，呈哑铃形或椭圆形，直径 0.3～0.4 μm，内含溶菌酶、吞噬素等（图 5-3）。

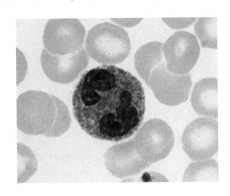

图 5-2 中性粒细胞光镜图

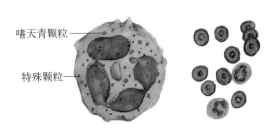

嗜天青颗粒
特殊颗粒

图 5-3 中性粒细胞结构模式图

中性粒细胞具有很强的趋化性和吞噬功能，可以吞噬细菌和异物。中性粒细胞在吞噬、处理了大量细菌后，自身也死亡，成为脓细胞，故中性粒细胞在机体中具有重要的防御作用，急性炎症时其百分比和白细胞总数均升高。

2. 嗜酸性粒细胞（eosinophilic granulocyte, eosinophil） 直径 10～15 μm，核多为 2 叶，胞质内充满粗大的**嗜酸性颗粒**，染成橘红色（图 5-4）。电镜下，颗粒呈椭圆形，内含基质及电子密度高的方形或长方形结晶体（图 5-5）。嗜酸性颗粒是一种特殊的溶酶体，除含一般溶酶体酶外，还含有组胺酶、芳基硫酸酯酶和阳离子蛋白。

中性粒细胞参与急性炎症反应；嗜酸性粒细胞具有抗过敏和杀灭寄生虫作用；嗜碱性粒细胞参与过敏反应，抗凝血

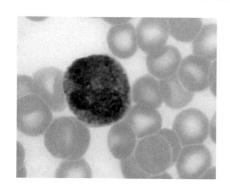

图 5-4 嗜酸性粒细胞光镜图

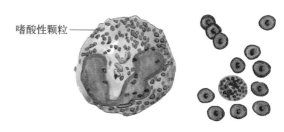

嗜酸性颗粒

图 5-5 嗜酸性粒细胞结构模式图

嗜酸性粒细胞也能做变形运动，并具有趋化性。如受肥大细胞释放的嗜酸性粒细胞趋化因子的作用，移行至过敏反应的部位，并释放组胺酶灭活组胺、芳基硫酸酯酶灭活白三烯，从而减轻过敏反应。嗜酸性粒细胞释放的阳离子蛋白，对寄生虫有很强的杀灭作用。因此，在患过敏性疾病或寄生虫病时，血液中嗜酸性粒细胞增多。

3. 嗜碱性粒细胞（basophilic granulocyte, basophil） 数量最少。直径 10～12 μm，核分叶，呈 S 形或不规则形，着色较浅。胞质内含有大小不等、分布不均的**嗜碱性颗粒**，染成紫蓝色，常覆盖于核上（图 5-6、图 5-7）。颗粒具有异染性，甲苯胺蓝染色呈紫红色。颗粒属于分泌颗粒，内含有肝素、组胺、嗜酸性粒细胞趋化因子等；胞质内有白三烯。嗜碱性粒细胞与肥大细胞相似，也参与过敏反应，并具有抗凝血作用。

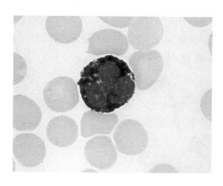

图 5-6 嗜碱性粒细胞光镜图

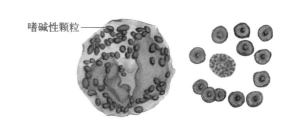

嗜碱性颗粒

图 5-7 嗜碱性粒细胞结构模式图

4. 淋巴细胞（lymphocyte） 大小不等，可分为大、中、小三种。小淋巴细胞数量最多，直径 6～8 μm；胞核圆形，一侧常有浅凹，染色质致密呈块状，着色深；胞质少，呈嗜碱性，染成蔚蓝色，含有少量**嗜天青颗粒**（图 5-8）。中淋巴细胞直径 9～12 μm，大淋巴细胞直径 13～20 μm，见于淋巴组织，但不存在于血液中。电镜下，淋巴细胞胞质内含大量游离核糖体以及溶酶体、粗面内质网、高尔基复合体和线粒体等（图 5-9）。小、中和大淋巴细胞彼此之间可互相转化。

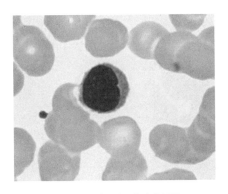

图 5-8　淋巴细胞光镜图

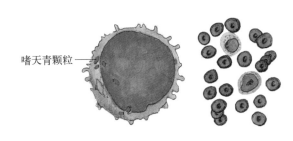

嗜天青颗粒

图 5-9　淋巴细胞结构模式图

血液中的淋巴细胞不仅来源于骨髓，也来源于淋巴器官和淋巴组织。根据淋巴细胞的来源、形态特点和免疫功能等方面的不同，可分为三类：**胸腺依赖淋巴细胞**（thymus-dependent lymphocyte, T cell）、**骨髓依赖淋巴细胞**（bone marrow-dependent lymphocyte, B cell）和**自然杀伤细胞**（natural killer cell, NK cell）。淋巴细胞是主要的免疫细胞，在机体防御疾病过程中发挥关键作用（详见第十章）。

5. 单核细胞（monocyte）　是体积最大的白细胞，直径 14～20 μm；胞核呈肾形、马蹄铁形或不规则形，染色质细而疏松，着色浅；胞质较多，呈弱嗜碱性，染成灰蓝色，含有细小的**嗜天青颗粒**（图 5-10、图 5-11）。单核细胞进入结缔组织或其他组织后，可分化成为巨噬细胞等具有吞噬功能的细胞，共同构成**单核吞噬细胞系统**（mononuclear phagocyte system, MPS）。

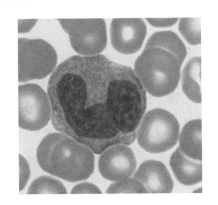

图 5-10　单核细胞光镜图

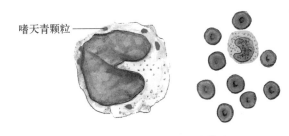

嗜天青颗粒

图 5-11　单核细胞结构模式图

（三）血小板

血小板（blood platelet）是骨髓**巨核细胞**（megakaryocyte）脱落下来的胞质碎片，呈双凸圆盘形，直径 2～4 μm，在血涂片上，血小板常聚集成群，因受到机械或化学刺激，多呈不规则形；血小板周边部呈均质浅蓝色，称**透明区**（hyalomere），中央部有密集的蓝紫色颗粒，称**颗粒区**（granulomere）。电镜下，血小板膜表面的细胞衣吸附有血浆蛋白，其中有多种凝血因子；透明区有微管和微丝，参与血小板形状的维持和变形；颗粒区内有线粒体、特殊颗粒和致密颗粒等。特殊颗粒又称 α 颗粒，体积较大，内含血小板因子Ⅳ、血小板源性生长因子（platelet derived growth factor，PDGF）、血小板应答蛋白（thrombospondin）等。致密颗粒较小，内含 5- 羟色胺、ADP、ATP、Ca^{2+}、肾上腺素等。血小板内还有开放小管系统和致密小管系统。开放小管系统的管道与血小板表面胞膜连续，借此可增加血小板与血浆的接触面积，有利于摄取血浆物质和释放颗粒内容物。致密小管系统是封闭的小管，能收集 Ca^{2+} 和合成前列腺素等（图 5-12）。

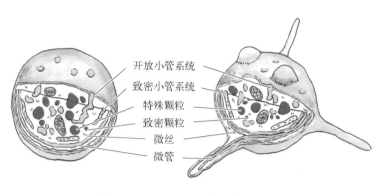

开放小管系统
致密小管系统
特殊颗粒
致密颗粒
微丝
微管

图 5-12　血小板超微结构模式图

血小板在凝血和止血中起重要作用。当血管损伤时，血小板黏附聚集在损伤处，形成血小板血栓，堵塞伤口，并释放颗粒内容物，其中，5-羟色胺能促进血管收缩，血小板因子 IV 能对抗肝素的抗凝血作用，PDGF 刺激血管内皮细胞增殖和血管修复，凝血酶敏感蛋白促进血小板聚集。

二、淋　巴

淋巴是在淋巴管系统内流动的液体，由淋巴浆和淋巴细胞组成，单向性地从毛细淋巴管流向淋巴导管，然后汇入大静脉。淋巴浆是血浆在毛细血管动脉端的部分渗出液，当淋巴浆经淋巴管流过淋巴结时，便有淋巴细胞加入。因此，淋巴实际上是血浆循环的旁路，在维持全身各处组织液平衡和过滤防御中起重要作用。

三、造血组织

血液中的各种血细胞都有一定的寿命，如红细胞寿命 120 d；粒细胞在血液中停留仅数小时，然后离开血管进入组织，生存数天至十多天不等；单核细胞在血液中循环 1~2 d，然后进入血管外的组织中。因此，每天都有一定数量的血细胞衰老死亡或离开血管，同时又有相同数量的血细胞在骨髓生成并进入血流，使外周血中血细胞的数量和质量维持动态平衡。

人的原始血细胞是在胚胎第 3 周于卵黄囊壁等处的**血岛**生成；第 6 周，迁入肝内的造血干细胞开始造血；第 12 周，迁入脾内的造血干细胞开始产生各种血细胞；从胚胎后期开始，骨髓成为人体的主要造血器官。

（一）骨髓的结构

骨髓（bone marrow）位于骨髓腔中，分为**红骨髓**和**黄骨髓**，前者是造血组织，后者是脂肪组织。胎儿及婴幼儿时期的骨髓都是红骨髓，约从 5 岁开始，长骨的骨髓腔内红骨髓逐渐转化成黄骨髓。成人的红骨髓和黄骨髓约各占一半。红骨髓主要在扁骨、不规则骨和长骨骨骺的骨松质内，它由网状组织构成支架，网眼内充满不同发育阶段的血细胞以及少量巨噬细胞、脂肪细胞等，并含有丰富的血窦。黄骨髓主要分布于长骨的骨髓腔内，因为尚保留少量幼稚的血细胞，所以有造血潜能，当机体需要时可转变为红骨髓恢复造血功能。

·小贴士·

造血细胞赖以生长发育的环境称造血诱导微环境（hemopoietic inductive microenvironment）。造血诱导微环境的主要成分是**基质细胞**（stromal cell），包括成纤维细胞、巨噬细胞、网状细胞、血窦内皮细胞和**骨髓间充质干细胞**（bone marrow mesenchymal stem cell, BMSC）等。它们不仅起造血支架作用，并且能分泌多种造血生长因子，调节造血细胞的增殖和分化。BMSC 在体外培养可被诱导分化成心肌样细胞、脂肪细胞、软骨细胞、成骨细胞、成肌细胞等，应用于细胞移植和组织工程。

（二）造血干细胞和造血祖细胞

血细胞发生是造血干细胞在一定微环境及因素的调节下，先增殖分化为各类血细胞的祖细胞，然后再定向增殖、分化为成熟血细胞的过程。

1. 造血干细胞（hemopoietic stem cell）　是生成各种血细胞的原始细胞，又称**多能造血干细胞**（pluripotential hemopoietic stem cell）。起源于人胚第 3 周初卵黄囊的血岛，出生后主要存在于红骨髓，具有很强的增殖潜能以及多向分化和自我更新的能力。

2. 造血祖细胞（hemopoietic progenitor cell）　是由造血干细胞分化而来，且进一步分化方向确定的干细胞，故也称**定向造血干细胞**（committed hemopoietic stem cell）。它们在不同的集落刺激因子（colony stimulating factor，CSF）作用下，分化为各种血细胞。

（三）血细胞发生过程的形态演变

血细胞的分化发育过程可分为：原始阶段、幼稚阶段（又分早、中、晚三期）和成熟阶段。各系血细胞的发生过程中，其形态演变有以下共同的变化：①胞体由大变小，但巨核细胞则由小变大。②胞核由大变小，红细胞的核最后消失，粒细胞的核由圆形逐渐变成杆状乃至分叶；但巨核细胞的核由小变大，呈分叶状。核染色质由细疏变粗密，核的着色由浅变深，核仁由明显渐至消失。③胞质由少变多，胞质嗜碱性逐渐变弱，但单核细胞和淋巴细胞仍保持嗜碱性；胞质内的特殊物质，如红细胞的血红蛋白、粒细胞的特殊颗粒、巨核细胞的血小板颗粒等，均从无到有，逐渐增多。④细胞分裂能力从有到无，但淋巴细胞仍保持很强的潜在分裂能力（图 5-13）。

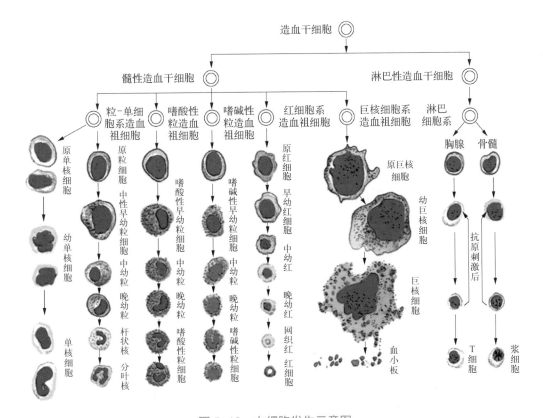

图 5-13　血细胞发生示意图

1. 红细胞系的发生　历经原红细胞、早幼红细胞、中幼红细胞、晚幼红细胞，后者脱去胞核成为网织红细胞，入血后变为成熟红细胞（表 5-2）。

表 5-2　红细胞发生过程的形态演变

发育阶段和名称		胞 体		胞 核				胞 质			分裂能力
		大小（μm）	形状	形状	染色质	核仁	核质比例	嗜碱性	着色	血红蛋白	
原始幼稚	原红细胞	14～22	圆	圆	细粒状	2～3 个	＞3/4	强	墨水蓝	无	有
	早幼红细胞	11～19	圆	圆	粗粒状	偶见	＞1/2	很强	墨水蓝	开始出现	有
	中幼红细胞	10～14	圆	圆	粗块状	消失	约 1/2	较弱	红蓝间染	增多	弱
成熟	晚幼红细胞	9～12	圆	圆	致密块	消失	更小	弱	红	大量	无
	网织红细胞	7～9	圆盘状		无				微	红	大量	无
	红细胞	7.5	圆盘状		无				无	红	大量	无

2. 粒细胞系的发生　　历经原粒细胞、早幼粒细胞、中幼粒细胞、晚幼粒细胞，进而分化为成熟的杆状核和分叶核粒细胞（表 5-3）。

表 5-3　粒细胞发生过程的形态演变

发育阶段和名称		胞 体		胞 核				胞 质				分裂能力
		大小（μm）	形状	形状	染色质	核仁	核质比例	嗜碱性	着色	嗜天青颗粒	特殊颗粒	
原始幼稚	原粒细胞	11～18	圆	圆	细网状	2～6 个	＞3/4	强	天蓝	无	无	有
	早幼粒细胞	13～20	圆	卵圆	粗网状	偶见	＞1/2	较强	淡蓝	大量	少量	有
	中幼粒细胞	11～16	圆	半圆	网块状	消失	约 1/2	弱	浅蓝	少	增多	有
	晚幼粒细胞	10～15	圆	肾形	网块状	消失	＜1/2	极弱	淡红	少	明显	无
成熟	杆状核	10～15	圆	杆状	粗块状	消失	＜1/3	消失	淡红	少	大量	无
	分叶核	10～15	圆	分叶	粗块状	消失	更小	消失	淡红	少	大	无

3. 单核细胞系的发生　　经过原单核细胞和幼单核细胞，变为单核细胞。

4. 淋巴细胞系的发生　　一部分淋巴性造血干细胞经血流进入胸腺皮质，分化为 T 细胞，一部分在骨髓内分化为 B 细胞和 NK 细胞。

5. 巨核细胞－血小板系的发生　　原巨核细胞经幼巨核细胞，发育为巨核细胞，巨核细胞的胞质脱落成为血小板。一个巨核细胞可生成 2 000～8 000 个血小板。

（陈　颖）

本章学习资源

第五章名词英汉对照表

第五章复习思考题

第六章　软　骨　和　骨

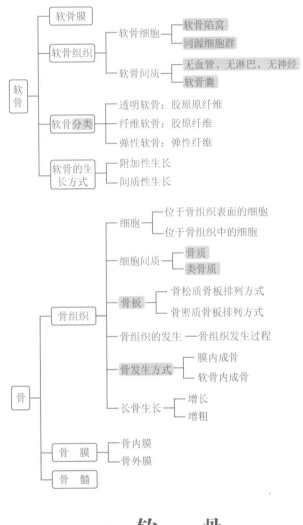

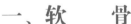

一、软　骨

软骨（cartilage）由软骨组织和周围的软骨膜构成。软骨组织由软骨细胞和软骨间质构成。软骨组织内无血管、淋巴管和神经。由于软骨间质的可渗透性，软骨深部的软骨细胞可以从软骨膜血管渗出的物质中获得营养。

（一）软骨组织

1. 软骨细胞（chondrocyte）　软骨组织内的细胞种类单一，软骨细胞被包埋在软骨间质内，所在的部位为一小腔，称为**软骨陷窝**（cartilage lacuna）。软骨内的软骨细胞大小、形态和分布有一定的规律。近软骨表面是一些幼稚的软骨细胞，胞体小，呈扁圆形，细胞长轴与软骨表面平行，单个分布；随着向软骨中心靠近，细胞逐渐成熟，体积逐渐增大，变成圆形或椭圆形，并在软骨陷窝内不断分裂增殖，常形成 2～8 个细胞聚集在一起，它们是由一个幼稚软骨细胞分裂而来，故称**同源细胞群**（isogenous group）（图 6-1）。成熟软骨细胞的核小而圆，可见 1～2 个核仁，胞质弱嗜碱性；电镜下可见丰富的粗面内质网和高尔基复合体，线粒体较少（图 6-2）。软骨细胞具有合成和分泌软骨间质的功能。

软骨细胞位于基质中的小腔称软骨陷窝

在软骨陷窝周围硫酸软骨素较多，嗜碱性强，称软骨囊

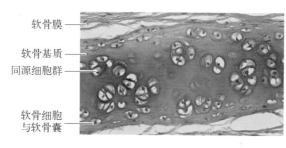

图 6-1 透明软骨光镜图（气管）

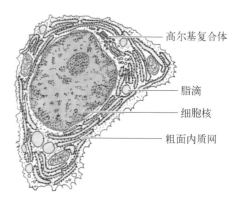

图 6-2 软骨细胞超微结构模式图

2. 软骨间质 由软骨基质和纤维组成。基质呈凝胶状，主要化学成分是蛋白聚糖和水，其中蛋白聚糖与疏松结缔组织中类似，也构成分子筛结构，但软骨中的蛋白聚糖浓度更高，使软骨基质成为坚固的凝胶。糖胺聚糖在基质中的分布不均匀，软骨陷窝周围一层含较多的硫酸软骨素，呈强嗜碱性，在 HE 染色切片中，形似囊状包围软骨细胞，称**软骨囊**（cartilage capsule）。纤维成分埋于基质中，纤维的种类和含量因软骨类型而异。

（二）软骨膜

除关节软骨外，软骨组织外面包有一层致密结缔组织，称**软骨膜**（perichondrium）。软骨膜可分为内、外两层。内层疏松，细胞多，其中有梭形的骨原细胞（见后述），可增殖分化为成软骨细胞。成软骨细胞狭长、有一定的分泌功能，当被形成的软骨基质包裹，即为软骨细胞。内层还含有血管、淋巴管和神经，其血管可为软骨提供营养。外层致密，含胶原纤维多，主要起保护作用。

（三）软骨的类型

根据软骨间质内所含纤维的不同，可将软骨分为透明软骨、弹性软骨和纤维软骨三种类型（表 6-1）。

软骨分为透明软骨、弹性软骨和纤维软骨

1. 透明软骨（hyaline cartilage） 因基质中含大量水分，新鲜时呈半透明而得名。分布较广，包括关节软骨、肋软骨、呼吸道软骨等。纤维成分主要是交织排列的胶原原纤维，由于纤维很细，折光率与基质相似，故在 HE 染色切片上不易分辨。透明软骨具有较强的抗压性，有一定的弹性和韧性，但在外力作用下较其他类型软骨更易断裂（图 6-1）。

2. 弹性软骨（elastic cartilage） 因富有弹性而得名，新鲜时呈黄色。分布于耳郭、外耳道和会厌等处，弹性软骨的间质内含有大量交织分布的弹性纤维，使其具有很大的弹性（图 6-3）。

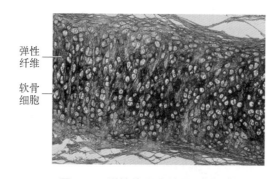

图 6-3 弹性软骨光镜图（耳郭）

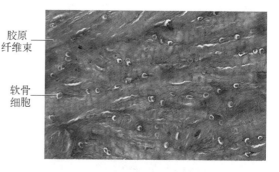

图 6-4 纤维软骨光镜图（椎间盘）

3. 纤维软骨（fibrous cartilage） 新鲜时呈不透明的乳白色。分布于椎间盘、关节盘和耻骨联合等处，纤维软骨的间质内含有大量平行或交叉排列的胶原纤维束，因此具有很强的韧

性，基质少，呈弱嗜碱性。软骨细胞较小而少，成行分布于纤维束之间（图 6-4）。

不同类型软骨的比较见表 6-1。

表 6-1　不同类型软骨比较

软骨类型	透明软骨	弹性软骨	纤维软骨
纤维类型	胶原原纤维	弹性纤维	胶原纤维
纤维排列	交织排列	交织排列	平行或交叉排列
软骨分布	关节软骨、肋软骨、呼吸道	耳郭、会厌	椎间盘、关节盘、耻骨联合

（四）软骨的生长

软骨的生长有同时并存的两种方式：

1. 附加性生长（appositional growth）　又称**软骨膜下生长**，软骨膜内的骨原细胞不断增殖分化，经**成软骨细胞**（chondroblast），分化为软骨细胞，添加在软骨组织表面，并分泌基质和纤维，使软骨增厚。

2. 间质性生长（interstitial growth）　又称**软骨内生长**，通过已有的软骨细胞的生长和分裂增殖，从而不断地产生更多的软骨细胞和软骨间质，使软骨从内部向周围扩大。

二、骨

骨是由骨组织、骨膜和骨髓等构成的坚硬器官，在机体中主要起支持、运动和保护作用，同时骨髓是血细胞发生的部位。由于骨中含有大量的钙、磷等矿物质，故骨还是机体的钙、磷贮存库，在钙、磷的代谢调节中起重要作用。

（一）骨组织

骨组织（osseous tissue）由大量钙化的细胞间质和多种细胞构成，是骨的结构主体。由于细胞间质中含有大量骨盐沉积，使骨组织成为机体最坚硬的组织之一。

1. 骨质　钙化骨组织的细胞间质称为**骨质**（bone matrix），由有机成分和无机成分构成。

（1）有机成分：包括大量胶原纤维和少量无定形基质，约占成人骨干重的 35%。胶原纤维主要由 I 型胶原蛋白构成，基质的主要成分是蛋白聚糖及其复合物，具有黏合纤维的作用。有机成分使骨质具有一定的韧性。

（2）无机成分：又称**骨盐**（bone salt），约占成人骨干重的 65%，以钙、磷离子为主，也含有多种其他元素。骨盐的存在形式主要是**羟基磷灰石结晶**（hydroxyapatite crystal）$[Ca_{10}(PO_4)_6(OH)_2]$，呈细针状，长 10～20 nm，沿胶原原纤维长轴规则排列并与之紧密结合。

最初形成的细胞间质无骨盐沉积，称**类骨质**（osteoid）；骨盐有序地沉积于类骨质后成为骨质，这种过程称**钙化**（calcification）。

（3）骨板：同层的骨质中胶原纤维平行排列，由少量基质黏合在一起，并有骨盐沉着形成薄板状结构，称为**骨板**（bone lamella）。同一骨板内的纤维平行排列，相邻骨板的纤维则相互垂直，故在骨磨片上呈现明暗交替的板层状图像，如同多层木质胶合板一样，使骨质既坚硬又有韧性（图 6-5）。

· 小贴士 ·

若骨质中的钙盐成分不足，在老年人易引起骨质疏松而发生病理性骨折，在儿童易造成骨发育不良性疾病，例如佝偻病就是由于儿童缺乏维生素 D，影响钙在肠内吸收以及钙盐沉着于骨，造成骨骼的畸形。另外，维生素 C 严重缺乏，会影响骨原细胞的分裂和增殖，可造成胶原的合成障碍，使骨的生长停滞，骨组织脆弱易断，延缓骨折后愈合。

骨质由有机成分和无机成分构成，前者又称类骨质，包括胶原纤维和基质，后者又称骨盐，主要是羟基磷灰石结晶

骨组织的细胞包括骨原细胞、成骨细胞、骨细胞和破骨细胞

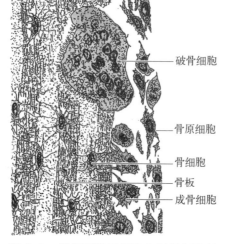

骨发生切片图

图 6-5　骨组织的骨板和各种骨细胞结构模式图

2. 细胞　　包括**骨原细胞**、**成骨细胞**、**骨细胞**和**破骨细胞**四种。其中骨细胞最多，位于骨组织内部，其余三种细胞均分布在骨组织表面（图 6-5）。

（1）骨原细胞（osteoprogenitor cell）：位于骨膜内。细胞呈梭形，胞体小，胞质呈弱嗜碱性，核椭圆形。骨原细胞是骨组织的干细胞，当骨组织生长或改建时，能分裂分化为成骨细胞。

（2）成骨细胞（osteoblast）：分布于骨组织表面，通常单层排列。胞体较大，多呈矮柱状，细胞表面有许多细小突起，可与邻近的成骨细胞或骨细胞的突起相连；细胞核大而圆，位于远离骨表面的细胞一端，核仁明显；胞质呈嗜碱性。电镜下，可见大量粗面内质网和高尔基复合体。成骨细胞合成和分泌骨质的有机成分；形成和释放含有钙结合蛋白、碱性磷酸酶等的**基质小泡**（matrix vesicle），促进骨组织的钙化；还分泌多种细胞因子，调节骨组织的形成和吸收。成骨细胞产生类骨质后，自身被包埋其中，随着分泌能力逐渐减弱，其胞体不断变小，突起逐渐延长，最终转变为骨细胞。

骨细胞胞体位于骨陷窝，突起位于骨小管

（3）骨细胞（osteocyte）：单个分散于骨板之间或骨板内。胞体呈扁椭圆形，有许多突起，胞质呈弱嗜碱性。骨细胞胞体所在的腔隙称**骨陷窝**（bone lacuna），突起所在的腔隙称**骨小管**（bone canaliculus）。相邻骨细胞的突起借彼此相通的骨小管以缝隙连接相连。骨陷窝和骨小管内含少量组织液，互相连通，构成物质输送管道，骨细胞借此进行营养和代谢产物的交换（图 6-6）。骨细胞具有一定的溶骨和成骨作用，参与调节钙、磷平衡。

（4）破骨细胞（osteoclast）：数量少，散在分布于骨组织表面。破骨细胞是一种多核巨细胞，一般认为由多个单核细胞融合而成。破骨细胞直径可达 100 μm，形态不规则，核 6～50 个不等，胞质呈嗜酸性，贴近骨组织的一侧有**皱褶缘**（ruffled border）。电镜下，可见皱褶缘由许多不规则的微绒毛构成。皱褶缘的周边有一环形胞质隆起，像一堵环形围堤包围皱褶缘，并且电子密度较低，称**亮区**（clear zone）。亮区的细胞膜紧贴骨组织，使皱褶缘和对应的骨组织表面凹陷之间形成一个密闭的腔隙，破骨细胞在此释放多种水解酶和有机酸，溶解骨盐，分解有机成分，形成特殊的溶骨微环境。皱褶缘内的胞质深部有许多吞噬体和吞饮泡，内含细小的骨盐结晶和解体的有机成分，它们在细胞内被进一步降解（图 6-7）。破骨细胞具有很强的溶骨、吞噬和消化能力。在骨组织内，破骨细胞和成骨细胞相辅相成，共同参与骨的生长和改建。

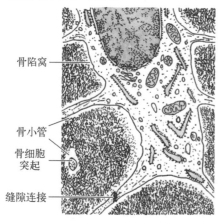

图 6-6　骨细胞超微结构模式图

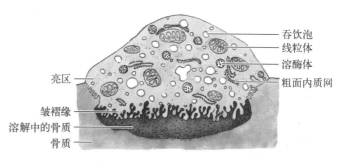

图 6-7　破骨细胞超微结构模式图

（二）长骨的结构

长骨由骨松质、骨密质、骨膜、关节软骨和骨髓等构成。

1. 骨松质（spongy bone）　分布于长骨的骨骺和骨干的内侧部分。由不规则排列的骨板形成大量针状或片状的**骨小梁**（bone trabecula），它们交织成多孔的立体网格样结构，网孔大小不一，肉眼可辨，其中充满红骨髓。

2. 骨密质（compact bone）　分布于长骨的骨干和骨骺的外侧部分。骨板层数多，排列规则。在骨干，根据骨板排列方式不同可分为**环骨板**、**骨单位**和**间骨板**（图6-8）。

（1）环骨板（circumferential lamella）：是环绕骨干内、外表面的骨板，分别称为**内环骨板**和**外环骨板**。外环骨板较厚，由数层到十多层骨板组成，较整齐地环绕骨干排列，其表面有骨外膜包裹。内环骨板较薄，仅由数层骨板组成，不如外环骨板规则，其内面衬有骨内膜。骨干中有与骨干长轴近似垂直的管道，称**穿通管**（perforating canal），又称**福尔克曼管**（Volkmann's canal），内含血管、神经、结缔组织和少量组织液，与骨单位的中央管相连通，具有营养骨组织的作用。

（2）骨单位（osteon）：又称**哈弗斯系统**（Haversian system），位于内、外环骨板之间，数量较多，是长骨中起支持作用的主要结构。骨单位是以**中央管**（central canal），又称**哈弗斯管**（Haversian canal）为轴心，由4～20层呈同心圆筒状排列的**哈弗斯骨板**（Haversian lamella）环绕而成，其长轴与骨干长轴一致。中央管内有血管、神经和结缔组织，来自与其相通的穿通管。骨单位表面有一层黏合质，是含骨盐较多而胶原纤维很少的骨质，在长骨横断面上呈折光较强的轮廓线，称为**黏合线**（cement line），伸向骨单位表面的骨小管，在此处折返，不与相邻骨单位的骨小管连通；而骨单位最内层的骨小管开口于中央管，因此同一骨单位内的骨细胞都接受来自中央管的营养供应（图6-8、图6-9）。

（3）间骨板（interstitial lamella）：位于骨单位之间或骨单位与环骨板之间，骨板形状不规则，是骨生长和改建过程中骨单位或环骨板未被吸收的残留部分，无中央管（图6-9）。

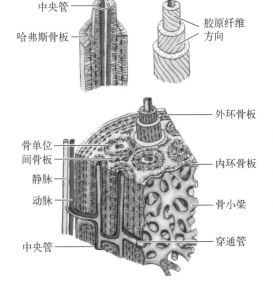

图6-8　长骨骨干结构模式图

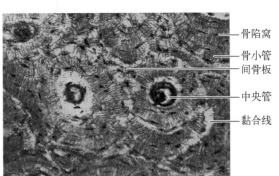

图6-9　长骨横切面光镜图

3. 骨膜　除关节面外，骨的内、外表面都覆有结缔组织膜，分别称为**骨内膜**（endosteum）和**骨外膜**（periosteum）。骨外膜可分为内、外两层，外层较厚，为致密结缔组织，纤维粗大密集，交织成网，有些纤维束可穿入外环骨板，称**穿通纤维**（perforating fiber），固定骨外膜和韧带；内层较薄，为疏松结缔组织，纤维细少，富含血管、神经和骨原细胞等，

骨磨片图

进入穿通管。骨内膜较薄，仅由一层扁平的骨原细胞和少量结缔组织组成。骨膜的主要作用是营养骨组织，骨膜中的骨原细胞具有成骨和成软骨的双重潜能，为骨的生长和修复提供干细胞。

三、骨的发生

骨来源于胚胎时期的间充质。骨的发生有两种方式：膜内成骨和软骨内成骨。虽然发生的方式不同，但骨组织发生的过程相似。

（一）骨组织发生的过程

1. 骨组织的形成　　首先骨原细胞增殖分化为成骨细胞，成骨细胞产生类骨质；成骨细胞被类骨质包埋后转变为骨细胞；然后类骨质钙化为骨质，从而形成了骨组织。

2. 骨组织的吸收　　骨组织形成的同时，原有骨组织的某些部位被侵蚀溶解而吸收，此过程中破骨细胞起主要作用。

骨组织的形成和吸收同时存在，保持动态平衡。目前认为，成骨细胞和破骨细胞通过相互调控机制，共同完成骨组织的形成和吸收，保证骨的生长发育与个体的生长发育相适应。

（二）骨发生的方式

1. 膜内成骨（intramembranous ossification）　　是指在原始的结缔组织内直接成骨，扁骨和不规则骨以此种方式发生。胚胎发生早期，在将要成骨的部位，间充质首先分化为富含血管的原始结缔组织膜，然后，间充质细胞聚集并分化为骨原细胞，后者再分化为成骨细胞，并在此形成骨组织。首先形成骨组织的部位称为**骨化中心**（ossification center）。随着骨化的不断进行，骨小梁形成（图6-10）。成骨细胞不断从骨原细胞得到分化补充。骨小梁的数量逐渐增多，形成骨松质，最后骨松质的表面部分逐步改建为骨密质，成骨区周围的结缔组织转变成骨膜。

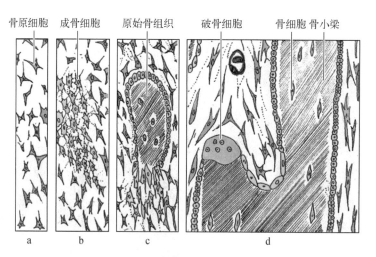

图 6-10　膜内成骨过程模式图

a.间充质细胞分化为骨原细胞；b.骨原细胞分化为成骨细胞；

c.成骨细胞形成原始骨组织；d.原始骨组织生长改建，形成骨小梁

2. 软骨内成骨（endochondral ossification）　　是指在预先形成的软骨雏形的基础上，再经软骨主体破坏而被骨替换的成骨方式。人体的大多数骨，如颅底骨、四肢骨和躯干骨等，都以此种方式发生。现以长骨的发生为例，简述如下。

（1）软骨雏形形成：胚胎发生早期，间充质细胞聚集并分化为骨原细胞和软骨细胞，产生软骨基质，形成透明软骨，称为**软骨雏形**（cartilage model）。周围的间充质分化为软骨膜。

（2）骨领形成：软骨膜内的骨原细胞增生分裂分化为成骨细胞，形成薄层原始骨组织，呈领圈状包绕在软骨雏形中段表面，称为**骨领**（bone collar），其表面的软骨膜改称骨膜。

（3）初级骨化中心与骨髓腔形成：软骨雏形中央的软骨细胞分泌碱性磷酸酶，钙化软骨基质，继而凋亡，软骨基质也溶解形成空腔。骨膜中的血管、结缔组织、破骨细胞和成骨细胞等进入空腔，破骨细胞分解钙化的软骨，形成许多隧道，成骨细胞形成过渡型骨小梁，该区域称**初级骨化中心**（primary ossification center）。骨化继续向软骨雏形两端推进，破骨细胞溶解吸收过渡型骨小梁，融合形成骨髓腔，其中存在骨髓。

（4）次级骨化中心与骨骺形成：出生后数月至数年，骨干两端的软骨中央发生类似的成骨过程，形成**次级骨化中心**（secondary ossification center），最终骨组织取代软骨形成骨骺。骺端表面保留关节软骨，不参与骨发生。骨骺与骨干之间保留的软骨层称**骺板**（epiphyseal plate），是长骨增长的结构基础（图 6-11）。

（三）长骨的进一步生长

在骨的发生过程中和发生后，骨仍在不断增长和增粗。

1. 长骨的增长　通过骺板的不断生长并替换成骨组织而实现。这种替换过程与初级骨化中心的形成过程类似。从骨骺端到骨干骨髓腔，骺板依次出现 4 个成骨活动移行区（图 6-11）。

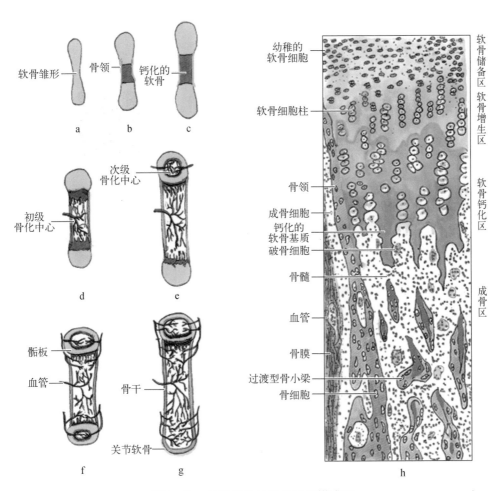

图 6-11　长骨发生与生长过程模式图

a～g. 软骨内成骨及长骨生长；h. 骺板成骨

骨发生切片图

（1）软骨储备区（reserve cartilage zone）：含有许多散在分布的幼稚软骨细胞，细胞体积较小，呈圆形或椭圆形，软骨基质呈弱嗜碱性，此区生长处于相对静止。

（2）软骨增生区（proliferating cartilage zone）：软骨细胞大而扁平，增殖活跃，同源细胞群呈并列纵行排列，形成软骨细胞柱。

（3）软骨钙化区（calcified cartilage zone）：软骨细胞肥大，变圆，并逐渐凋亡，软骨基质钙化，呈强嗜碱性。

（4）成骨区（ossification zone）：钙化的软骨基质表面由骨组织形成，构成过渡型骨小梁，它们最终被破骨细胞破坏而消失，骨髓腔从而向长骨两端扩展。

以上各区的变化是连续进行的，而且软骨的增生、退化及成骨在速度上保持平衡。这就保证了在骨干长度增加的同时，骺板能保持一定的厚度。到17～20岁，骺板增生减缓并最终停止，导致骺软骨完全被骨组织取代，形成骺线，骨停止纵向生长。

2. 长骨的增粗　　骨外膜中的骨原细胞不断分化为成骨细胞，在骨干表面增加骨组织，使骨干变粗。而骨干的内表面，破骨细胞不断吸收骨小梁，使骨髓腔横向扩大。骨干外表面的新骨形成速度略快于骨干内部的吸收速度，这样骨干的骨密质适当增厚。约30岁，长骨不再增粗。

在生长过程中，骨还进行一系列的改建活动，以使其内部结构和外部形态与机体的生长发育相适应。

（陈　颖）

本章学习资源

第六章名词英汉对照表

第六章复习思考题

第七章 肌 组 织

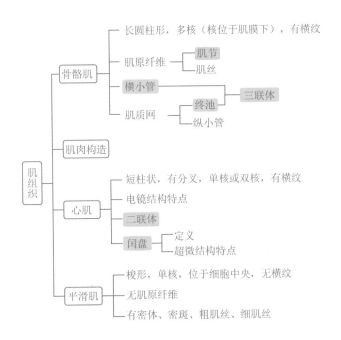

肌组织（muscular tissue）主要由具有收缩功能的**肌细胞**（muscle cell）组成，肌细胞之间有少量的结缔组织、血管、淋巴管及神经等，构成细胞间质。肌细胞呈细长纤维状，故又称**肌纤维**（muscle fiber）。肌纤维的细胞膜称**肌膜**（sarcolemma）；细胞质称**肌质**（sarcoplasm），亦称**肌浆**；肌细胞内的滑面内质网称**肌质网**（sarcoplasmic reticulum），又称**肌浆网**。根据结构和功能特点，肌组织分为骨骼肌、心肌和平滑肌三种。其中骨骼肌和心肌的肌纤维都有明暗相间的横纹，属**横纹肌**（striated muscle）；平滑肌无横纹，属非横纹肌。另外，骨骼肌由于受躯体神经支配，属随意肌；而心肌和平滑肌受自主神经支配，为不随意肌。

一、骨 骼 肌

（一）骨骼肌纤维的光镜结构

骨骼肌纤维（skeletal muscle fiber）呈长圆柱形，直径 10～100 μm，长短不等，长者达 10 cm 以上，短者仅数毫米。除舌肌等少数肌纤维外，骨骼肌纤维极少有分支（图 7-1）。

骨骼肌纤维是一种多核细胞，核的数量与肌纤维的长度有关，每 1 mm 长的肌纤维中可有 50～100 个核，核为扁椭圆形，位于肌膜下方。胞质内有大量与肌纤维长轴平行排列的**肌原纤维**（myofibril），直径 1～2 μm，有明暗相间的条带，各条肌原纤维的明带和暗带都相互对齐排列在同一平面上，因此构成了骨骼肌纤维明暗相间的横纹。其中**暗带**（dark band）又称 **A 带**，**明带**（light band）又称 **I 带**。油镜下可见暗带中央有一条浅色窄带，称 **H 带**，在 H 带中央有一条深色的线，称 **M 线**；明带中央也有一条深色细线，称 **Z 线**或 **Z 盘**（图 7-2）。相邻两条 Z 线之间的一段肌原纤维称为一个**肌节**（sarcomere），它由 1/2 I 带 +A 带 +1/2 I 带组成，是肌原纤维的结构和功能单位。骨骼肌纤维的横断面呈圆形或多边形，大小较一致，可见多个核，均紧贴于肌膜下方，肌原纤维呈点状（图 7-1）。

肌组织有三种类型：骨骼肌、心肌和平滑肌

骨骼肌纤维呈长圆柱形、少有分支，多核，位于肌膜下

骨骼肌切片图

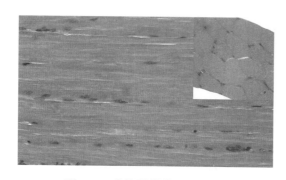

图 7-1　骨骼肌纵横切面光镜图

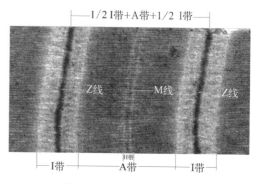

图 7-2　肌原纤维电镜图

每条肌纤维的外面包有基膜。在肌膜和基膜之间有一种扁平多突起的肌卫星细胞，当肌纤维受损伤后，肌卫星细胞可增殖分化，参与肌纤维的修复。

（二）骨骼肌纤维的电镜结构

1. 肌原纤维　电镜下可见肌原纤维由粗、细两种肌丝构成，粗细肌丝沿肌纤维长轴有规律地互相穿插平行排列。**粗肌丝**（thick filament）位于肌节中部的 A 带内，中央借 M 线固定，两端游离。**细肌丝**（thin filament）位于肌节两侧，一端固定于 Z 线；另一端游离，形成 I 带，并平行穿插入粗肌丝之间，其末端止于 H 带外侧。因此，I 带仅有细肌丝，H 带仅有粗肌丝，而 H 带两侧的 A 带部分既有粗肌丝，又有细肌丝。横断面可见一条粗肌丝的周围排列着 6 条细肌丝，而一条细肌丝的周围有 3 条粗肌丝（图 7-3）。

（1）粗肌丝：长约 1.5 μm，直径约 15 nm，由许多**肌球蛋白**（myosin）分子聚合而成。肌球蛋白形如豆芽状（图 7-4），分头部和杆部，在头与杆的连接点及杆上有两处类似关节的结构，可以屈曲。在一条粗肌丝中，许多肌球蛋白分子的杆都伸向粗肌丝的中段，固定于 M 线，头端朝向粗肌丝的两端，并突出于粗肌丝表面，称为**横桥**（cross bridge）。由于肌球蛋白分子头部有与细肌丝结合的能力，而且还具有 ATP 酶活性，也是与 ATP 结合的部位。当粗肌丝头部与细肌丝的肌动蛋白接触，可激活 ATP 酶，分解 ATP 并释放能量，使横桥发生屈伸运动。

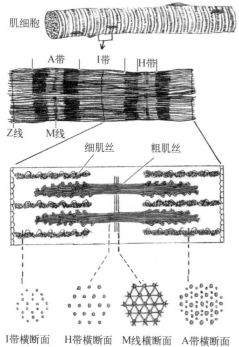

图 7-3　骨骼肌肌原纤维超微结构模式图

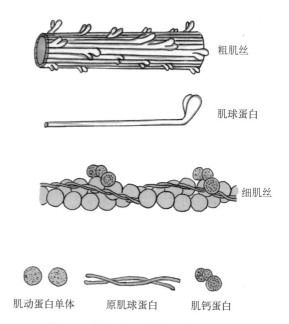

图 7-4　肌丝分子构成示意图

（2）细肌丝：长约 1 μm，直径 5～7 nm，由**肌动蛋白**（actin）、**原肌球蛋白**（tropomyosin）和**肌钙蛋白**（troponin）组成。其中肌动蛋白是细肌丝的结构蛋白，由球形肌动蛋白单体连接成串珠状，且形成双股螺旋链，每个单体上都有能与粗肌丝的肌球蛋白头部结合的位点。原肌球蛋白和肌钙蛋白则是调节蛋白，在肌动蛋白与粗肌丝的肌球蛋白的相互作用中起调节作用。原肌球蛋白呈丝状，是由两条多肽链互相缠绕而成的双股螺旋状分子（图 7-4），首尾相接形成长链。在肌纤维静止时，原肌球蛋白位于双股肌动蛋白链的螺旋沟附近，恰好覆盖于肌动蛋白单体上能与横桥结合的位点，可防止肌动蛋白与横桥结合。肌钙蛋白是由肌钙蛋白 T（TnT）、肌钙蛋白 C（TnC）和肌钙蛋白 I（TnI）三个亚单位构成的复合体（图 7-4）。其中 TnT 与原肌球蛋白结合，TnC 与 Ca^{2+} 结合，TnI 则是具有抑制作用的亚单位，肌纤维静止时，它阻挡着原肌球蛋白的移动，从而使肌动蛋白上能与横桥结合的位点不被暴露。

2. 横小管（transverse tubule）　横小管是肌膜以垂直于肌纤维长轴方向陷入肌质内形成的管状结构，又称 T 小管（图 7-5）。其位置因动物种类不同而异，人与哺乳动物的横小管位于 A 带与 I 带交界处，两栖类动物的横小管则位于 Z 线水平。同一平面上的横小管分支且相互吻合，环绕在每一条肌原纤维的周围，可将肌膜的兴奋迅速传导至肌纤维内部，引起肌原纤维的同步收缩。

3. 肌质网　肌质网是肌纤维内特化的滑面内质网，位于两条相邻的横小管之间，由**纵小管**（longitudinal tubule）和**终池**（terminal cistern）组成（图 7-5）。中部纵小管纵行包绕在肌原纤维周围，其膜上镶嵌着钙泵蛋白，是一种 Ca^{2+}、Mg^{2+}-ATP 酶，能逆浓度差将肌质中的 Ca^{2+} 泵入肌质网内贮存。终池是紧靠横小管两侧的纵小管膨大呈扁囊状。每条横小管与两侧的终池组成**三联体**（triad）（图 7-5），在此部位将兴奋从肌膜传递到肌质网膜上。

横小管的功能是将肌膜的电兴奋快速同步地传至每个肌节

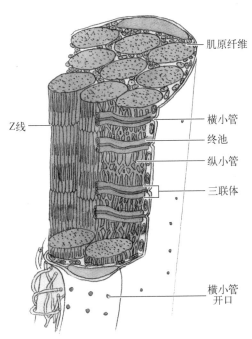

图 7-5　骨骼肌纤维超微结构立体模式图

Z线　横小管　终池　纵小管　三联体　横小管开口　肌原纤维

三联体的组成及意义

此外，肌原纤维之间有大量线粒体、糖原及少量脂滴。糖原和脂肪是肌纤维内储备的能量物质。线粒体产生 ATP，供给肌纤维收缩运动时所需的大量能量。肌质内还含有肌纤维所特有的可与氧结合的**肌红蛋白**（myoglobin）。

骨骼肌纤维的收缩机制目前公认为**肌丝滑动学说**。其过程如下：①运动神经末梢将神经冲动传递至肌膜；②肌膜的兴奋经横小管传至肌质网膜，大量 Ca^{2+} 释放到肌质内；③ Ca^{2+} 与 TnC 结合，引起肌钙蛋白和原肌球蛋白发生构型或位置变化，使肌动蛋白上与肌球蛋白头部的结合位点暴露，两者迅速结合；④肌球蛋白头部的 ATP 酶被激活，分解 ATP 释放能量；⑤肌球蛋白的头及杆发生屈曲，肌动蛋白被向 M 线牵拉；⑥细肌丝在粗肌丝之间向 M 线滑动，A 带长度不变，I 带变短，H 带变短甚至消失，整个肌节缩短（图 7-6）；⑦收缩结束后，解离掉入肌质内的 Ca^{2+} 被泵回肌质网，肌质内 Ca^{2+} 浓度降低，肌钙蛋白恢复原来构型，原肌球蛋白恢复原位又掩盖在肌动蛋白的结合位点上，细肌丝离开粗肌丝并退回原位，肌节恢复原来的长度，肌纤维舒张。

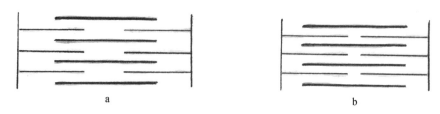

图 7-6　骨骼肌纤维收缩时肌节变化示意图

a. 肌纤维舒张；b. 肌纤维收缩

（三）肌肉的构造

结缔组织把许多骨骼肌纤维结合在一起，组成一块肌肉。每一条肌纤维外面都有一薄层结缔组织，称**肌内膜**（endomysium）；若干条肌纤维集合成束，外包较厚的结缔组织，称**肌束膜**（perimysium）；整个肌肉外面包绕的结缔组织，称**肌外膜**（epimysium），解剖学上称**深筋膜**，血管、神经等穿引其中，营养和支配肌纤维的活动（图 7-7）。

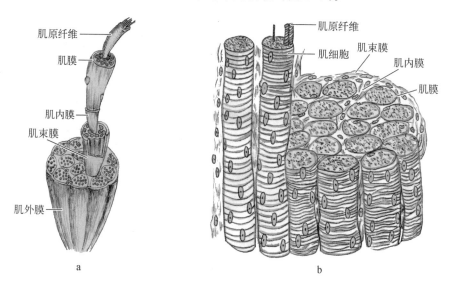

图 7-7　肌肉模式图

a. 一块骨骼肌；b. 一条肌束

> **·小贴士·**
>
> 　　重症肌无力是一种神经-肌肉接头传递功能障碍的自身免疫性疾病，患者神经-肌肉接头处肌纤维膜上有活性的乙酰胆碱受体数量减少，表现为受累肌肉疲乏无力，极易疲劳，活动后症状加重，休息和胆碱酯酶抑制剂治疗后症状减轻。

二、心　肌

心肌（cardiac muscle）分布于心脏和邻近心脏的大血管壁。心肌纤维属横纹肌，且受自主神经支配，其收缩有自律性，不受意识控制，为不随意肌。

（一）心肌纤维的光镜结构

心肌纤维（cardiac muscle fiber）是短柱状细胞，横纹不如骨骼肌明显。多数有分支，互相连接成网。心肌纤维之间的连接结构染色较深，称**闰盘**（intercalated disk）（图 7-8）。多数心肌纤维有一个椭圆形的核，位于细胞中央，偶见双核。肌质丰富、嗜酸性，内含丰富的线粒体、糖原颗粒及少量脂滴和脂褐素颗粒等。后者是溶酶体的残余体，随年龄增长而增多。心肌

心肌纤维短柱状，多分支，单核，位于细胞中央，细胞之间可见闰盘

纤维的横断面大小不等，部分断面可见核，位于细胞中央（图 7-8）。

（二）心肌纤维的电镜结构

电镜下心肌纤维的结构与骨骼肌纤维相似，有粗肌丝和细肌丝，并有规律地形成肌节。在肌丝之间有肌质网、横小管和线粒体等结构（图 7-9）。与骨骼肌纤维相比，心肌纤维的电镜结构有下列特点：①肌丝虽呈规则排列，但被大量的线粒体、横小管及肌质网等分割成大小不等、界限不清的束。②横小管较粗，位于 Z 线水平。③纵小管稀疏，终池少而小，常见在一侧与横小管紧贴形成**二联体**（diad）。因此，心肌纤维的贮钙能力低，收缩前尚需从细胞外摄取 Ca^{2+}。④闰

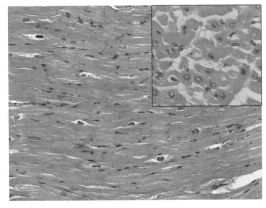

图 7-8　心肌纵横切面光镜图（右上角为局部放大图）

心肌切片图

盘位于 Z 线水平，其横位部分有中间连接和桥粒使心肌纤维间的连接牢固，而纵位部分存在缝隙连接（图 7-10、图 7-11），便于细胞间化学信息的交流和电冲动的传导，以保证心肌纤维的收缩和舒张同步化。

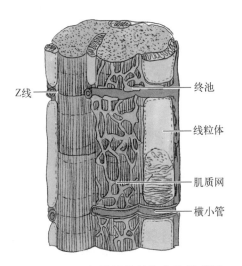

图 7-9　心肌纤维超微结构立体模式图

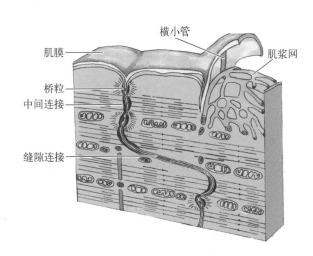

图 7-10　闰盘超微结构模式图

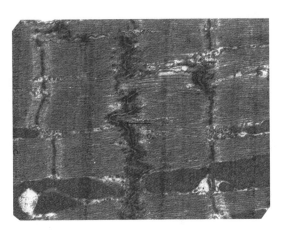

图 7-11　闰盘电镜图

三、平滑肌

平滑肌（smooth muscle）广泛分布于内脏器官和血管等中空性管壁内。此外，皮肤的立毛肌、眼的睫状肌等也是平滑肌。

（一）平滑肌纤维的光镜结构

光镜下，**平滑肌纤维**（smooth muscle fiber）呈长梭形，中央有一个杆状或椭圆形的核，收缩时核扭曲常呈螺旋形，胞质呈嗜酸性，无横纹（图7-12）。不同器官的平滑肌纤维长短不一，短的约20 μm，如血管壁平滑肌纤维，长的可达500 μm，如妊娠末期的子宫平滑肌纤维。平滑肌纤维常平行、成束或分层分布，且同一束或同一层内的肌细胞按同一方向排列。平滑肌纤维的横切面表现为大小不等的圆形或多边形断面，有些断面大的中央可见胞核（图7-12）。

平滑肌纤维无横纹，呈长梭形，单核且位于中央

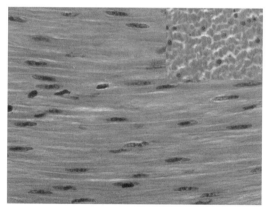
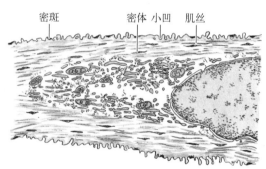

密斑　密体　小凹　肌丝

图7-12　平滑肌纤维纵横切面光镜图　　　图7-13　平滑肌纤维超微结构模式图

平滑肌切片图

（二）平滑肌纤维的电镜结构

平滑肌纤维表面常可见胞膜向胞质形成的浅凹。平滑肌纤维内无肌原纤维，但可见大量的密体、密斑、粗肌丝、细肌丝和中间丝，核两端主要含线粒体、少量粗面内质网、高尔基复合体及游离核糖体等，无横小管，肌质网不发达（图7-13）。密斑和密体的电子密度较高，前者位于肌膜下，后者位于胞质内，两者之间有中间丝相连，形成菱形的细胞骨架网（图7-14）。平滑肌细胞有粗肌丝和细肌丝，但不形成肌节。细肌丝一端附着于密斑或密体，另一端游离；粗肌丝均匀分布在细肌丝之间。粗肌丝呈圆柱状，表面有成行排列的横桥，相邻的横桥摆动方向相反（图7-14）。若干条粗肌丝和细肌丝聚集形成肌丝单位，又称收缩单位（contractile unit）（图7-14）。

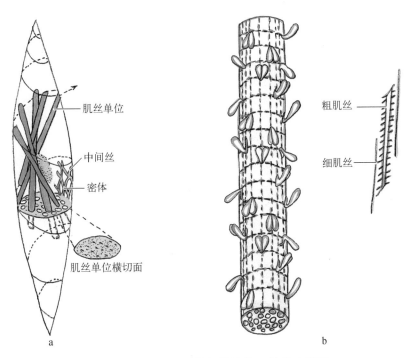

图 7-14　平滑肌纤维超微结构及肌丝示意图

a. 平滑肌纤维超微结构；b. 肌丝结构

不同肌组织的比较见表 7-1。

表 7-1　不同肌组织比较

	骨 骼 肌	心 肌	平滑肌
分布	多附于骨骼，食管壁上段也可见	心脏壁，近心脏大血管壁	内脏和血管中空性管壁
细胞形态	细长，圆柱形	短柱状，有分支	长梭形
细胞核	多个，位于细胞边缘	一个，偶见二个，位于细胞中央	一个，位于细胞中央
横纹	明显	不明显	无
肌原纤维	明显	不明显，仅为肌丝束	无
横小管	位于明暗带交界处（哺乳动物）	位于 Z 线水平，粗而少	细胞膜内陷成浅凹
肌质网	发达，形成纵小管和终池	稀疏，纵小管不发达，终池扁小	不发达
纵横小管连接	三联体	二联体	无

（李　奕）

本章学习资源

第七章名词英汉对照表

第七章复习思考题

第八章　神　经　组　织

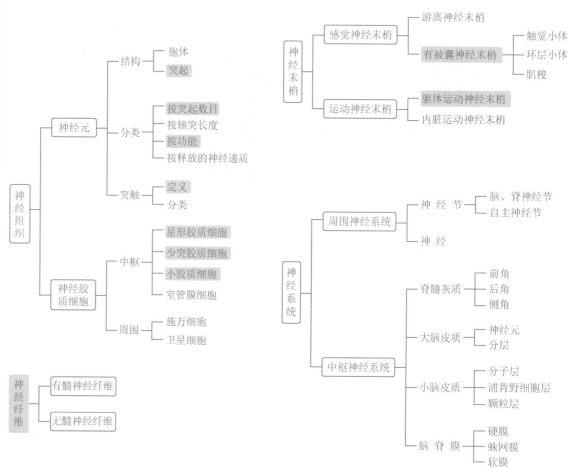

第八章
知识结构图

　　神经组织（nerve tissue）是构成神经系统的主要组织成分，由神经细胞和神经胶质细胞组成。神经细胞（nerve cell），亦称**神经元**（neuron），有 $10^{11} \sim 10^{12}$ 个，它是一种具有接受机体内、外刺激，整合信息和传导神经冲动等功能的高度分化细胞，是神经系统的基本结构与功能单位。**神经胶质细胞**（neuroglial cell）的数量为神经元的 $10 \sim 50$ 倍，位于神经元之间，其功能主要是起支持、营养、保护和绝缘等重要作用。

　　神经系统（nervous system）主要由神经组织构成，是机体内结构和功能最为复杂的系统，可分为中枢神经系统与周围神经系统。神经系统在机体各大系统中，通过神经元及其突起构成复杂的网络，起协调作用，使机体成为一个完整的统一体；同时它又能感受机体内、外环境的变化，并据此迅速做出适当调节。因此，神经系统在机体的生命活动中起着主导作用。

一、神经元

神经元的种类繁多，大小和形态差异较大，但除具备一般细胞的结构，即细胞膜、细胞核和细胞质外，都具有数量不等、长短不一的突起，因此每个神经元都可分为胞体和突起两部分（图 8-1）。

（一）神经元的结构

1. 胞体　　胞体是维持和控制神经元代谢及功能活动的中心，主要位于脑、脊髓的灰质和神经节内。常见的形态有球形、锥体形、梭形、星形和梨形等，直径 4～120 μm 不等。胞体包括细胞膜、细胞核和细胞质（图 8-2～图 8-4）。

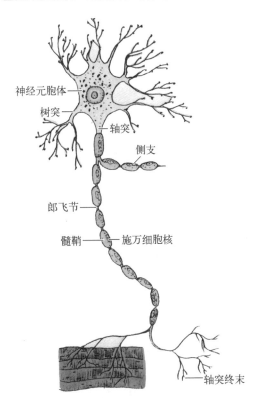

图 8-1　神经元模式图

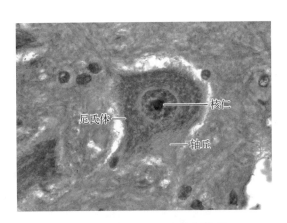

图 8-2　多极神经元胞体光镜图

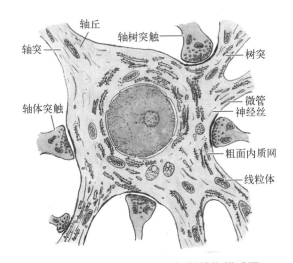

图 8-3　多极神经元胞体超微结构模式图

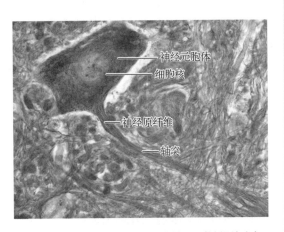

图 8-4　多极神经元胞体光镜图（镀银染色）

（1）细胞膜：神经元的细胞膜是在胞体和突起表面的可兴奋性单位膜结构，具有接受刺激、产生及传导神经冲动的功能。单位膜的膜蛋白有多种，构成了丰富的**离子通道**和**受体**。受体可与相应的化学物质（神经递质）结合，使离子通道的通透性和膜内外电位差发生改变而产生神经冲动。

（2）细胞核：大多数神经元只有一个细胞核，且大而圆，位于胞体中央。核内异染色质少，故着色浅或呈空泡状，同时核膜清晰，核仁明显，且大而圆。

（3）细胞质：位于胞体的细胞质，又称**核周质**（perikaryon）。除含有线粒体、高尔基复合体、中心体、溶酶体等细胞器和小脂滴、糖原、脂褐素等内含物外，还含有丰富的**尼氏体**和**神经原纤维**两种神经元特有的结构。

1）尼氏体（Nissl body）：光镜下呈颗粒状或块状的强嗜碱性结构（图 8-2），电镜下由平行排列的发达粗面内质网和游离核糖体组成（图 8-3），它们具有活跃的合成蛋白质功能，可合成神经递质、神经分泌物、酶和结构蛋白等。尼氏体广泛分布于神经元的胞体和树突内，但轴突内缺如。尼氏体的数量、形状和分布随神经元的类型及功能状况不同而有差异，也可作为判断神经元功能状态的一种形态学标志。

> **·小贴士·**
>
> 　神经元正常时，尼氏体的形态和数量相对稳定；但当神经元受损时，尼氏体会减少甚至消失；而当神经元功能恢复时，尼氏体又会重新增加或出现。

2）神经原纤维（neurofibril）：在镀银染色的标本上，光镜下可见神经元胞体内交织成网，并延伸到突起内渐呈平行排列的棕黑色细丝（图 8-4）；而此结构在 HE 染色时无法显示。神经原纤维在电镜下实质是由微管和神经丝（神经丝蛋白所构成的一种中间丝）聚集而成的独特结构（图 8-3）。神经原纤维除了构成神经元的细胞骨架，起支持作用外，微管还参与胞体和突起内的物质运输等。

> **·小贴士·**
>
> 　阿尔茨海默病（Alzheimer's disease，AD）是一种神经系统退行性病变，神经元骨架微管蛋白稳定性受损，出现神经原纤维缠结，进而破坏神经元及突触的正常功能；表现为进行性认知功能障碍和行为损害。

2. 突起　　由神经元胞体发出的突起，不但存在于脑和脊髓内，还组成神经、神经纤维和神经末梢，遍布全身。突起可分**树突**和**轴突** 2 种（图 8-1、图 8-4）。

（1）树突（dendrite）：每个神经元有一个或多个粗而短，且分支呈树枝状的突起结构。它内部含有和胞体中相似的结构成分，银染或电镜下可见树突表面有大量短小的突起，称**树突棘**（dendritic spine），它是形成突触的主要部位。树突表面通常有**受体**，树突的功能主要是接受刺激并将冲动传向胞体。因此，树突的分支和树突棘的出现，极大地扩展了神经元接受刺激的表面积。

（2）轴突（axon）：每个神经元只有一个轴突，多由胞体发出，一般粗细较均匀。不同类型的神经元轴突长短不一，短者仅数微米，长者可达 1 m 以上。轴突一般较树突细，分支少，仅有与主干呈直角的侧支。轴突末端的分支较多，称**轴突终末**，可与其他神经元构成突触，也可与其他组织相接触构成效应器。轴突的起始部位呈圆锥形，称**轴丘**（axon hillock），轴突表面的胞膜称**轴膜**（axolemma），轴突内的胞质称**轴质**（axoplasm），又称**轴浆**，含有大量微管、神经丝，还有微丝、滑面内质网、线粒体、小泡等。微管、神经丝和微丝之间均有横桥连接，构成轴质中的网架。轴丘和轴突内无尼氏体和高尔基复合体（图 8-2）。因此，轴突在光镜下染色较浅，亦不能合成蛋白质，需由胞体合成后再运输至轴突。轴突内的物质流动称**轴**

突运输（axonal transport）。胞体形成的物质流向轴突末端称**顺向轴突运输**（anterograde axonal transport），轴突末端的物质沿微管流向胞体称**逆向轴突运输**（retrograde axonal transport）。轴突起始段的轴膜较厚，膜下有高电子密度的致密层；此处轴膜易引起电兴奋，常是神经元产生神经冲动的起始部位，并且冲动沿轴膜向轴突终末传递。因此，轴突的主要功能是将神经冲动从胞体传至其他神经元或效应器。

胞体是神经元的营养中心，轴突终末可从周围组织获取相关物质及信息，这些都通过轴突运输使神经元的胞体和轴突在结构及机能上连成整体，微管在这其中起重要作用。轴突运输除按物质运动方向分为顺向轴突运输和逆向轴突运输外，还可按运输速度分为快速运输（100～400 mm/d）和慢速运输（0.1～0.2 mm/d）。**慢速运输**为神经纤维的生长与再生以及轴质（如微管、神经丝和微丝）的更新等顺向轴突运输。**快速顺向轴突运输**将物质，如线粒体、溶酶体、含神经递质的小泡及合成递质的酶，从胞体运向轴突终末。逆向轴突运输物为微管、微丝和神经递质的分解产物以及轴膜的代谢产物，或由轴突终末从周围摄取的物质（如细胞因子或相关信息等），是顺向轴突运输速度的 1/3～1/2。

> **·小贴士·**
>
> 在病理条件下，某些病毒（如狂犬病毒、疱疹病毒、腺病毒、腺相关病毒等）通过顺向或逆向运输途径进入神经系统。利用病毒的这一自然特性对其进行改造，能够获得毒性更低，并携带标记物，用于神经环路研究的工具病毒。这些工具病毒既能顺行或逆行示踪，甚至能够跨突触示踪，极大地促进了大脑神经环路和特异性神经投射的网络研究。

（二）神经元的分类

人体内数量巨大的神经元，其形态和功能各不相同，一般可以进行如下分类。

1. 根据神经元的突起数目　可将神经元分为三类（图 8-5）。

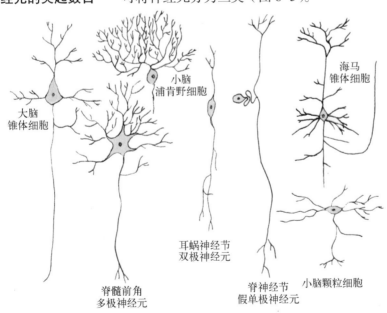

图 8-5　几种神经元形态模式图

（1）多极神经元（multipolar neuron）：从胞体发出 2 个以上突起的神经元，其中有一个轴突和多个树突。如脊髓前角的运动神经元。

（2）双极神经元（bipolar neuron）：具有 2 个突起的神经元，即一个轴突和一个树突。如视网膜的双极细胞。

（3）假单极神经元（pseudounipolar neuron）：从胞体只发出一个突起，但离胞体不远处呈T形分为两支突起的神经元。一支为**中枢突**，伸向中枢神经系统，传出神经冲动，是轴突。另一支为**周围突**，伸向周围组织、器官的感受器，接受刺激，具有树突功能；但因其细而长，在形态上与轴突不易分辨，故也称轴突。

2. 根据神经元的轴突长度　可将神经元分为两类。

（1）高尔基Ⅰ型神经元（Golgi Ⅰ type neuron）：长轴突（可长达 1 m 以上）的大神经元。

（2）高尔基Ⅱ型神经元（Golgi Ⅱ type neuron）：短轴突（可短为数微米）的小神经元。

3. 根据神经元的功能　可将神经元分为三类（图 8-6）。

（1）感觉神经元（sensory neuron）或称**传入神经元**（afferent neuron）：能接受体内、外环境的刺激，将冲动传入中枢的神经元。多为假单极或双极神经元。

（2）运动神经元（motor neuron）或称**传出神经元**（efferent neuron）：能将神经冲动传给肌细胞、腺细胞等效应器，引起相应效应的神经元。多为多极神经元。

（3）中间神经元（interneuron）：位于上述 2 种神经元之间，起信息加工和传递作用的神经元。随着动物的进化，中间神经元数量不断增多；到人类的中枢神经系统，中间神经元的数量达到神经元总数的 99%，多数为多极神经元。

4. 根据神经元释放的神经递质　可将神经元分为五类。

（1）胆碱能神经元：释放**乙酰胆碱**的神经元。

（2）去甲肾上腺素能神经元：释放**去甲肾上腺素**的神经元。

（3）胺能神经元：释放**多巴胺**和 **5- 羟色胺**等的神经元。

（4）氨基酸能神经元：释放 **γ- 氨基丁酸**、**甘氨酸**、**谷氨酸**等的神经元。

（5）肽能神经元：释放**脑啡肽**、**内啡肽**、**P 物质**和**神经降压素**等神经肽的神经元。

> **·小贴士·**
>
> 　　神经干细胞（neural stem cell）是存在于发育期及成体神经系统的具有分化潜能，且能自我更新和增殖的一类定向干细胞；在特定因素影响或诱导下，向神经元或神经胶质细胞分化。神经干细胞的发现打破了对哺乳类动物的成体中枢神经系统损伤不能修复的传统认识，成为神经科学领域内的重大进展之一，目前是生物医学研究的热点之一，也为多种神经系统疾病的治疗提供了新的机遇。神经干细胞具有神经上皮干细胞蛋白和（或）波形蛋白，以及 RC1 抗原等特殊标记物（图 8-7）。

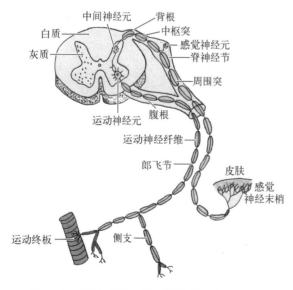

图 8-6　不同功能神经元的联系示意图

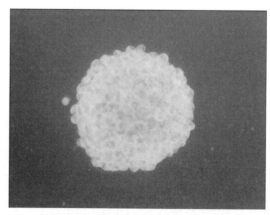

图 8-7　神经干细胞球的神经上皮干细胞蛋白
免疫组化染色光镜图

（三）突触

突触（synapse）是神经元与神经元之间，或神经元与效应细胞（肌细胞、腺细胞等）之间传递信息的一种特化的连接。借助于这种连接，神经元之间、神经元和非神经细胞之间形成了复杂的神经网络系统，使各细胞间协同完成神经系统的各种功能活动。

神经元间的突触多数由一个神经元的轴突终末与另一个神经元的树突、树突棘或胞体连接，分别形成轴－树突触、轴－棘突触、轴－体突触等，这是按照信息在突触中传递方向命名的。突触还可根据传递机制不同，分为化学性突触和电突触两类。**化学性突触**以神经递质为传递信息的媒介，是一般所说的突触。**电突触**是以电流为传递信息的载体，实质为缝隙连接，在某些低等动物中较发达。

突触的显微结构在 HE 染色中无法显示，但通过银染后可见为棕黑色轴突终末的球状或环扣状膨大，附着在另一个神经元或相应的非神经细胞表面。

化学性突触的超微结构显示由三部分组成（图 8-8）。

1. 突触前成分（presynaptic element）　前神经元轴突终末的膨大部分，主要包括**突触前膜**（presynaptic membrane）及胞质内的**突触小泡**（synaptic vesicle），还有线粒体、滑面内质网、神经丝和微管等。**突触前膜**是轴突终末与另一个神经元或相应的非神经细胞相接触处胞膜特化增厚的部分，胞质面附有一些致密物质；另外还有锥形的致密突起突入胞质内，突起间可容纳突触小泡；突触前膜富有**电位门控通道**。**突触小泡**是内含**神经递质**（neurotransmitter）或**神经调质**（neuromodulator）的膜包小泡，小泡的大小和形状各异；突触小泡表面附有一种蛋白质，为**突触素**（synapsin），将小泡集合并连接于细胞骨架上。

突触是在神经元之间，或神经元与非神经细胞之间特化的细胞连接，通过它实现细胞间通信

化学性突触由突触前成分、突触间隙和突触后成分组成

神经递质是组成突触的两细胞间传递信号或通信的介质

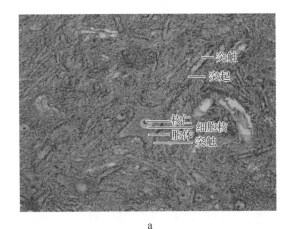
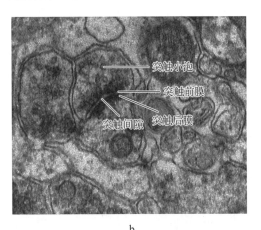

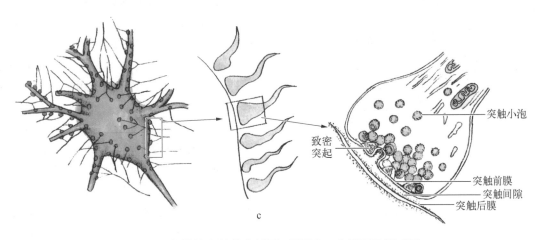

图 8-8　化学性突触的光镜图（银染）、电镜图及模式图

a. 光镜图（银染）；b. 电镜图；c. 模式图

2. 突触后成分（postsynaptic element）　后神经元或相应的非神经细胞形成突触的部分，包括**突触后膜**（postsynaptic membrane）和**突触后致密带**（postsynaptic density）。**突触后膜**是后神经元或相应的非神经细胞与突触前膜相对应处的胞膜部分；**突触后致密带**是突触后膜胞质面存在的比突触前膜更明显聚集并附着的致密物质。突触后膜上有**化学门控通道**和特异性神经递质**受体**，一种受体只能与一种相应的神经递质结合。

3. 突触间隙（synaptic cleft）　突触前、后膜之间狭小的间隙，宽 15～30 nm，内含糖蛋白和细丝。

当神经冲动沿轴膜传导至轴突终末时，可引起突触前膜 Ca^{2+} 通道开放，细胞外的 Ca^{2+} 进入突触前膜内；在 ATP 的参与下突触素和突触小泡分离，使后者离开细胞骨架移至突触前膜，突触小泡以胞吐方式释放递质到突触间隙内；部分递质与突触后膜相应受体结合，使与受体耦联的化学门控通道开放，改变突触后膜内外离子的分布，最终致使突触后神经元出现兴奋性或抑制性突触后电位。能使突触后膜发生兴奋的突触称**兴奋性突触**，能使突触后膜发生抑制的突触称**抑制性突触**。突触的兴奋或抑制，取决于神经递质及其受体的种类和数量。

突触间隙内的递质约有 1/4 能与突触后膜受体相结合，其余大部分递质则被相应的酶灭活，或部分以胞吞的方式被摄取入突触前成分内，再利用形成新的突触小泡。这种在突触间隙中多余的递质被及时清除的机制，保证了突触传递冲动的精确性和灵敏性。

二、神经胶质细胞

神经胶质细胞简称**神经胶质**（glial cell），广泛分布于神经元间或神经元与非神经细胞间，它们虽然也是一种有突起的细胞，但不分轴突和树突，没有接受刺激和传导神经冲动的功能。胶质细胞对神经元主要具有支持、营养、防御、修复和保护等功能，同时还积极参与神经元的活动，调节神经元的代谢和离子环境，对神经系统的发育和正常活动以及病理变化都具有重要作用。在病理条件下，胶质细胞可成为中枢神经系统的瘢痕组织、恶性肿瘤（胶质细胞瘤）的主要来源。根据形态和功能的不同，可将胶质细胞分为几种，但 HE 染色无法区分，需特殊染色或免疫组织化学方法才能显示细胞全貌。

神经胶质细胞虽有突起，但不分轴突和树突，没有接受刺激和传导神经冲动的功能

星形胶质细胞主要具有支持及分隔神经元、构成血脑屏障、分泌神经营养因子等功能

（一）中枢神经系统的胶质细胞

1. 星形胶质细胞（astrocyte）　是体积最大、数目最多的一种胶质细胞。细胞呈星形，核圆形较大、染色浅，胞质中含有独特的**胶质丝**（glial filament），胞体上发出许多长而多分支的突起，部分突起末端膨大形成**脚板**（foot plate）或**终足**（end foot）（图 8-9、图 8-10），或附着于毛细血管壁上形成**神经胶质膜**、参与血-脑屏障的组成，或形成脑和脊髓表面的胶质界膜。星形胶质细胞在神经元胞体和突起之间起支持和隔离作用，还能分泌**神经营养因子**（neurotrophic factor）和生长因子，对神经元的分化、功能活动及创伤后神经元的可塑性变化有促进作用。当中枢神经系统损伤时，损伤部位常由该细胞增生，形成胶质瘢痕修补缺损。根据星形胶质细胞的形态结构特征，又可分以下两种。

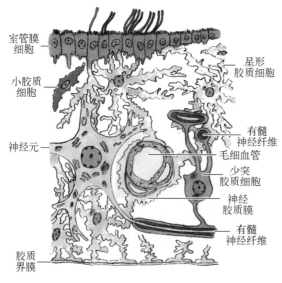

图 8-9　中枢神经系统神经胶质细胞与神经元和血管的关系示意图

室管膜细胞
小胶质细胞
神经元
胶质界膜
星形胶质细胞
有髓神经纤维
毛细血管
少突胶质细胞
神经胶质膜
有髓神经纤维

（1）**原浆性星形胶质细胞**（protoplasmic astrocyte）：多分布在中枢神经系统的灰质，细胞

突起粗而短，分支较多，表面粗糙，胶质丝较少（图 8-10）。

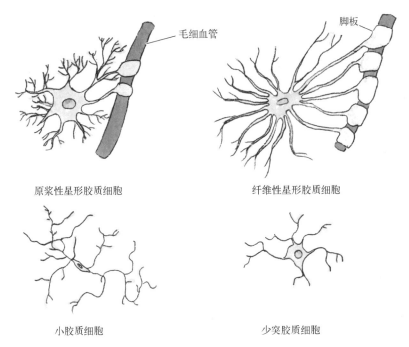

图 8-10　胶质细胞显微模式图

（2）纤维性星形胶质细胞（fibrous astrocyte）：多分布在中枢神经系统的白质，细胞突起细而长，分支较少，表面光滑，胶质丝丰富（图 8-10、图 8-11）。

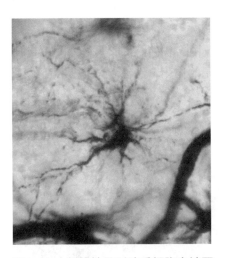

图 8-11　纤维性星形胶质细胞光镜图

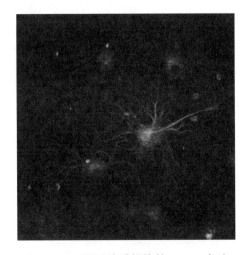

图 8-12　星形胶质细胞的 GFAP 免疫
组化染色光镜图

血-脑屏障（blood-brain barrier）在血液与脑组织之间由连续毛细血管内皮、基膜和神经胶质膜组成（图 8-9）。内皮细胞作为屏障的主要结构，可阻止血液中多种物质进入神经组织，而有选择性地让营养物质和代谢产物顺利通过，以此维持中枢神经系统的内环境相对恒定，保证神经元的正常功能（表 21-2）。

血-脑屏障
的存在部位、
组成及作用

· 小贴士 ·

　　胶质丝由分子质量为 55 kDa 的胶质细胞原纤维酸性蛋白（glial fibrillary acidic protein，GFAP）构成，GFAP 是星形胶质细胞的一种标志蛋白，可用它来识别星形胶质细胞（图 8-12），也可作为星形胶质细胞来源的肿瘤识别。

图 8-13　少突胶质细胞（GC 免疫组化染色）

2. 少突胶质细胞（oligodendrocyte）　胞体较小，核圆染色较深，突起较少，突起末端扩展成扁平薄膜，包卷神经元轴突，形成中枢神经系统内有髓神经纤维的髓鞘（图 8-9、图 8-10）。半乳糖脑苷脂（galactocerebroside, GC）是髓鞘的一种主要的类脂，GC 可以用作少突胶质细胞的鉴别标志（图 8-13）。

3. 小胶质细胞（microglia）　是数量最少、形态最小的胶质细胞，胞体细长或椭圆，核小染色深，细胞有细长突起且分支，突起上有许多小棘，表面粗糙（图 8-10）。小胶质细胞来自血液中的单核细胞，当中枢神经系统损伤时，转变成巨噬细胞，能吞噬坏死的神经组织碎屑，因此它属于单核吞噬细胞系统，也是中枢神经系统的抗原提呈细胞和免疫效应细胞。

4. 室管膜细胞（ependymal cell）　是一层覆盖于脑室和脊髓中央管腔面的立方或柱状上皮样细胞，它们构成了**室管膜**（ependyma）。该细胞游离面有许多微绒毛，少数细胞表面有纤毛，部分细胞基底面有一细长的突起伸向脑或脊髓深部（图 8-9）。

（二）周围神经系统的胶质细胞

1. 施万细胞（Schwann cell）　又称**神经膜细胞**，是周围神经系统的主要胶质细胞，它们成串地沿着神经元的轴突排列并包裹轴突，形成周围神经纤维；在周围有髓神经纤维中施万细胞是髓鞘形成细胞，有髓神经纤维和无髓神经纤维的施万细胞形态和功能有差异（图 8-14）。另外，施万细胞能分泌神经营养因子，营养轴突。施万细胞外面有一层基膜，在周围神经再生中起重要作用。

2. 卫星细胞（satellite cell）　又称**被囊细胞**（capsular cell），是神经节内包裹神经元胞体周围的一层扁平或立方形细胞，有营养和保护神经元的作用（图 8-15）。

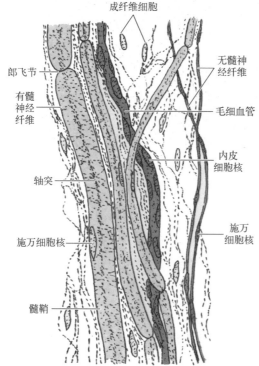

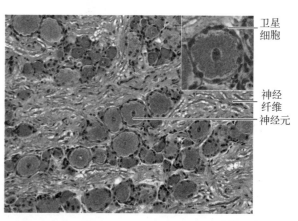

图 8-14　有髓神经纤维和无髓神经纤维模式图　　图 8-15　脊神经节光镜图（右上角为局部放大图）

三、神经纤维

神经纤维（nerve fiber）是由神经元的长轴突（包括脑神经节和脊神经节中假单极神经元的周围突）及包绕它的神经胶质细胞构成，主要形成了中枢神经系统的白质、周围神经系统的脑神经、脊神经和植物神经，功能为传导神经冲动。根据神经胶质细胞是否形成**髓鞘**，分为**有髓神经纤维**（myelinated nerve fiber）和**无髓神经纤维**（unmyelinated nerve fiber）两类。

（一）有髓神经纤维

周围神经系统的有髓神经纤维由轴突或感觉神经元的周围突（也称轴突）和施万细胞构成。光镜下，在有髓神经纤维的纵切面可见施万细胞呈长卷筒状，一个挨着一个套在轴突外面，呈节段性形成**髓鞘**（myelin sheath）；相邻的施万细胞间不完全连接，形成神经纤维的狭窄处，称**郎飞结**（Ranvier node），此处轴膜裸露，便于轴膜内、外离子交换。两个相邻郎飞结之间的一段神经纤维称**结间体**（internode），一个结间体的髓鞘即为一个施万细胞（图8-16a）。在有髓神经纤维的横切面可见，轴突位于中心，施万细胞外围形成三层结构，内层为极薄的内侧胞质，中层是由胞膜呈同心圆卷绕轴突形成的较厚髓鞘，外层有施万细胞的胞膜、较厚的外侧胞质和胞核，细胞外还有基膜包裹（图8-16b）。由于髓鞘主要化学成分是类脂，含少量蛋白质，故新鲜时呈亮白色；HE染色时类脂被溶解而蛋白质保留呈网状；用锇酸处理后髓鞘呈黑色。电镜下，髓鞘在纵切面上有不着色的漏斗状裂隙，称**髓鞘切迹**（incisure of myelin），又称**施-兰切迹**（Schmidt-Lantermann incisure），为施万细胞的内、外侧胞质交换的通道（图8-17a）；髓鞘在横切面上呈明暗相间的同心圆板层结构（图8-17b）。

神经纤维由神经元的长轴突及外包的神经胶质细胞组成

周围神经系统的有髓神经纤维是由轴突和施万细胞组成

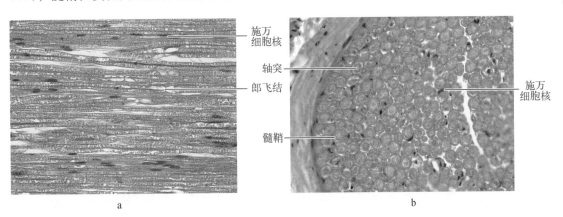

施万细胞核

轴突

郎飞结

施万细胞核

髓鞘

a　　　　　　　　b

图8-16　有髓神经纤维光镜图（纵横切面）

a.纵切；b.横切

有髓神经纤维切片图

髓鞘

髓鞘切迹

轴突

图8-17　有髓神经纤维电镜图（纵横切面）

a.纵切；b.横切

在有髓神经纤维发生时，施万细胞沿轴突成串纵向排列，接触轴突处的细胞表面内陷成纵沟，轴突陷入沟内，沟缘的细胞膜相贴形成**轴突系膜**（mesaxon）（图 8-18），轴突系膜不断伸长并绕轴突旋转包卷，形成电镜下明暗相间呈板层状的髓鞘，实质为施万细胞的胞膜构成。施万细胞的胞质被挤至细胞的内外边缘、郎飞结两端等处，即为电镜下所见的内、外侧胞质和髓鞘切迹（图 8-19）。

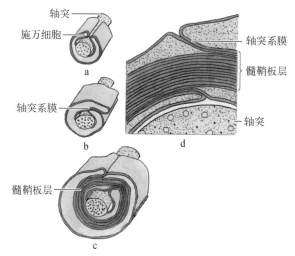

图 8-18　有髓神经纤维鞘形成示意图

a～d. 轴突陷入施万细胞并旋转包卷的过程

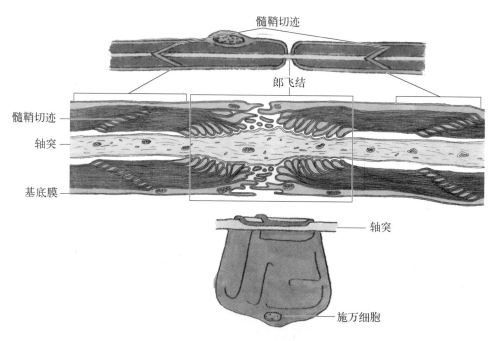

图 8-19　郎飞结和展开的施万细胞结构示意图

中枢神经系统的有髓神经纤维是由轴突和少突胶质细胞组成

　　中枢神经系统的有髓神经纤维和周围神经系统的有髓神经纤维结构相似，但髓鞘是由少突胶质细胞突起的扁平薄膜末端包绕轴突形成。一个少突胶质细胞的多个突起分别包裹数条轴突，而胞体位于这些神经纤维之间，有髓神经纤维外无基膜，髓鞘内无髓鞘切迹（图 8-20）。

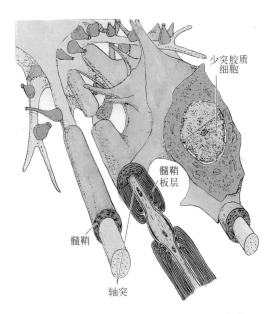

图 8-20　中枢神经系统有髓神经纤维模式图

·小贴士·

　　髓鞘对于维持神经纤维的有效功能极为重要，脱髓鞘病（如多发性硬化、吉兰-巴雷综合征等）患者，其髓鞘结构遭破坏而缺失，但轴突和神经元相对完好。患者常有严重的功能障碍，如感觉丧失、运动失调等。目前认为脱髓鞘病是一类自身免疫性疾病，但还没有能根治的方法。

（二）无髓神经纤维

　　周围神经系统的无髓神经纤维同样由轴突及包在外面的施万细胞组成，但纵向衔接的施万细胞仅包裹轴突，并不形成髓鞘及郎飞结等结构；施万细胞表面出现数量不等、深浅不一的纵沟，其中含有单根或成束的细小轴突。较细的感觉神经纤维及自主神经的节后纤维多为无髓神经纤维（图 8-14、图 8-21）。

周围神经系统的无髓神经纤维是由轴突和施万细胞组成

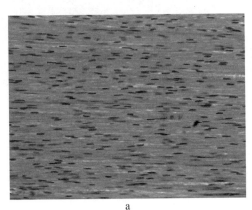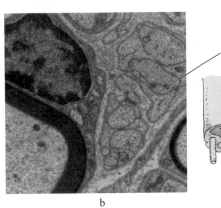

图 8-21　无髓神经纤维光镜图、电镜图及模式图

a. 光镜图；b. 电镜图；c. 模式图

　　中枢神经系统的无髓神经纤维仅有裸露的轴突，无特定的胶质细胞包裹；轴突往往与有髓神经纤维混合一起，或被星形胶质细胞的突起分隔。

　　神经纤维传导神经冲动的作用，实质是在神经纤维上进行电流的传导。由于髓鞘的绝缘作用，以及髓鞘的电阻比轴膜高而电容却低的缘故，电流只能通过郎飞结处轴膜产生兴奋。当

中枢神经系统的无髓神经纤维轴突外无特定胶质细胞包裹

轴突的起始段产生神经冲动后，就会沿着有髓神经纤维的郎飞结一个接一个地向轴突终末跳跃性地传导冲动。有髓神经纤维的轴突越长、越粗，其髓鞘越厚，结间体也越长，传导速度就越快。无髓神经纤维由于没有髓鞘和郎飞结，所以电流只能沿轴膜连续性向前传导。因此，有髓神经纤维传导冲动的速度较无髓神经纤维快得多。

四、神经末梢

神经末梢（nerve ending）是周围神经纤维的末端在各组织器官内形成的特殊结构。按功能不同可分为感觉神经末梢和运动神经末梢两类。

（一）感觉神经末梢

感觉神经末梢（sensory nerve ending）由感觉神经元周围突的终末与周围的其他组织共同形成的结构，也称感受器（receptor）。它感受体内、外的各种刺激，并转变成神经冲动沿神经传入中枢，产生相应感觉。根据其形态结构的不同分为游离神经末梢和有被囊神经末梢两类（图 8-22）。

1. 游离神经末梢（free nerve ending）　感觉神经末端反复分支并裸露，细小分支广泛且直接分布于表皮、角膜、黏膜的上皮细胞之间及各种结缔组织内（图 8-22、图 8-23）。感受温度、应力和某些化学物质的刺激，产生冷、热、痛和轻触的感觉。

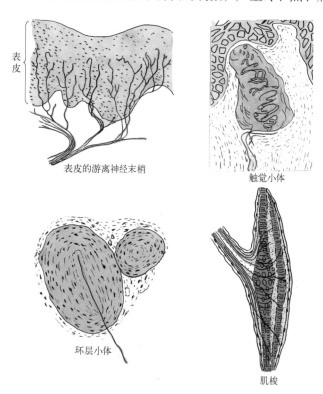

表皮的游离神经末梢

触觉小体

环层小体

肌梭

图 8-22　各种感觉神经末梢模式图

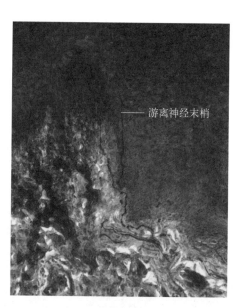

—— 游离神经末梢

图 8-23　游离神经末梢光镜图
（银染）

2. 有被囊神经末梢（encapsulated nerve ending）　神经终末包有结缔组织被囊的感受器。其形态各异，功能不同，常见有如下几种。

（1）触觉小体（tactile corpuscle）：呈椭圆体，小体内有许多扁平细胞，外包结缔组织被囊，有髓神经纤维脱髓鞘，裸露轴突进入小体，分支且盘绕于扁平细胞之间（图 8-22、图 8-24）。触觉小体多见于皮肤真皮乳头内，其长轴与表皮垂直，感受应力的刺激，产生触觉。

（2）环层小体（lamellar corpuscle）：呈卵圆体或球体，体积较大，中央有一条均质状的圆柱体，被囊由来自结缔组织的数十层同心圆排列的扁平状细胞组成。有髓神经纤维脱髓鞘，裸露轴突进入圆柱体内（图 8-22、图 8-25）。环层小体广泛分布在皮下、腹膜、肠系膜、韧带和关节囊等处，感受较强的应力刺激，产生压觉和振动觉。

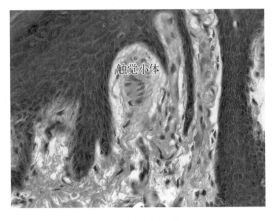

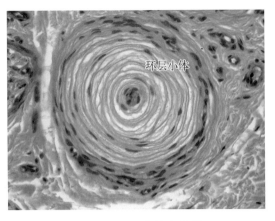

图 8-24 触觉小体光镜图　　　　　图 8-25 环层小体光镜图

环层小体感受压觉和振动觉

厚皮切片图

薄皮切片图

（3）肌梭（muscle spindle）：呈梭形，表面有结缔组织被囊，内有数条细小的骨骼肌纤维，为**梭内肌纤维**。梭内肌纤维的中段有细胞核成串或成团分布，而肌原纤维较少。感觉神经纤维的轴突分支并缠绕在梭内肌纤维的中段含核处，或附着在邻近中段处；同时，运动神经纤维末梢也分布在梭内肌纤维的两端（图 8-22）。肌梭分布于骨骼肌内，当梭内肌纤维和周围骨骼肌纤维同步运动时，肌梭能感受肌纤维伸展和收缩时的牵张变化，产生身体各部位屈伸状态的感知，所以肌梭是一种**本体感受器**。

肌梭感受肌纤维伸展和收缩时的牵张刺激

（二）运动神经末梢

运动神经末梢（motor nerve ending）由运动神经元轴突终末与肌纤维或腺细胞共同形成的结构，属于神经元和非神经细胞之间的一种化学性突触，也称**效应器**（effector）。它支配肌纤维运动和调节腺细胞分泌。根据其分布与功能的不同，可分躯体运动神经末梢和内脏运动神经末梢两类。

1. 躯体运动神经末梢（somatic motor nerve ending）　由运动神经末端和骨骼肌纤维形成的效应器。脊髓前角或脑干的运动神经元轴突末端，失去髓鞘并反复分支成细支，每一细支的终末呈葡萄样膨大，最后与骨骼肌纤维建立突触连接，形成椭圆形板状隆起（图 8-26），称**运动终板**（motor end plate）。电镜下，膨大终末的轴膜为**突触前膜**，富含电位门控钙通道，胞质内含突触小泡（神经递质为**乙酰胆碱**）和线粒体等；和突触前膜相贴的肌膜为**突触后膜**，有

躯体运动神经末梢调节骨骼肌的运动

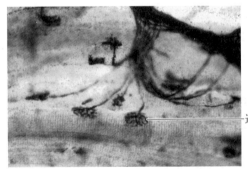

运动终板

图 8-26 运动终板光镜图，氯化金染色

乙酰胆碱受体和离子通道，肌膜凹陷成浅槽，内含丰富肌质，并有大量的线粒体和细胞核聚集；突触前膜与突触后膜之间有突触间隙。突触前膜嵌入浅槽内，槽底的突触后膜又向肌质凹陷成众多较深的皱褶，以扩大突触后膜的表面积（图 8-27）。当运动神经冲动到达运动终板时，突触小泡释放乙酰胆碱，它与肌膜上的相应受体结合，造成肌膜内外的离子分布改变，引起肌纤维收缩。

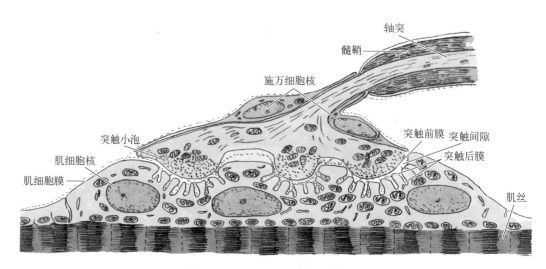

图 8-27　运动终板超微结构模式图

2. 内脏运动神经末梢（visceral motor nerve ending）　由自主神经节后无髓神经纤维终末反复分支成串珠样**膨体**（varicosity），贴附于心肌纤维、平滑肌纤维或腺细胞表面，建立突触。膨体内含有突触小泡，递质的释放可调节肌纤维的收缩或腺细胞的分泌。

五、周围神经系统的组织结构

周围神经系统主要由神经节、神经丛、相连的神经及神经末梢组成。

（一）神经节

神经节（ganglion）由周围神经系统中神经元胞体聚集而成的结构。包括脑神经节、脊神经节和自主神经节，分别与周围神经相连。神经节中的神经元常称神经节细胞（ganglion cell）。

1. 脑、脊神经节（cerebrospinal ganglion）　由假单极神经元胞体聚集而成的结构（耳蜗前庭神经节除外），主要分布于脑神经干和脊神经后根上，属于感觉神经节。假单极神经元胞体大小不等（直径 15～100 μm），成群分布，胞体周围由卫星细胞包裹；周围突构成的有髓神经纤维成束穿行于神经元胞体群之间，离开神经节后分布于相应器官；神经节表面有结缔组织被膜（图 8-15）。

2. 自主神经节（autonomic ganglion）　由多极神经元胞体聚集而成的结构，分交感神经节和副交感神经节，前者位于脊柱两旁和前方，后者位于相应器官旁或器官内。神经元胞体较小，散在分布；卫星细胞较少，不能完全包裹神经元胞体；节后纤维多为无髓神经纤维；神经节表面有结缔组织被膜。

（二）神经

神经（nerve）是由许多神经纤维在周围神经系统集合在一起并被结缔组织包裹的结构，包括脑神经、脊神经和自主神经。包裹在每条神经纤维周围的薄层疏松结缔组织，称**神经内膜**（endoneurium）；包裹在由许多神经纤维组成的束外侧结缔组织，称**神经束膜**（perineurium），其内侧存在多层以紧密连接相互连在一起的扁平上皮细胞，起屏障作用；包裹在由若干神经束组成的集合体外的致密结缔组织，称**神经外膜**（epineurium）；血管、淋巴管随结缔组织穿行于神经中（图 8-28）。

神经节中的神经元又称节细胞

多数神经同时含有髓和无髓两种神经纤维，也同时含感觉、运动及自主神经纤维

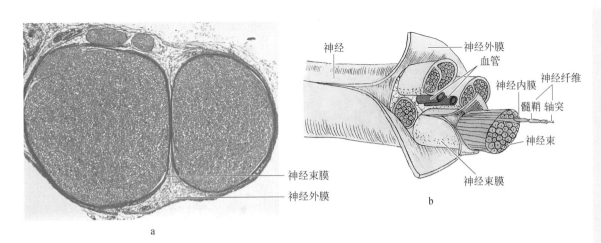

图 8-28　神经光镜图及模式图

a. 光镜图；b. 模式图

六、中枢神经系统的组织结构

中枢神经系统包括脑和**脊髓**，主要由灰质和白质构成实质，另外在实质中央有**脑室**或**中央管**，脑脊液在其中流动，整个实质由脑脊膜包裹。

灰质（gray matter）由神经元的胞体及突起（主要是树突）和神经胶质细胞所构成，是神经元胞体集中的部位，因富含血管使新鲜标本色泽灰暗。脊髓的灰质位于中央，大脑和小脑的灰质位于表层，故又称**皮质**（cortex）。脑的白质中还有散在的灰质团块，是功能相关的神经元胞体聚集部位，称为**神经核**（nucleus）。

白质（white matter）由神经纤维和神经胶质细胞所构成，是有髓神经纤维在中枢聚集的部位，因髓鞘富含类脂而色泽白亮。脊髓白质位于周围；大脑和小脑的白质位于深部，故又称**髓质**。凡在白质中起止、行程和功能基本相同的神经纤维集合成束，称为**纤维束**（fasciculus）。

（一）脊髓灰质

脊髓（spinal cord）由灰质和白质组成。脊髓横切面上可见中央有细小的中央管，围绕中央管周围是呈 H 形的灰质，灰质的外面是白质。灰质分**前角**、**后角**和**侧角**。**前角**内为多极神经元，多数是躯体运动神经元，大小不一。**后角**内为中、小型中间神经元，接收来自后根的感觉神经元中枢突传入的冲动，神经元的轴突或进入白质形成上行纤维束，或参与脊髓节段间的联系。**侧角**（主要见于胸腰段脊髓）内为中、小型内脏神经元，轴突构成自主神经的**节前纤维**，终止于相应**自主神经节**中的神经元表面，形成突触（图 8-29）。

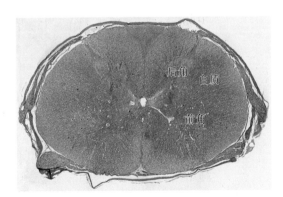

图 8-29　脊髓光镜图

（二）大脑皮质

大脑皮质是神经系统的最高级中枢，为神经元最为集中的部位，神经元的种类丰富，均为多极神经元，它们的分布具有一定规律，呈现分层排列的特征。

1. 大脑皮质的神经元　按其胞体的形态主要分三类（图 8-30）。

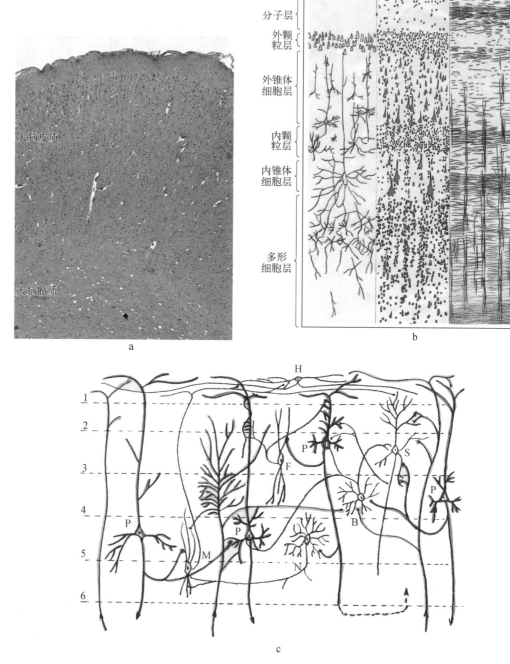

图 8-30　大脑皮质结构图

a. 光镜图；b. 模式图；c. 神经元相互间联系示意图

P. 锥体细胞；M. 上行轴突细胞；F. 梭形细胞；H. 水平细胞；N. 神经胶质样细胞；B. 篮状细胞；S. 棘星形细胞

（1）锥体细胞（pyramidal cell）：大脑皮层的主要投射（传出）神经元，胞体呈锥体形；胞体尖端向上发出一支较粗的主树突，伸向皮质表面，沿途发出许多分支；胞体还发出多条水平走行的底树突，与相邻神经元联系；胞体底部近中央处发出一条细长的轴突，走向皮层深层或髓质。众多的树突分支保证了大脑皮层内神经元间的相互联络，轴突形成联络纤维和皮层其他区域联系，或形成投射纤维到达脑干或脊髓与相应的运动神经元联系。

（2）颗粒细胞（granular cell）：大脑皮层中数量最多的中间神经元，胞体较小，有许多树突和丰富的树突棘，轴突较短，分支较多，与邻近的神经元形成突触，构成皮层内部信息传递的极其复杂的局部神经环路。颗粒细胞又分为星形细胞、水平细胞和篮状细胞等。

（3）梭形细胞（fusiform cell）：大脑皮层中数量较少的投射（传出）神经元，胞体呈梭形，树突自胞体上下两端发出，分别上行至皮质表面和下行达皮质深层，轴突自下端树突主干或胞体中部发出，进入髓质，形成投射纤维或联络纤维。

2. 大脑皮质的分层　　大脑皮质由表面至深层，按细胞的类型及密度，可分为6层（图8-30）。

（1）分子层（molecular layer）：主要由与皮层表面平行的神经纤维和神经胶质细胞构成，神经元少，为水平细胞和星形细胞。

（2）外颗粒层（external granular layer）：主要由颗粒细胞和少量小锥体细胞密集排列组成，神经纤维相对较少。

（3）外锥体细胞层（external pyramidal layer）：较厚，主要由中、小型锥体细胞组成，以中型为多数，主树突终止于分子层，轴突形成联络纤维或连合纤维伸向髓质。

（4）内颗粒层（internal granular layer）：细胞密集，由大量颗粒细胞与少数小锥体细胞组成，有较多水平走向的神经纤维。

（5）内锥体细胞层（internal pyramidal layer）：主要由大、中型的锥体细胞组成。在皮质运动区（中央前回）有巨大型锥体细胞，同样主树突终止于分子层，轴突进入髓质，如组成皮质脊髓束，下行至脊髓前角。

（6）多形细胞层（polymorphic layer）：含多种细胞，以梭形细胞为主，另外有锥体细胞和颗粒细胞。梭形细胞的树突分别上行到皮质表层或下行至皮质深层，轴突进入白质组成投射纤维、联络纤维或连合纤维。

（三）小脑皮质

小脑表面有许多平行的横沟，将小脑分成许多叶片。叶片表面为皮质，含有浦肯野细胞、颗粒细胞、星形细胞、篮状细胞和高尔基细胞等五种，皮质深部为髓质。小脑皮质由表面到深层可分为三层（图8-31）。

浦肯野细胞是小脑唯一的传出神经元

颗粒细胞、星形细胞、篮状细胞和高尔基细胞构成局部神经环路

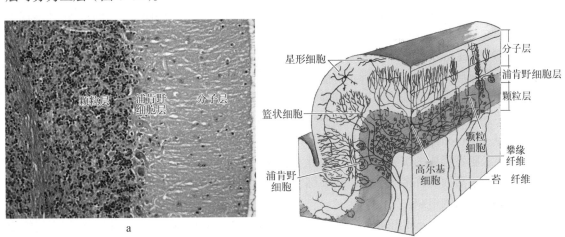

图 8-31　小脑皮质结构光镜图及模式图

a. 光镜图；b. 模式图

1. 分子层（molecular layer）　　较厚，主要由无髓神经纤维及少量星形细胞（stellate cell）和篮状细胞（basket cell）组成。星形细胞位于分子层浅表，胞体较小，轴突与浦肯野细胞的树突构成突触；篮状细胞位于深层，胞体较大，长轴突平行于小脑表面，延伸途中发出许多侧支，侧支的末端呈篮状分支包裹浦肯野细胞胞体，并与其构成突触。

2. 浦肯野细胞层（Purkinje cell layer）　由一层排列规则、体积较大的**浦肯野细胞**（Purkinje cell）组成。该细胞体呈梨形，胞体顶端发出数条粗的主树突进入分子层，并反复分支和展开，繁多的树突分支呈柏树叶片状，其上有丰富的树突棘。胞体的底部发出细长轴突，穿过颗粒层进入小脑髓质，与相应的神经核团形成突触。浦肯野细胞是小脑皮质中最大的神经元，也是唯一的传出神经元。

3. 颗粒层（granular layer）　由密集的球形颗粒细胞和一些高尔基细胞（Golgi cell）组成。颗粒细胞胞体小，有4～5个短树突，较长的轴突伸入分子层，呈T形分支，与小脑叶片长轴平行（平行纤维），并沿途和许多浦肯野细胞的树突形成突触。高尔基细胞胞体较大，树突分支较多并大部分进入分子层和平行纤维形成突触，轴突短但分支多与颗粒细胞树突形成突触。

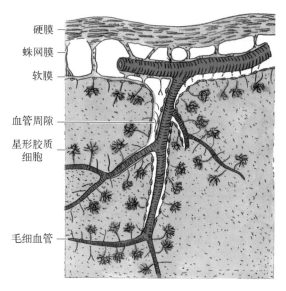

图 8-32　脑脊膜和血管的关系示意图

硬膜
蛛网膜
软膜
血管周隙
星形胶质细胞
毛细血管

（四）脑脊膜

脑脊膜（meninges）是包裹在脑和脊髓表面的三层结缔组织膜，从外向内分别是**硬膜、蛛网膜和软膜**，具有保护和支持脑与脊髓的作用（图 8-32）。

1. 硬膜（dura mater）　由厚而坚韧的致密结缔组织构成，内表覆有间皮，按存在于脑或脊髓处又分为**硬脑膜和硬脊膜**。硬脑膜分为两层，某些部位两层间有腔隙，表面衬有内皮，为硬脑膜窦。硬脊膜与椎管的骨内膜间空隙为**硬膜外隙**，内含脊神经根、椎内静脉丛、淋巴管、疏松结缔组织和脂肪，起填充及缓冲作用。

2. 蛛网膜（arachnoid）　由薄层的疏松结缔组织构成。蛛网膜与软膜之间有腔隙存在，称**蛛网膜下隙**，其中充满脑脊液。在小脑的延髓池处间隙较宽大，便于临床进行穿刺，抽取脑脊液化验。蛛网膜在脑上矢状窦处出现许多绒毛状突起伸入静脉窦内，称**蛛网膜粒**，**脑脊液**经它渗入硬脑膜窦内，回流入静脉。

3. 软膜（pia mater）　由紧贴于脑和脊髓表面的纤细结缔组织膜构成，并延伸至脑及脊髓的沟裂内。软膜内含丰富的血管，供应脑和脊髓的营养。软膜和蛛网膜随血管伸入脑内，血管和软膜之间有间隙，与蛛网膜下隙相通，内含脑脊液；当血管分支成毛细血管后，间隙和软脑膜均消失，内皮的基膜外侧由星形胶质细胞突起形成的胶质膜包裹。

脉络丛（choroid plexus）是第Ⅲ、Ⅳ和侧脑室的部分富含血管的软膜与室管膜上皮直接相贴并共同突入脑室形成的皱襞状结构。此处室管膜上皮又称**脉络丛上皮**，由单层立方形或矮柱状细胞构成，游离面有许多微绒毛，相邻细胞顶部有连接复合体，上皮下方是富含有孔毛细血管和巨噬细胞的结缔组织。

脑脊液（cerebrospinal fluid）是脉络丛上皮分泌的无色透明液体，成分相当于外周组织中的淋巴，具有营养和保护脑及脊髓的作用。脉络丛上皮不断产生脑脊液，经脑脊液循环，充满于脑室、脊髓中央管、蛛网膜下隙和血管周隙中，最后被蛛网膜粒吸收进入血液。脉络膜上皮和脉络丛毛细血管内皮共同构成**血-脑脊液屏障**，使脑脊液保持不同于血液的稳定成分。

· 小贴士 ·

　　当中枢神经系统发生病变时，脑脊液会发生变化，故临床上常选择第3、4或第4、5腰椎间蛛网膜下隙处，抽取脑脊液进行检验帮助疾病诊断，同时也可经此处进行药物治疗。此外，临床硬膜外麻醉的麻醉药注射部位是在脊髓硬膜外隙。

上皮组织、结缔组织、肌组织、神经组织的比较见表 8-1。

表 8-1　四大基本组织比较

名称	上皮组织	结缔组织	肌组织	神经组织
细胞	形态较规则的上皮细胞紧密排列，具有极性	数量少、种类多的细胞散在分布，成纤维细胞（或软骨细胞、骨细胞、红细胞、淋巴细胞）为主	圆柱形或梭形的肌细胞密集排列，细胞可能有横纹	神经元及大量的神经胶质细胞组成，神经元彼此连接成复杂的神经网络，神经胶质细胞分布于神经元之间
细胞间质	极少	由较多纤维、基质和组织液组成，固有结缔组织为胶状、软骨为凝胶、骨为固体、血液和淋巴为液体	为少量结缔组织	周围神经系统有少量结缔组织存在
血管神经分布	一般无血管、神经末梢丰富	丰富（软骨、血液、淋巴例外）	丰富	有血管
分类	被覆上皮（以细胞层数及细胞侧面形态再分类）、腺上皮等	固有结缔组织（以细胞和纤维种类及数量再分类）、软骨（以纤维种类再分类）、骨、血液和淋巴	骨骼肌、心肌、平滑肌	神经元、神经纤维、神经末梢均可按形态、功能等再分类，神经胶质细胞按形态、分布和功能再分类
分布	体表，游离器官外表面，管、腔、囊内表面，腺体等	细胞、组织、器官之间，呼吸系统导气部管壁和耳郭、关节等，骨骼，血管和淋巴管内	附着于骨骼间，心脏及部分大动脉，内脏管道壁及血管壁等	中枢神经系统，周围神经系统
功能	保护、吸收、分泌、排泄、感觉	连接、支持、运输、营养、保护、防御、修复	收缩和运动	接收体内、外刺激，整合信息和传导反应冲动，内分泌
发生	外胚层、中胚层、内胚层	中胚层间充质	中胚层	外胚层

（吴　坚）

本章学习资源

第八章名词英汉对照表

第八章复习思考题

第九章 循 环 系 统

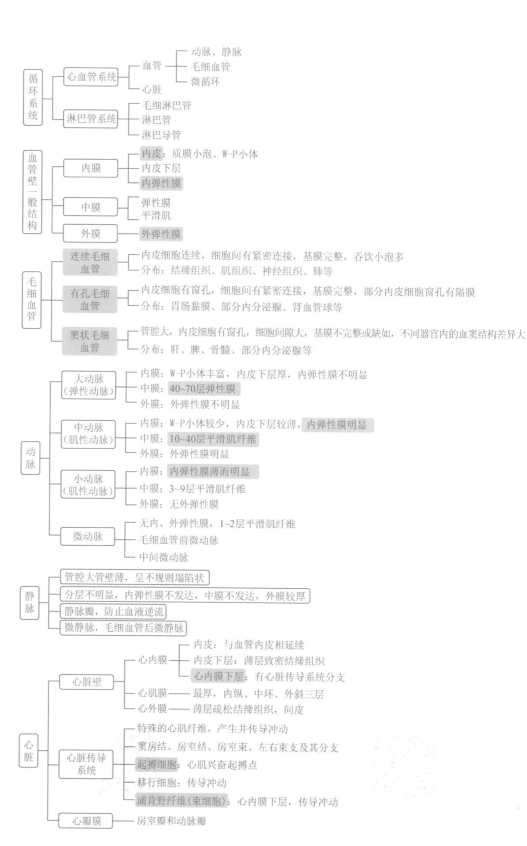

循环系统
- 心血管系统
  - 血管
    - 动脉、静脉
    - 毛细血管
    - 微循环
  - 心脏
- 淋巴管系统
  - 毛细淋巴管
  - 淋巴管
  - 淋巴导管

血管壁一般结构
- 内膜
  - 内皮：质膜小泡、W-P小体
  - 内皮下层
  - 内弹性膜
- 中膜
  - 弹性膜
  - 平滑肌
- 外膜
  - 外弹性膜

毛细血管
- 连续毛细血管
  - 内皮细胞连续，细胞间有紧密连接，基膜完整，吞饮小泡多
  - 分布：结缔组织、肌组织、神经组织、肺等
- 有孔毛细血管
  - 内皮细胞有窗孔，细胞间有紧密连接，基膜完整，部分内皮细胞窗孔有隔膜
  - 分布：胃肠黏膜、部分内分泌腺、肾血管球等
- 窦状毛细血管
  - 管腔大，内皮细胞有窗孔，细胞间隙大，基膜不完整或缺如，不同器官内的血窦结构差异大
  - 分布：肝、脾、骨髓、部分内分泌腺等

动脉
- 大动脉（弹性动脉）
  - 内膜：W-P小体丰富，内皮下层厚，内弹性膜不明显
  - 中膜：40~70层弹性膜
  - 外膜：外弹性膜不明显
- 中动脉（肌性动脉）
  - 内膜：W-P小体较少，内皮下层较薄，内弹性膜明显
  - 中膜：10~40层平滑肌纤维
  - 外膜：外弹性膜明显
- 小动脉（肌性动脉）
  - 内膜：内弹性膜薄而明显
  - 中膜：3~9层平滑肌纤维
  - 外膜：无外弹性膜
- 微动脉
  - 无内、外弹性膜，1~2层平滑肌纤维
  - 毛细血管前微动脉
  - 中间微动脉

静脉
- 管腔大管壁薄，呈不规则塌陷状
- 分层不明显，内弹性膜不发达，中膜不发达，外膜较厚
- 静脉瓣，防止血液逆流
- 微静脉，毛细血管后微静脉

心脏
- 心脏壁
  - 心内膜
    - 内皮：与血管内皮相延续
    - 内皮下层：薄层致密结缔组织
    - 心内膜下层：有心脏传导系统分支
  - 心肌膜——最厚，内纵、中环、外斜三层
  - 心外膜——薄层疏松结缔组织，间皮
- 心脏传导系统
  - 特殊的心肌纤维，产生并传导冲动
  - 窦房结、房室结、房室束、左右束支及其分支
  - 起搏细胞：心肌兴奋起搏点
  - 移行细胞：传导冲动
  - 浦肯野纤维（束细胞）：心内膜下层，传导冲动
- 心瓣膜——房室瓣和动脉瓣

循环系统（circulatory system）是机体运输血液和淋巴的管道，包括心血管系统和淋巴管系统。心血管系统由心脏和血管（动脉、毛细血管和静脉）组成。淋巴管系统由毛细淋巴管、淋巴管和淋巴导管组成。管壁结构上，循环系统均有一层扁平的内皮细胞作衬里，除心脏和毛细血管、毛细淋巴管外，管壁通常包括层数不等的平滑肌纤维和一些结缔组织、神经及小血管等。此外，循环系统的一些细胞还具有内分泌功能。

循环系统由心血管系统和淋巴管系统组成

一、血管壁的一般结构

除毛细血管外，血管壁从内向外一般依次分内膜、中膜和外膜（图9-1）。血管壁内还有营养血管和神经分布。

血管壁分内膜、中膜和外膜

（一）内膜

内膜（tunica intima）位于血管壁的最内层，也是三层中最薄的一层，包括**内皮**（endothelium）和**内皮下层**（subendothelial layer）。

1. 内皮　内皮细胞的长轴多与血液流动方向一致，细胞核居中，染色浅。电镜下，内皮细胞腔面有形态不一的胞质突起，相邻细胞间有紧密连接、缝隙连接或10～20 nm的间隙。胞质内高尔基复合体、粗面内质网和滑面内质网发达，有丰富的**质膜小泡**（plasmalemmal vesicle），还可见 **Weibel-Palade 小体**（W-P 小体），为内皮细胞所特有，能贮存血管性血友病因子（von Willebrand factor，vWF）。vWF与止血、凝血功能相关。

2. 内皮下层　位于内皮和内弹性膜之间的薄层结缔组织，含少量胶原纤维、弹性纤维，有时有少许纵行排列的平滑肌纤维。

内弹性膜（internal elastic membrane）见于一些动脉的内皮下层深面，由弹性蛋白组成（图9-1、图9-2）。横切面上，因组织固定后血管壁收缩，内弹性膜常呈波浪状（图9-2），可作为内膜与中膜的分界。

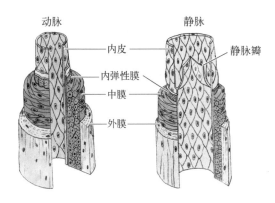

图9-1　血管壁一般结构模式图

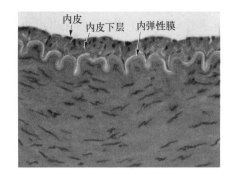

图9-2　血管内膜与部分中膜光镜图

（二）中膜

中膜（tunica media）位于内膜和外膜之间，主要有弹性膜和平滑肌两种成分，其厚度及两种成分的比例随血管种类而变化。

· 小贴士 ·

　血管壁中膜内的平滑肌纤维是成纤维细胞亚型的一种，在病理状况下，动脉中膜的平滑肌纤维可移入内膜并增生产生结缔组织，使内膜增厚，从而构成动脉硬化发生的重要病理过程。

（三）外膜

外膜（tunica adventitia）由疏松结缔组织组成，含螺旋状或纵向分布的弹性纤维和胶原纤维。结缔组织细胞以成纤维细胞为主，当血管受损伤时，成纤维细胞具有修复外膜的能力。部分动脉中膜和外膜的交界处，有弹性蛋白组成的**外弹性膜**（external elastic membrane）（图 9-1）。

二、动　脉

动脉（artery）是从心脏运送血液到各器官和组织的血管，有多级分支，从最大的动脉到最小的动脉，其管径和管壁结构是渐变的，其间没有明显的分界。通常根据管径的大小，将动脉分为大动脉、中动脉、小动脉和微动脉（表 9-1）。

大动脉又称弹性动脉

大动脉切片图

（一）大动脉

大动脉（large artery）又称**弹性动脉**（elastic artery），包括主动脉、肺动脉、无名动脉、颈总动脉、锁骨下动脉、椎动脉和髂总动脉等。其管壁有如下特点：①内皮细胞中有丰富的 W-P 小体；②内皮下层较厚，内弹性膜与中膜的弹性膜相延续，使内膜与中膜的分界不清楚；③中膜内含 40～70 层弹性膜，各层弹性膜之间有弹性纤维相连，弹性膜间有环形平滑肌纤维和少量胶原纤维；④外膜较薄，无明显的外弹性膜（图 9-3）。

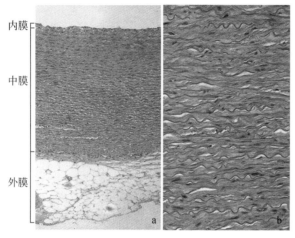

图 9-3　大动脉光镜图（横切，局部）

a. 大动脉管壁；b. 中膜局部放大，示弹性膜

由于大动脉的管壁中有多层弹性膜和大量弹性纤维，故当心脏收缩射出血液时，大动脉能被动扩张，容纳来不及流到外周血管的血液；当心脏舒张时，大动脉借弹性膜的弹性回缩作用，驱使血液持续而均匀地流向外周血管，从而保持血流的平稳和连续性。

> **·小贴士·**
>
> 主动脉夹层是一种因血管壁内膜出现缺口，血液由此涌入并在中膜内形成血肿，延伸剥离血管而引发严重的急症，表现为突发剧烈刀割样或撕裂样胸痛。

（二）中动脉

除大动脉外，凡在解剖学上有名称的动脉大多属于**中动脉**（medium-sized artery），管径一般大于 1 mm。

中动脉的管壁有如下特点：①内皮细胞中 W-P 小体较少，内皮下层较薄，内弹性膜明显；②中膜较厚，主要由 10～40 层环形排列的平滑肌纤维组成，肌纤维间有一些弹性纤维和胶原纤维，由平滑肌纤维产生；③外膜的厚度与中膜相近，中膜和外膜交界处有明显的外弹性膜（图 9-2、图 9-4、图 9-5）。

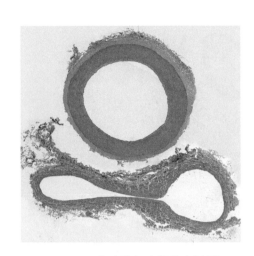

图 9-4　中动脉与中静脉光镜图

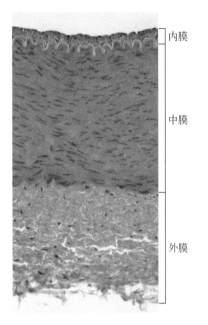

图 9-5　中动脉光镜图（横切，局部）

中动脉管壁中含有丰富的平滑肌，收缩性强，故又称**肌性动脉**（muscular artery）。平滑肌的收缩和舒张，能改变血管管径大小，调节分配到身体各器官和组织的血流量。

（三）小动脉

小动脉（small artery）的管径在 0.3～1 mm 之间，包括粗细不等的几级分支。小动脉也属**肌性动脉**，管壁结构与中动脉相似，但有如下特点：①较大的小动脉中内弹性膜薄而明显，较小的小动脉则不明显或缺如；②中膜有 3～9 层环形排列的平滑肌纤维；③外膜厚度与中膜相近，一般无外弹性膜（图 9-6）。

（四）微动脉

管径在 0.3 mm 以下的动脉，称**微动脉**（arteriole）。其特点是：内膜无内弹性膜，中膜仅由 1～2 层环形平滑肌纤维组成，外膜较薄，无外弹性膜。

微动脉的分支称**毛细血管前微动脉**（precapillary arteriole），继续分支为**中间微动脉**（metaarteriole），其管壁均由内皮和一层稀疏分散的平滑肌组成。

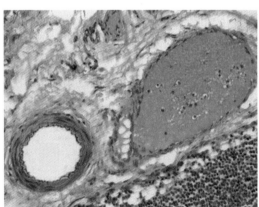

图 9-6　小动脉与小静脉光镜图

小动脉和微动脉的收缩与舒张，能显著地调节器官和组织的血流量，改变外周血流的阻力，调节血压，故小动脉和微动脉又称**外周阻力血管**。

（五）血管壁的特殊感受器

1. 颈动脉体和主动脉体 – 化学感受器　　颈动脉体位于颈总动脉分支处或其附近，主动脉体位于主动脉弓下缘和肺动脉上缘之间。扁平状，直径 2～3 mm，包括**Ⅰ型细胞**和**Ⅱ型细胞**，以Ⅰ型细胞为主，细胞聚集成团或索，并与神经末梢间有突触联系；Ⅱ型细胞为支持细胞，位于Ⅰ型细胞周围；细胞间毛细血管丰富（图 9-7）。颈动脉体和主动脉体为化学感受器，能感受血液中氧气、二氧化碳含量及 pH 的变化。

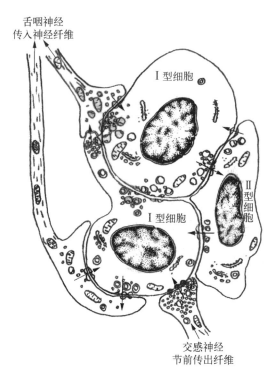

图 9-7　颈动脉体的超微结构模式图

2. 颈动脉窦和主动脉弓–压力感受器　颈总动脉分支和颈内动脉起始部的膨大部分有**颈动脉窦**，管壁的外膜中有来自舌咽神经的球形**游离神经末梢**，能感受血压升高时引起的血管扩张，为压力感受器。

主动脉弓处血管壁内也有丰富的感觉神经末梢，为另一种压力感受器。

各级动脉的组织学结构比较见表 9-1。

表 9-1　各级动脉组织学结构比较

名　称		大动脉	中动脉	小动脉	微动脉
管　径		大	＞ 1 mm	0.3～1 mm	＜ 0.3 mm
内膜	内皮	单层扁平上皮	单层扁平上皮	单层扁平上皮	单层扁平上皮
	内皮下层	较厚	较薄	很薄	不明显
	内弹性膜	不明显	明显	可有	无
中膜	弹性膜	40～70 层	无	无	无
	平滑肌	少量	10～40 层	3～9 层	1～2 层
外膜	外弹性膜	不明显	明显	无	无
	厚度	较厚	与中膜相近	与中膜相近	较薄
	功　能	保持血流平稳	调节血流量	影响外周阻力，调节血压	影响外周阻力，调节血压

三、毛细血管

毛细血管（capillary）连接于动、静脉之间，是体内分布最广、管径最细的血管，其分支常互相吻合成网。各器官和组织内毛细血管网的疏密程度差别很大，代谢率高的组织和器官如骨骼肌、心肌、肝、肺、肾和许多腺体，毛细血管网很密；而代谢较低的组织如骨、肌腱和韧带等，毛细血管网则较稀疏。

（一）一般结构

毛细血管的管径一般为 5～10 μm。毛细血管管壁由内皮细胞、**基膜**、**周细胞**和**少量结缔组织**构成。内皮细胞和基膜构成内膜，中膜缺如，外膜为薄层结缔组织。较细的毛细血管横切面由一个内皮细胞围成，较粗的毛细血管由 2～3 个内皮细胞围成，基膜仅有基板。在内皮细胞与基膜之间散在分布扁且有突起的**周细胞**（pericyte），其突起紧贴内皮细胞基底面（图9-8）。周细胞功能尚不明确。

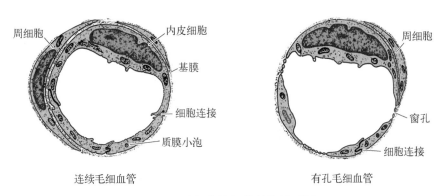

图 9-8　毛细血管超微结构模式图

（二）分类

光镜下，各器官和组织中的毛细血管结构相似；电镜下，根据其内皮细胞和基膜等结构特点，可将毛细血管分为三类（图 9-9、表 9-2）。

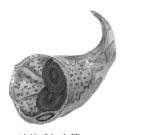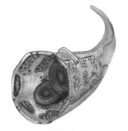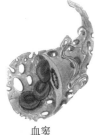

图 9-9　毛细血管类型模式图

1. 连续毛细血管（continuous capillary）　其特点是：①由一层连续的内皮细胞围成，细胞间有紧密连接；②内皮细胞中含有许多吞饮小泡（又称质膜小泡），直径 60～70 nm；③有完整的基膜（图 9-8、图 9-9）。连续毛细血管主要以吞饮小泡方式在血液和组织之间进行物质交换，主要分布于结缔组织、肌组织、肺和中枢神经系统等处，还可参与多种屏障性结构的构成。

2. 有孔毛细血管（fenestrated capillary）　其特点是：①由一层连续的内皮细胞围成，细胞间也有紧密连接；②内皮细胞不含核的部分极薄，有许多贯穿细胞的窗孔，孔径 60～80 nm。许多器官内毛细血管内皮窗孔上有隔膜封闭，隔膜厚 4～6 nm，但肾血管球毛细血管的内皮细胞窗孔则没有隔膜；③有完整的基膜（图 9-8、图 9-9）。有孔毛细血管主要分布于胃肠黏膜、某些内分泌腺、肾血管球等处。

3. 血窦（sinusoid）　又称**窦状毛细血管**（sinusoid capillary），其特点是：①管腔较大，管径可达 40 μm，形态不规则；②内皮细胞常有窗孔，细胞间隙也较大，故又称**不连续毛细血**

毛细血管分连续毛细血管、有孔毛细血管和血窦管（discontinuous capillary）；③基膜常不完整或缺如（图 9-9）；④不同器官内的血窦结构有较大的差异，如某些内分泌腺的血窦，内皮细胞有窗孔及完整的基膜；肝血窦的内皮细胞有窗孔，细胞间隙较大，无基膜；脾血窦的内皮细胞则呈杆状，无窗孔，基膜不完整，细胞间的间隙也较大。血窦有利于大分子物质或血细胞进出血管，主要分布于肝、脾、骨髓和某些内分泌腺等处。

（三）毛细血管与物质交换

毛细血管是血液与周围组织进行物质交换的主要场所。物质透过毛细血管壁的能力称**毛细血管通透性**（capillary permeability）。毛细血管通过内皮细胞的**细胞转运作用**（transcytosis）进行血管内外物质交换。物质转运的方式有：在内皮细胞的一侧形成**质膜小泡**，小泡在胞质中经摆渡至另一侧后，小泡膜与该侧胞膜融合并排出其内容物；数个质膜小泡融合成贯穿内皮的暂时性通道——**穿内皮性小管**（trans-endothelial channel），转运水、电解质和某些大分子物质；此外，还可通过内皮细胞的小孔透过液体和大分子物质（图 9-10）。细胞间隙的通透性根据其宽度和细胞连接的紧密程度不同而有所不同。基膜能透过较小的分子，但一些大分子物质则不能通过。O_2、CO_2 和脂溶性物质等则通过对流和扩散方式，直接透过内皮细胞的胞膜和胞质。

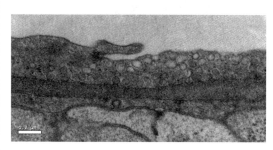

图 9-10　内皮细胞内的质膜小泡电镜图

5- 羟色胺、组胺和炎症等因素可使毛细血管细胞间隙增大，引起血浆外渗。维生素 C 缺乏时，基膜和胶原纤维减少或消失，可致毛细血管性出血。

毛细血管的分类及比较见表 9-2。

表 9-2　毛细血管分类及比较

名　称	连续毛细血管	有孔毛细血管	窦状毛细血管
管　腔	小	小	大
细胞连接	紧密连接	紧密连接	不明显
吞饮小泡	多	少	很少
内皮窗孔	无	较多	多且大
基　膜	完整	完整	不完整 / 缺如
物质交换	吞饮小泡	内皮窗孔	内皮窗孔，细胞间隙大
通　透　性	较小	较大	最大
分　布	肌组织、结缔组织等	胃肠黏膜、肾血管球等	肝、脾、骨髓等

四、静　脉

静脉（vein）是把血液从毛细血管运回心脏的一系列血管。静脉由小到大逐级汇合，管径渐增粗，管壁也渐增厚。根据管径大小可分为微静脉、小静脉、中静脉和大静脉。中静脉和小静脉常与相应的动脉伴行，但数量比动脉多。

静脉管壁也分内膜、中膜和外膜，但静脉管壁结构的变异比动脉大，甚至一条静脉的各段也常有较大的差别。与伴行的动脉相比，静脉有如下特点（图 9-1、图 9-4、图 9-6、图 9-11）：①管腔大，管壁薄，弹性小，故在切片中常呈不规则塌陷状；②内弹性膜不发达或不明显，无外弹性膜，故管壁三层膜分界不明显；③中膜不发达，平滑肌排列稀疏，弹性组织少，结缔组织较多；④外膜较厚，有较多的纵行平滑肌束；⑤管径在 2 mm 以上的静脉常有**静脉瓣**（valve of vein），为两个彼此相对的半月形瓣，根部与内膜相连，表面覆以内皮，中间为含弹性纤维的结缔组织，游离缘朝向血流方向，能防止血液逆流（图 9-1、图 9-12）；⑥管径在 0.2 mm 以下的静脉称**微静脉**（venule）。紧接毛细血管的微静脉称**毛细血管后微静脉**（postcapillary venule），其管壁结构与毛细血管相似，内皮细胞呈立方形或柱状，间隙较大，通透性高，有物质交换功能。

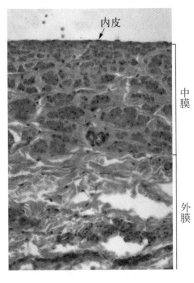

图 9-11 中静脉光镜图（横切，局部）

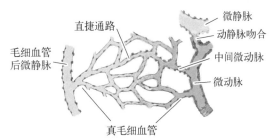

图 9-12 静脉瓣模式图

中动脉与中静脉切片图

静脉血回流的动力主要不是依靠管壁本身的收缩，而靠管腔内的压力差。影响静脉压力差的因素很多，如心脏的收缩力、重力和体位、呼吸运动以及静脉周围的肌组织收缩挤压作用等。

五、微 循 环

微循环（microcirculation）是指由微动脉到微静脉之间的血液循环，为血液循环的基本功能单位。血液通过这种结构与其周围的组织和细胞进行直接的物质交换，并能随着局部组织代谢需要的变化而调节血流量。

微循环的血管包括：微动脉、中间微动脉、真毛细血管（true capillary）、直捷通路（thoroughfare channel）、动静脉吻合（arteriovenous anastomosis）及微静脉（图9-13）。微动脉是调节微循环的总闸门，其舒缩可调节进入微循环的血流量。真毛细血管的毛细血管前括约肌是调节微循环的分闸门，其舒缩可调节进入真毛细血管网的血流量，以便血液与组织间进行物质交换。

图 9-13 微循环血管组成模式图

微循环的血液流经途径主要有三条：①微动脉→真毛细血管→微静脉；②微动脉→直捷通路→微静脉；③微动脉→动静脉吻合→微静脉。在组织处于静息状态时，大部分血液流经第2条途径，即通过直捷通路进入微静脉；小部分血液流经第1条途径，即通过真毛细血管进入微静脉。当组织处于功能活跃时，毛细血管前括约肌（precapillary sphincter）松弛，大部分血液流经真毛细血管，血液与组织之间进行充分的物质交换，以适应机体活动的需要。

六、心　　脏

心脏（heart）是心血管系统的动力中心，心脏持续而有节律的收缩与舒张，使血液在血管中循环不息，以满足各器官和组织的血液供应。

（一）心脏壁的结构

心脏壁也由三层组成，由内向外依次为心内膜、心肌膜和心外膜（图9-14）。

1. 心内膜（endocardium） 由内向外可分三层：① **内皮**位于心壁内表面，表面平滑，与血管内皮相延续。② **内皮下层**（subendothelial layer）位于内皮的下方，由薄层致密结缔组织构成，含有少许平滑肌纤维。③ **心内膜下层**（subendocardial layer）位于内皮下层与心肌膜之间，为疏松结缔组织，有小血管和神经存在。在心室的心内膜下层还有心脏传导系统的分支。

2. 心肌膜（myocardium） 三层中最厚，主要由心肌纤维构成，心房的心肌膜较薄，心室的心肌膜较厚，其中左心室的最厚。心肌纤维呈螺旋状排列，大致可分为内纵、中环和外斜三层。心肌纤维多聚集成束，肌束间有少量结缔组织和丰富的毛细血管（图9-14）。

3. 心外膜（epicardium） 表面被覆间皮，深层为薄层疏松结缔组织，内含血管、神经和脂肪组织（图9-14）。

（二）心瓣膜

心瓣膜（cardiac valve）是心内膜凸向心腔而形成的薄片状结构，有房室瓣和动脉瓣两种。瓣膜的表面被覆内皮，内部为致密结缔组织，基部含有平滑肌纤维和弹性纤维，有阻止血液逆流的功能。

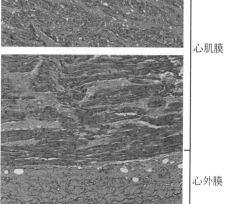

图9-14　心脏壁光镜图

心内膜

心肌膜

心外膜

> **·小贴士·**
>
> 风湿性心脏病患者的心瓣膜内胶原纤维增生，使瓣膜变硬、变短或变形，瓣膜还可发生粘连，以致瓣膜不能正常地关闭和开放。

（三）心脏传导系统

心脏传导系统（conducting system of heart）由心壁内特殊的心肌纤维组成，能产生冲动并传导到心脏各部，使心房肌和心室肌按一定的节律收缩。该系统包括**窦房结**、**房室结**、**房室束**、**左右束支及其分支**（图9-15），其中窦房结为正常心跳的起搏点，位于右心房上腔静脉入口处的心外膜深部，其余大多分布在心内膜下层。

心脏传导系统的特殊心肌细胞主要有三种类型，常聚集成结或束，受交感、副交感和肽能神经纤维的调节。

1. 起搏细胞（pacemaker cell） 简称 **P 细胞**，是心肌兴奋的起搏点，位于窦房结、房室结内，以窦房结中最多。胞体较心肌纤维小，呈梭形或多边形，有分支，埋于一团较致密的结缔组织中。胞质中细胞器较少，有少量肌原纤维和吞饮小泡，糖原较多。

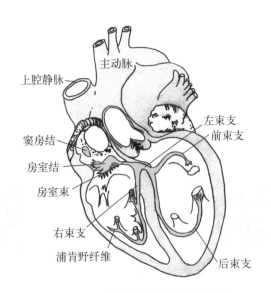

图 9-15　心脏传导系统分布模式图

2. 移行细胞（transitional cell）　主要位于窦房结和房室结的周边及房室束中，结构介于起搏细胞和心肌纤维之间，比心肌纤维细而短，胞质内的肌原纤维较 P 细胞略多，具有传导冲动的功能。位于窦房结的移行细胞，有的与心房的心肌纤维相连，将冲动传到心房。

3. 浦肯野纤维（Purkinje fiber）　又称**束细胞**（bundle cell），位于心内膜下层等处，组成房室束及其分支（图 9-16）。比心肌纤维短而粗，细胞中央有 1～2 个核。胞质中有丰富的线粒体和糖原，肌原纤维较少，位于细胞周边，细胞间有较发达的闰盘相连。浦肯野纤维与心室肌纤维相连，快速将冲动传导至心室各部，使心室肌同步收缩。

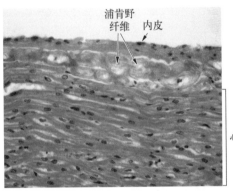

图 9-16　心脏壁光镜图（局部）

> **·小贴士·**
>
> 　　心律失常是心脏冲动发生和传导异常而导致的节律紊乱，可表现为心动过速或过缓、心律不齐、心脏骤停等；治疗的关键是恢复心脏正常跳动的节律和频率。

七、淋巴管系统

　　淋巴管系统包括毛细淋巴管、淋巴管和淋巴导管。组织液回流到淋巴管道内即称为**淋巴**（lymph），最后通过淋巴导管回流至大静脉。人体中除中枢神经系统、软骨、骨髓、牙和胎盘等处没有淋巴管分布外，其余的组织和器官大多有淋巴管。

　　1. 毛细淋巴管（lymphatic capillary）　以盲端起始于组织内，互相吻合成网，并汇入淋巴管。其管腔大而不规则，壁薄，仅由内皮和极薄的结缔组织组成，无周细胞。内皮细胞间隙较宽，基膜不连续，故通透性大，大分子物质易进入。

　　2. 淋巴管（lymphatic vessel）　结构与中、小静脉相似，但管腔大而壁薄，由内皮、少量平滑肌和结缔组织组成，有较多瓣膜。

浦肯野纤维位于心室的心内膜下层

3. 淋巴导管（lymphatic duct）　　结构与大静脉相似。其管壁薄，三层膜分界不明显，中膜平滑肌较发达，外膜含有纵行平滑肌束和胶原纤维，也有小的营养血管。

（潘静莹）

本章学习资源

第九章名词英汉对照表

第九章复习思考题

第十章 免疫系统

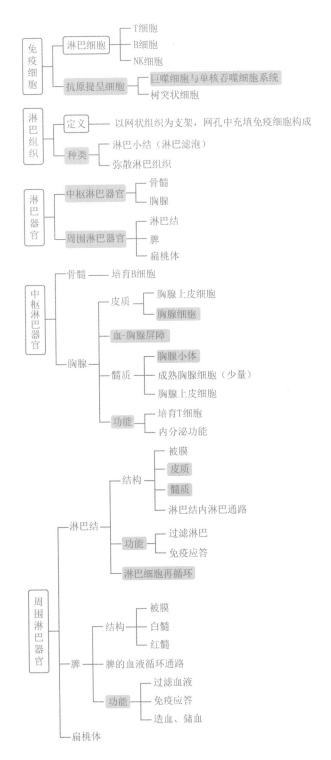

　　免疫系统（immune system）由免疫分子、免疫细胞、淋巴组织和淋巴器官组成，是人体的防御系统。**免疫分子**包括免疫球蛋白、补体、细胞因子等。**免疫细胞**有淋巴细胞、抗原提呈细胞、浆细胞和肥大细胞等，大多聚集于淋巴组织中，或分散于血液、淋巴及其他组织中。**淋巴组织**有

弥散淋巴组织和淋巴小结两种，主要参与构成淋巴器官，也广泛分布于呼吸道、消化管等的黏膜中。**淋巴器官**包括中枢淋巴器官（胸腺、骨髓）和周围淋巴器官（淋巴结、脾、扁桃体）。以上各成分分散于全身各处，通过血液循环和淋巴循环互相联系并形成一个完整的功能整体。

免疫系统的主要功能有：①免疫防御：识别和清除侵入机体的抗原，包括病原微生物、异体细胞及异体大分子，对机体起保护作用。②免疫监视：识别和清除体内表面抗原发生变异的细胞，如肿瘤细胞和被病毒感染的细胞。③免疫稳定：识别和清除体内衰老、死亡的细胞，维持机体自身的稳定。

免疫系统通过免疫反应发挥其功能，机体的特异性免疫有细胞免疫和体液免疫两类：①**细胞免疫**（cellular immunity）指由 T 细胞对抗异物刺激所产生的免疫应答，通过特异致敏的 T 细胞合成、释放多种免疫效应因子，来清除靶细胞及抗原异物。②**体液免疫**（humoral immunity）指由 B 细胞对抗原刺激所产生的免疫应答。B 细胞在抗原刺激下分化为浆细胞（plasma cell），产生特异性抗体（antibody，Ab），分布于体液中。特异性抗体与相应抗原发生特异结合，经中和解毒、凝集沉淀和调理吞噬等方式清除抗原。以上两类免疫反应相互协同、相互配合，在机体的免疫应答中发挥重要作用。

免疫系统执行其功能的分子基础：①**主要组织相容性复合体**（major histocompatibility complex，MHC）分子是自身细胞的标志，有种属特异性和个体特异性，即不同个体的 MHC 分子有一定区别，而同一个体所有细胞的 MHC 分子均相同。MHC 分子包括 MHC- Ⅰ类分子和 MHC- Ⅱ类分子，有核细胞的表面均有 MHC- Ⅰ类分子，而 MHC- Ⅱ类分子仅分布于免疫系统的某些细胞表面。MHC 分子有助于免疫细胞的相互协作，在抗原提呈时，需首先识别 MHC 分子。②T 细胞和 B 细胞表面的特异性抗原受体，种类超过 100 万种，但每个淋巴细胞表面仅有一种抗原受体，参与针对某一种抗原的免疫应答。

一、主要的免疫细胞

（一）淋巴细胞

淋巴细胞是构成免疫系统的主要细胞群体，是执行免疫功能的核心成员。根据淋巴细胞的来源、功能及表面标志等，可分为 T 细胞、B 细胞和 NK 细胞等三类。

1. T 细胞　　占淋巴细胞总数的 75%，在胸腺中发育成熟后移行到外周淋巴器官或淋巴组织，参与**细胞免疫**。在没有接触特异性抗原分子前，T 细胞保持相对静息状态，称**初始 T 细胞**（naive T cell）。当初始 T 细胞与由抗原提呈细胞提呈并能与其表面抗原受体相匹配的抗原肽接触后，可转化为代谢活跃的大淋巴细胞，并增殖分化，成熟的子细胞体积重新变小，其中大部分为**效应 T 细胞**（effector T cell），小部分为**记忆性 T 细胞**（memory T cell）。效应 T 细胞仅存活 1 周左右，能清除抗原；记忆性 T 细胞则可存活数年，甚至终生。当机体再次遇到相同抗原时，记忆性 T 细胞能迅速转化增殖，形成大量效应 T 细胞，启动免疫应答，从而使机体在较长的时期内保持对该抗原的免疫力。

T 细胞可分为三个亚群：①**细胞毒性 T 细胞**（cytotoxic T cell，Tc cell）：能直接杀伤病毒感染细胞、异体细胞和带异己抗原的肿瘤细胞，主要参与抗病毒免疫、对移植物的排斥反应及抗肿瘤免疫。②**辅助性 T 细胞**（helper T cell，Th cell）：能分泌多种细胞因子，辅助 B 细胞及其他 T 细胞进行免疫应答。③**调节性 T 细胞**（regulatory T cell，Tr cell）：数量较少，大多对机体免疫应答起负性调节作用，所以又称**抑制性 T 细胞**（suppressor T cell，Ts cell）。

T 细胞通过各亚群间的相互作用和调节，维持机体免疫系统相对稳定。

> · 小贴士 ·
>
> 艾滋病全称为获得性免疫缺陷综合征（acquired immuno deficiency syndrome，AIDS）。人感染人类免疫缺陷病毒（human immunodeficiency virus，HIV）后，HIV 通过直接破坏 T 细胞、影响免疫细胞功能等途径引起免疫缺陷，进而并发一系列机会性感染及肿瘤，严重者可导致死亡。

2. B 细胞　　占淋巴细胞总数的 10%～15%，由骨髓产生。**初始 B 细胞**（naive B cell）离开骨髓后，迁移到外周淋巴器官或淋巴组织，当遇到与其抗原受体匹配的抗原时，在抗原提呈细胞和 Th 细胞协助下，可增殖、转化为大淋巴细胞，其中大部分子细胞成为**效应 B 细胞**（effector B cell），即**浆细胞**，产生抗体，引发体液免疫；少部分子细胞成为**记忆性 B 细胞**（memory B cell），作用与记忆性 T 细胞相同。

3. NK 细胞　　约占淋巴细胞总数的 10%，是一类具有自发细胞毒活性的细胞，不需抗原刺激，也不借助抗体和补体，便可杀伤肿瘤细胞和病毒感染的细胞。

（二）抗原提呈细胞

抗原提呈细胞（antigenpresenting cell, APC）是指能摄取和在细胞内加工处理抗原，形成抗原肽 -MHC 分子复合物，并将抗原肽提呈给抗原特异性淋巴细胞，同时为特异性淋巴细胞活化提供必需刺激信号的细胞（图 10-1）。主要有树突状细胞、巨噬细胞及单核吞噬细胞系统的细胞等。

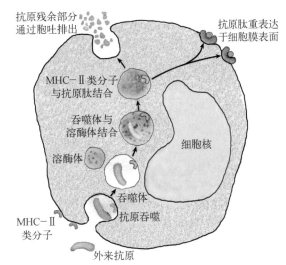

1. 树突状细胞（dendritic cell, DC）　　因其成熟时伸出树突状的突起而得名，是目前所知抗原提呈功能最强的 APC，能刺激初始型 T 细胞活化和增殖，因而是特异性免疫应答的启动者。DC 分布广泛，除脑、睾丸外，几乎分布于身体各组织和器官，主要有**交错突细胞**（interdigitating cell）、**朗格汉斯细胞**、**间质 DC**（interstitial dendritic cell）、**面纱细胞**及**血液 DC** 等，它们是同一种细胞分别处于不同的发育成

图 10-1　巨噬细胞处理抗原过程示意图

熟阶段，隶属不同的亚型。

2. 巨噬细胞与单核吞噬细胞系统　　巨噬细胞由血液单核细胞穿出血管壁后分化而来。**单核吞噬细胞系统**指单核细胞和由其分化而来、具有强烈吞噬功能、在体内分布广泛的细胞系统，主要包括**单核细胞**、**巨噬细胞**、**破骨细胞**、**小胶质细胞**、**肝巨噬细胞**（库普弗细胞）、**肺巨噬细胞**（尘细胞）等。这些细胞除具有强烈的抗原提呈、参与免疫应答及分泌多种生物活性物质等功能外，各自还有相应特定的功能。

二、淋巴组织

淋巴组织（lymphoid tissue）是以网状细胞和网状纤维为支架，网孔中充满淋巴细胞及巨噬细胞、浆细胞和肥大细胞等免疫细胞的组织。淋巴组织有**弥散淋巴组织**和**淋巴小结**两种存在形式。

1. 弥散淋巴组织（diffuse lymphoid tissue）　　无明显的界限，主要由 T 细胞构成，另外含有交错突细胞、巨噬细胞和少量 B 细胞等，组织中除一般的毛细血管和毛细淋巴管外，还常见**毛细血管后微静脉**（postcapillary venule），因其内皮细胞为柱状，故又称**高内皮微静脉**（high endothelial venule），是淋巴细胞在血液与淋巴组织之间进出的通道。

2. 淋巴小结（lymphoid nodule）　　又称**淋巴滤泡**（lymphoid follicle），呈球形或椭圆形，界限明显，由大量 B 细胞和一定量的 Th 细胞、滤泡树突状细胞、巨噬细胞等构成。当受到抗原刺激时，淋巴小结增大并形成**生发中心**（germinal center），即小结中央呈现球形浅染区，细胞分裂相较多（图 10-2）。无生发中心的淋巴小结体积较小，称**初级淋巴小结**（primary lymphoid nodule）；有生发中心者则称**次级淋巴小结**（secondary lymphoid nodule）。有抗原刺激时，淋巴小结可形成、增大及增多；抗原被清除后淋巴小结又逐渐消失。

抗原提呈细胞有树突状细胞、巨噬细胞和 B 细胞等

DC 是功能最强的抗原提呈细胞

单核吞噬细胞系统的组成：单核细胞、巨噬细胞、破骨细胞、小胶质细胞、肝巨噬细胞、肺巨噬细胞等

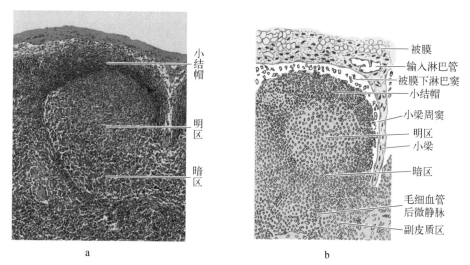

图 10-2　淋巴小结光镜图及模式图

a. 光镜图；b. 模式图

生发中心可分为暗区、明区两部分。**暗区**（dark region）较小，位于生发中心的内侧深染部，由大而幼稚的 B 细胞和 Th 细胞构成。**明区**（light region）较大，位于生发中心的外侧浅染部，由中等大的 B 细胞、Th 细胞、滤泡树突状细胞和巨噬细胞构成。位于生发中心的周边有呈新月状**小结帽**（cap），以明区顶部最厚，朝向抗原流入处，主要由小而成熟的 B 细胞（浆细胞前身）和记忆 B 细胞构成（图 10-2、图 10-3）。

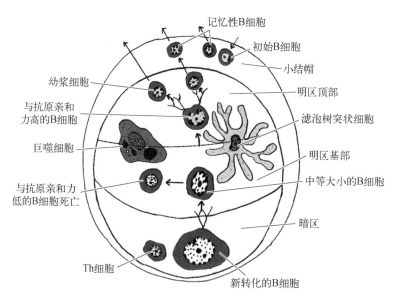

图 10-3　淋巴小结细胞构筑示意图

三、淋巴器官

淋巴器官分中枢淋巴器官和周围淋巴器官

淋巴器官是以淋巴组织为主要成分构成的器官，分**中枢淋巴器官和周围淋巴器官**。①中**枢淋巴器官**（central lymphoid organ）包括胸腺和骨髓，是培育初始 T、B 细胞的场所。淋巴性造血干细胞进入中枢淋巴器官后，在特殊的微环境及多种因子的作用下，经历不同的分化发育途径，最后在胸腺形成**初始 T 细胞**，在骨髓形成**初始 B 细胞**。初始 T 细胞和初始 B 细胞从中枢淋巴器官迁移到周围淋巴器官与淋巴组织。中枢淋巴器官发生较早，在出生前数周即已发育完善。
②**周围淋巴器官**（peripheral lymphoid organ）包括淋巴结、脾和扁桃体等，迁移至此的初始淋巴细胞在抗原刺激下，活化并增殖分化，形成大量免疫效应细胞，产生特异性免疫应答。无抗原刺激时周围淋巴器官的体积相对较小，受抗原刺激后则迅速增大，结构也发生变化，抗原被清除后又逐渐恢复原状。周围淋巴器官发生较晚，在出生后数月才逐渐发育完善。

（一）胸腺

胸腺（thymus）在幼年时期体积较大，进入青春期后，胸腺开始逐渐退化，胸腺的皮质和髓质均逐渐减少，脂肪组织相对增多，至老年期，仅存少量的皮质和髓质。

1. 胸腺的结构　　胸腺分左右两叶，表面有薄层结缔组织被膜（capsule），被膜深入胸腺实质形成小叶间隔，将实质分隔成许多不完全分隔的**胸腺小叶**（thymic lobule）。每个小叶可分为皮质和髓质两部分，而相邻小叶的髓质又相互连续（图10-4）。胸腺皮质内胸腺细胞密集，着色较深；髓质含较多的胸腺上皮细胞，着色较浅。胸腺实质由胸腺基质细胞和大量胸腺细胞构成。**胸腺基质细胞**（thymic stromal cell）包括胸腺上皮细胞、巨噬细胞、DC、肥大细胞、成纤维细胞等，为T细胞分化发育提供独特的微环境（图10-5），其中**胸腺上皮细胞**（thymic epithelial cell）是最重要的基质细胞，它构成胸腺微环境的三维网格状支架，通过与胸腺细胞的直接接触及分泌多种生物活性物质（如胸腺激素、神经肽类激素、细胞因子等）以旁分泌或自分泌等作用，调控胸腺细胞的分化发育。

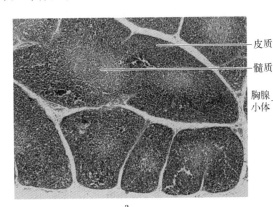
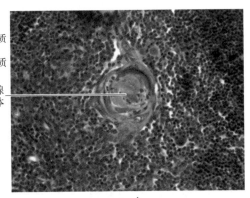 —皮质
—髓质
—胸腺小体

图 10-4　胸腺光镜图

a. 高倍；b. 低倍

胸腺切片图

（1）**皮质**（cortex）：位于小叶周围，以胸腺上皮细胞为支架，内含大量胸腺细胞和少量基质细胞等。

1）胸腺上皮细胞：分布于被膜下和胸腺细胞之间，呈星形，有突起，相邻细胞间有许多桥粒连接。胸腺上皮细胞能分泌**胸腺素**（thymosin）和**胸腺生成素**（thymopoietin），诱导胸腺细胞的增殖和早期分化；并参与构成血-胸腺屏障。有些被膜下上皮细胞呈球形或椭圆形，胞质丰富，包绕胸腺细胞，称**哺育细胞**（nurse cell）。胸腺上皮细胞表面有大量的MHC分子，在诱导胸腺细胞发育分化及对其进行选择过程中起重要作用（图10-5）。

2）胸腺细胞（thymocyte）：为处于不同分化发育阶段的T细胞，密集分布于皮质中，占胸腺皮质细胞总数的85%～90%（图10-5）。胸腺细胞在分化过程中经历阴性选择和阳性选择。阴性选择淘汰可与机体自身抗原发生反应的胸腺细胞（约占胸腺细胞总数的95%）；阳性选择则赋予少数（约占胸腺细胞总数的5%）选定的细胞具有MHC-Ⅰ类分子和MHC-Ⅱ类分子，使其分化为成熟的初始T细胞。胸腺上皮细胞和位于皮质深层的DC在胸腺选择中起重要作用。

（2）**髓质**（medulla）：位于小叶中央，由大量胸腺上皮细胞及少量成熟胸腺细胞（即初始T细胞）、交错突细胞和巨噬细胞等构成（图10-4、图10-5）。

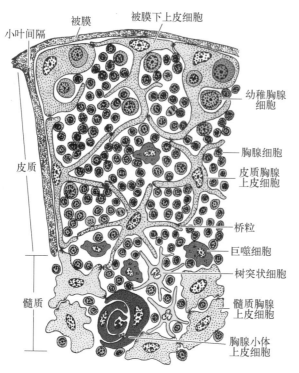

髓质内的胸腺上皮细胞呈球形或多边形，突起较短，细胞间以桥粒相连，也能产生胸腺素和胸腺生成素等，部分髓质胸腺上皮细胞为扁平状，参与构成胸腺小体。

胸腺小体（thymic corpuscle）是胸腺髓质的特征性结构，直径 30～150 μm，散在分布于髓质内（图 10-4、图 10-5）。小体由胸腺上皮细胞呈同心圆状包绕排列而成，外层细胞核呈新月状，胞质嗜酸性，具有分裂能力；中层细胞核渐退化，胞质含有较多的角蛋白；小体中央的细胞则已完全角质化，呈嗜酸性，或已破碎呈均质透明状。小体中心还常见巨噬细胞或嗜酸性粒细胞。人类胸腺小体表达胸腺基质淋巴细胞生成素（thymic stromal lymphopoietin, TSLP），TSLP 能刺激胸腺 DC 的成熟，进而诱导胸腺内调节性 T 细胞的增殖和分化。缺乏胸腺小体的胸腺则

图 10-5　胸腺实质细胞构筑模式图

不能培育出 T 细胞。

（3）胸腺的血液供应及血-胸腺屏障：胸腺血液供应丰富，小动脉穿越被膜沿小叶间隔行走至皮髓质交界处形成微动脉，然后分支进入皮质和髓质。在皮质内均为毛细血管，它们在皮髓质交界处汇合形成**毛细血管后微静脉**，部分毛细血管后微静脉为高内皮型，胸腺内成熟的初始 T 细胞由此处进入血流。髓质的毛细血管常为有孔型。毛细血管汇入微静脉后经小叶间隔及被膜离开胸腺。

血-胸腺屏障（blood-thymus barrier）：胸腺皮质内的毛细血管及其周围结构具有屏障作用。该屏障主要由下列结构组成：①连续毛细血管，内皮间有紧密连接；②内皮周围连续的基膜；③血管周隙，内含巨噬细胞；④胸腺上皮基膜；⑤连续的胸腺上皮细胞突起（图 10-6）。该屏障可阻止血液中的一般抗原物质和某些药物等透过，维持胸腺内环境稳定，保障胸腺细胞的正常发育（表 21-2）。

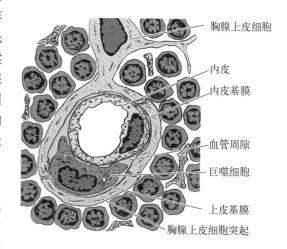

图 10-6　血-胸腺屏障结构模式图

2. 胸腺的功能

（1）培育 T 细胞：胸腺是培育初始 T 细胞的场所。在胸腺局部微环境的诱导下，来自骨髓的淋巴性造血干细胞经过增殖分化发育形成初始 T 细胞，并不断向周围淋巴器官和淋巴组织迁移，定居于胸腺依赖区，使机体具备正常的免疫应答功能。

（2）内分泌功能：胸腺上皮细胞能分泌多种肽类激素，如胸腺激素，包括胸腺素、胸腺生成素、胸腺体液因子（thymic humoral factor）和胸腺肽（thymopeptide），以及神经肽类激素，调控胸腺细胞的增殖分化与成熟。此外，胸腺基质细胞通过产生多种细胞因子和细胞外基质，参与构成胸腺局部微环境，诱导胸腺细胞的分化发育。

（二）淋巴结

淋巴结（lymph node）是哺乳类特有的淋巴器官，呈豆形，位于淋巴回流的通路上，常成群分布于肺门、腹股沟及腋下等处，是滤过淋巴和产生免疫应答的重要器官。

1. 淋巴结的结构　　淋巴结表面有薄层结缔组织构成的被膜，数条**输入淋巴管**（afferent lymphatic vessel）穿过被膜与被膜下淋巴窦相连。淋巴结一侧凹陷为**门部**，有血管、神经和**输出淋巴管**（efferent lymphatic vessel）通过。被膜和门部的结缔组织深入实质形成相互连接的粗支架，为**小梁**（trabecula），小梁之间为淋巴组织和淋巴窦。淋巴结实质分为周围的皮质和中央的髓质，两者无明显界限（图 10-7、图 10-8、表 10-1）。

（1）皮质：位于被膜下方，由浅层皮质、副皮质区和皮质淋巴窦组成（图 10-7、图 10-8）。

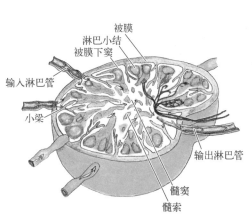

图 10-7　淋巴结结构模式图

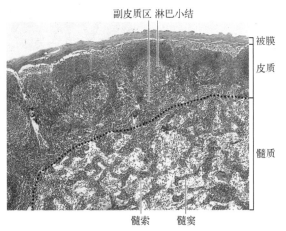

图 10-8　淋巴结光镜图（局部）

1）浅层皮质（superfacial cortex）：又称**周围皮质**（peripheral cortex），位于皮质浅层，紧贴被膜下窦，为皮质的 B 细胞区，由薄层弥散淋巴组织（小结间区）及淋巴小结组成。**淋巴小结**为球形或椭圆形小体，多数为次级淋巴小结。**小结间区**（internodule zone）为淋巴小结间浅而薄的弥散淋巴组织，主要含初始 B 细胞。小结间区相当于脾的边缘区，是淋巴结内 B 细胞最早接触抗原的部位。

2）副皮质区（paracortical zone）：位于皮质深层，为**弥散淋巴组织**，主要由 T 细胞构成，故又称**胸腺依赖区**（thymus-dependent region）。在细胞免疫应答时，此区的细胞分裂相增多，并迅速扩大。此区含有许多高内皮的**毛细血管后微静脉**（图 10-9），是血液中淋巴细胞穿越内皮进入副皮质区的重要通道，在内皮细胞胞质中常见正在穿越内皮的淋巴细胞（图 10-10）。血液流经此段时，约有 10% 的淋巴细胞穿越内皮细胞进入副皮质区。

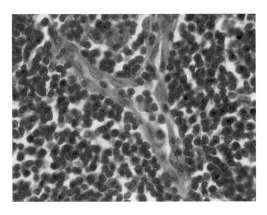

图 10-9　高内皮的毛细血管后微静脉光镜图

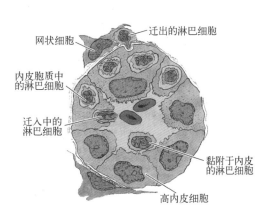

图 10-10　淋巴细胞穿越高内皮的毛细血管后微静脉模式图

3）皮质淋巴窦（cortical sinus）：简称**皮窦**，包括相互连通的被膜下窦和小梁周窦。**被膜下窦**（subcapsular sinus）位于被膜下，为一宽敞的扁囊，包绕整个实质（图 10-7、图 10-8、图 10-11）。**小梁周窦**（peritrabecular sinus）为沿小梁周围的淋巴窦，多为较短的盲管，仅部分与髓窦相通。窦壁由薄的内皮衬里，内皮外有薄层基质、少量网状纤维及一层扁平的网状细胞。窦腔内有一些呈星状的内皮细胞支撑窦腔，内皮细胞表面附着许多巨噬细胞。

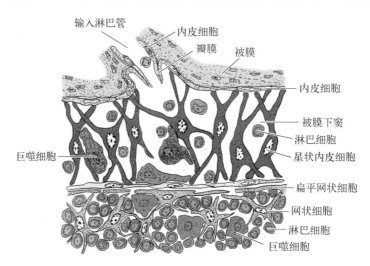

图 10-11　皮质淋巴窦结构模式图

淋巴窦作为淋巴结内淋巴流动的管道，淋巴流动缓慢，有利于巨噬细胞吞噬清除抗原物质等，也有利于淋巴或淋巴组织中的细胞等成分进出淋巴窦，参与免疫应答。若大量抗原进入淋巴窦，巨噬细胞即大量增多，淋巴流动会更慢。

（2）髓质：由**髓索**和**髓窦**组成（图 10-7、图 10-8、图 10-12）。

1）髓索（medullary cord）：为相互连接的索条状淋巴组织，主要含有 B 细胞、浆细胞和巨噬细胞等。髓索中央常有一条中央微静脉，是血内淋巴细胞进入髓索的通道。体液免疫应答时，髓索内的浆细胞明显增多，并分泌抗体。

2）髓窦（medullary sinus）：位于髓索之间，结构与皮质淋巴窦相似，但窦腔宽大且形态不规则，窦腔内巨噬细胞较多，有较强的过滤功能。髓窦与输出淋巴管及邻近的皮质淋巴窦相通。

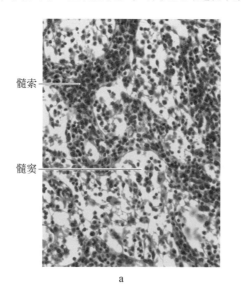
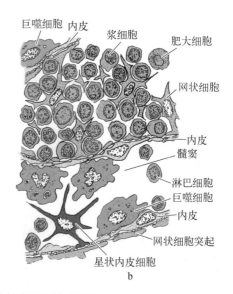

a

b

图 10-12　淋巴结髓质光镜图及模式图

a. 光镜图；b. 模式图

（3）淋巴结内的淋巴通路：淋巴从输入淋巴管进入被膜下淋巴窦和小梁周窦；部分渗入皮质淋巴组织，然后流入髓窦；部分经小梁周窦直接流入髓窦；然后汇入输出淋巴管。

2. 淋巴细胞再循环　周围淋巴器官及淋巴组织中的淋巴细胞可经淋巴管道进入血液，并通过血液循环周游全身，然后通过穿越弥散淋巴组织中的**毛细血管后微静脉**或开放的血管末端（脾）等返回淋巴组织或淋巴器官。这种淋巴细胞在血液循环和淋巴组织（器官）之间周而复始地迁移和交换的现象称**淋巴细胞再循环**（recirculation of lymphocyte）（图 10-13）。淋巴细胞再循环使散布于全身各处的淋巴细胞相互联系并形成功能性整体，大大增加了与抗原接触机会，扩大及提高了机体的免疫效能。

淋巴细胞再循环的途径、意义

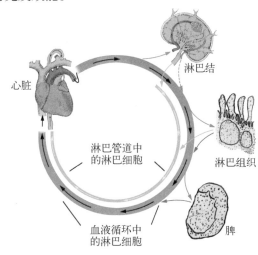

图 10-13　淋巴细胞再循环示意图

3. 淋巴结的功能

（1）过滤淋巴：淋巴流经淋巴结时，其中的抗原物质（如细菌、病毒、毒素等）可被巨噬细胞吞噬清除。正常淋巴结对细菌的清除率可达 99.5%，但对病毒和癌细胞的清除率则较低。癌细胞可以在淋巴结内生长，并随淋巴通路进一步转移到身体的其他部位。

（2）免疫应答：抗原进入淋巴结后，巨噬细胞和交错突细胞可捕获、处理抗原，并提呈给初始 T 或 B 细胞，使其活化、增殖和分化形成大量效应细胞与记忆细胞。细胞免疫应答时，副皮质区明显增大，效应 T 细胞输出增多；体液免疫应答时，淋巴小结增多增大，髓索中浆细胞增多，抗体产生增多。

（三）脾

脾位于血液循环通路上，是人体最大的周围淋巴器官，有滤过血液和对侵入血内的抗原起免疫应答等功能。

脾是位于血液循环通路上的周围淋巴器官

1. 脾的结构　脾有致密结缔组织构成的被膜，其中含弹性纤维和平滑肌纤维，表面覆有间皮。被膜和脾门部的结缔组织伸入脾实质形成小梁；小梁间的网状组织构成脾的微细支架，淋巴细胞、巨噬细胞、DC、浆细胞及血细胞等充填在网状组织中。被膜和小梁中平滑肌纤维的舒缩可调节脾内血量。脾的实质分为**白髓**和**红髓**（图 10-14、表 10-1）。

（1）白髓（white pulp）：在新鲜脾的切面上，白髓为散在于实质中的灰白色小点。白髓相当于淋巴结的皮质，由动脉周围淋巴鞘、淋巴小结和边缘区组成（图 10-14、图 10-15）。

1）动脉周围淋巴鞘（periarterial lymphatic sheath）：为包绕在**中央动脉**（central artery）周围的弥散淋巴组织，主要由大量 T 细胞、少量巨噬细胞及交错突细胞等构成，此区相当于淋巴结的副皮质区，故也是胸腺依赖区，但无高内皮毛细血管后微静脉（图 10-15）。中央动脉旁有一条伴行的小淋巴管，是鞘内 T 细胞经淋巴迁出脾的重要通道。当发生细胞免疫应答时，动脉周围淋巴鞘内的 T 细胞分裂增殖，使鞘增厚。

脾的动脉周围淋巴鞘相当于淋巴结的副皮质区

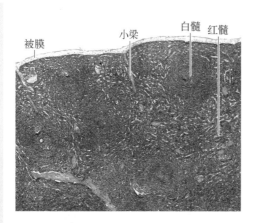

图 10-14　脾切面光镜图

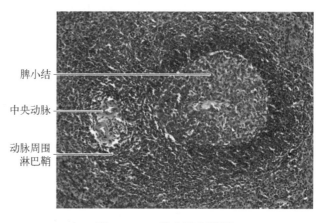

图 10-15　脾白髓光镜图

2）淋巴小结：又称**脾小结**（splenic nodule），位于动脉周围淋巴鞘的一侧，主要由大量 B 细胞构成（图 10-15）。发育较大的淋巴小结有明区与暗区，小结帽朝向红髓。健康人脾内淋巴小结很少，当抗原侵入脾内引起体液免疫应答时，淋巴小结大量增多，生发中心明显使中央动脉常偏向鞘的一侧；当抗原被清除后，淋巴小结又逐渐减少或消失。

3）边缘区与边缘窦：**边缘区**（marginal zone）是指白髓周围与红髓交界的狭窄区域，宽约 100 μm。该区的淋巴细胞密度介于白髓和脾索之间，有 T 细胞和较多的 B 细胞、巨噬细胞以及少量红细胞，从骨髓或胸腺迁入脾的处女型淋巴细胞常先聚集于此区并继续成熟。边缘区是淋巴细胞首先接触抗原刺激而引起免疫应答的部位，也是巨噬细胞吞噬处理抗原及清除异物的重要场所。**边缘窦**（marginal sinus）是中央动脉侧支分支末端在动脉周围淋巴鞘和边缘区之间膨大形成的小血窦，窦壁内皮细胞间有间隙，是血液中抗原物质和淋巴细胞进入淋巴组织的重要通道，血液中的 T 细胞借此迁至动脉周围淋巴鞘，而 B 细胞则迁至淋巴小结或脾索。

（2）红髓（red pulp）：约占脾实质的 2/3，因含有大量血细胞，在新鲜脾切面上呈红色而得名。红髓分布于被膜下、小梁周围及白髓外侧广大区域，由**脾索**和**脾窦**组成（图 10-14、图 10-16）。

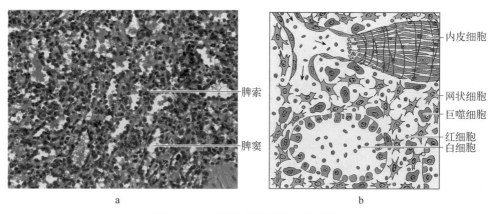

a　　　　　　　　　　　　　　　b

图 10-16　脾红髓光镜图及模式图

a. 光镜图；b. 模式图

1）脾索（splenic cord）：由富含血细胞的淋巴组织构成，呈不规则条索状，在血窦之间互连成网，而网孔即是脾血窦（图 10-16）。脾索内含有较多 B 细胞、浆细胞和少量 T 细胞、巨噬细胞及 DC，当血液中抗原物质侵入后即被巨噬细胞和 DC 捕获、提呈，激发免疫应答，同时巨噬细胞还有清除衰老红细胞等功能，故脾索是脾滤过血液的主要场所。

2）脾窦（splenic sinusoid）：是一种窦腔大而形态不规则的静脉性血窦，直径 30～40 μm，相互连接成网（图 10-16）。窦壁由一层长杆状的内皮细胞平行排列而成，内皮细胞间有 0.2～0.5 μm 不等的间隙，脾索内的血细胞可经此进入血窦。内皮外有不完整的基膜及网状纤维围绕，故窦壁如同一种多孔隙的栅栏状结构。在血窦的横切面上，可见杆状内皮细胞沿血窦壁呈点状排列，较粗大的内皮细胞断面上可见细胞核，并突入管腔。血窦壁外侧有较多巨噬细胞，其突起可通过内皮细胞间隙伸入窦腔。

2. 脾的血液循环通路　脾动脉从脾门入脾后分支进入小梁，形成**小梁动脉**，沿小梁行走；小梁动脉分支离开小梁进入动脉周围淋巴鞘内，称为**中央动脉**。中央动脉沿途发出一些小分支并形成毛细血管供应白髓，其末端膨大形成**边缘窦**。中央动脉主干穿出白髓进入脾索时分支形成一些直行的微动脉，形似笔毛，故称**笔毛微动脉**。笔毛微动脉在脾索内可分为三段，即**髓微动脉**、**鞘毛细血管**和**动脉毛细血管**。大部分动脉毛细血管末端扩大并开放于脾索，少数直接连通于脾血窦。血窦汇入由扁平内皮细胞构成的**髓微静脉**，髓微静脉汇入小梁内的**小梁静脉**，最后在门部汇成**脾静脉**出脾。中央动脉旁的淋巴管沿动脉进入小梁，继而在门部汇集成较大的淋巴管出脾，淋巴内含有许多 T 细胞（图 10-17）。

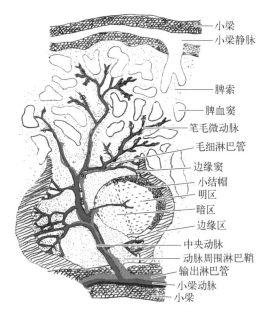

小梁
小梁静脉
脾索
脾血窦
笔毛微动脉
毛细淋巴管
边缘窦
小结帽
明区
暗区
边缘区
中央动脉
动脉周围淋巴鞘
输出淋巴管
小梁动脉
小梁

图 10-17　脾血液及淋巴通路模式图

3. 脾的功能

（1）过滤血液：脾的脾索和边缘区含有大量巨噬细胞，能吞噬清除血液中的抗原物质和衰老的血细胞，成人每天约有全身半量以上的血液流经脾进行过滤净化。因此，脾是滤血的主要部位。

（2）免疫应答：侵入血液的病原体，如细菌、病毒、疟原虫、血吸虫等，均可引起脾内免疫应答。当引发体液免疫应答时，淋巴小结增多增大，脾索内浆细胞增多；当引发细胞免疫应答时，动脉周围淋巴鞘显著增厚。因此，脾是对血源性抗原物质产生免疫应答的重要场所。此外，参与淋巴细胞再循环的淋巴细胞约有一半来自脾。

（3）造血：脾在胚胎早期具有造血功能，但自骨髓开始造血后，脾渐变为一种淋巴器官。成年脾内仍含有少量造血干细胞，在机体严重失血或某些病理状态下，脾可恢复造血功能。

（4）储血：正常脾储血量约 40 mL，主要储存于脾血窦内。当机体需要时，脾被膜及小梁内的平滑肌收缩，可将血液补充到血循环。

> **·小贴士·**
>
> 　　由各种原因造成的伴随脾肿大及血细胞过度消耗的临床综合征称脾功能亢进，简称脾亢。脾亢时主要的临床表现与脾清除血细胞的功能有关，红细胞、血小板等在肿大的脾中滤过时被过度毁损，而出现贫血、血小板减少及骨髓造血活跃等临床表现。

淋巴结与脾的组织学结构比较见表 10-1。

表 10-1　淋巴结与脾的组织学结构比较

名　称	淋　巴　结	脾
被膜	薄层结缔组织，有输入淋巴管	厚，表面覆有间皮，内含散在平滑肌纤维
门部	有输出淋巴管、血管等	有脾动、静脉出入
小梁	有	粗大，内含小梁动、静脉和散在平滑肌
实质	皮质、髓质	白髓、红髓
淋巴小结	有	有，又称脾小结
胸腺依赖区	副皮质区（有毛细血管后微静脉）	动脉周围淋巴鞘，内含中央动脉
边缘区	无（淋巴结的小结间区相当于脾的边缘区）	有，为含红细胞且巨噬细胞较多的淋巴组织
淋巴索	髓索（条索状淋巴组织）	脾索（含大量血细胞的条索状淋巴组织）
淋巴窦	窦壁由扁平内皮围成，内皮间有小间隙，窦腔内有网状细胞、淋巴细胞、巨噬细胞，外周有网状纤维包绕	无
血窦	无	有，称脾血窦，窦壁由长杆状内皮细胞构成，细胞间隙大，基膜不完整，外有网状纤维环绕。血窦附近的巨噬细胞突起可伸入窦内
窦内液体	淋巴	血液
功能	过滤淋巴，清除异物；免疫应答	滤血，清除衰老血细胞；免疫应答；贮血、造血

（四）扁桃体

包括腭扁桃体、咽扁桃体和舌扁桃体，位于消化道和呼吸道的交会处，此处的黏膜内含有大量淋巴组织，是经常接触抗原引起局部免疫应答的部位。

1. 腭扁桃体（palatine tonsil）　位于腭舌弓与腭咽弓之间的扁桃体窝内，呈扁椭圆形，表面有复层扁平上皮覆盖。上皮向固有层内凹陷，形成数十个隐窝。上皮下及隐窝周围的固有层内有大量淋巴小结和弥散淋巴组织。隐窝深部的复层扁平上皮内含有许多 T 细胞、B 细胞、

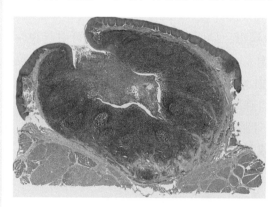

浆细胞和少量巨噬细胞与朗格汉斯细胞等，称**上皮浸润部**。在隐窝上皮细胞间还有许多充满淋巴细胞的**细胞间通道**（intercellular channel），这种通道有的直接开口于上皮表面，在开口处覆有一个扁平的微皱褶细胞（microfold cell，M cell），它们相互连通并开口于隐窝上皮表面的**微隐窝**（位于上皮表面的小凹陷）。故此种上皮又称**淋巴上皮组织**（lympho-epithelial tissue）。隐窝上皮是病原微生物入侵的重要防御屏障。淋巴组织与深部组织间，有一层致密结缔组织构成的被膜，可防止扁桃体感染的扩散（图 10-18）。

图 10-18　腭扁桃体光镜图

2. 咽扁桃体　位于咽后壁，表面被覆假复层纤毛柱状上皮，无隐窝。黏膜形成一些纵行皱襞，固有层内有许多淋巴组织，上皮内也常见淋巴细胞浸润，浸润部上皮常变为复层扁平上皮。

3. 舌扁桃体　位于舌根和咽前壁，表面被覆复层扁平上皮，有一些较浅的隐窝。上皮内有淋巴细胞浸润部，固有层内有淋巴小结和弥散淋巴组织，常使舌黏膜向表面隆起呈结节状。

（五）黏膜相关淋巴组织

消化管、呼吸道和泌尿生殖管道的黏膜和黏膜下层内含有大量散在分布的淋巴细胞、浆细胞、抗原提呈细胞以及扁桃体、肠道集合淋巴滤泡等结构，构成**黏膜相关淋巴组织**（mucosal-associated lymphoid tissue，MALT），能对经黏膜表面入侵机体的微生物产生应答，在局部免疫中发挥重要作用。

（姚　健）

本章学习资源

第十章名词英汉对照表

第十章复习思考题

第十一章　内分泌系统

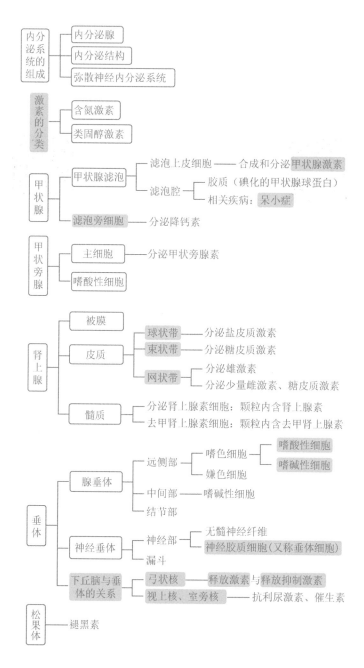

　　内分泌系统（endocrine system）与神经系统、免疫系统等共同调节机体的发育、生长和代谢活动，是机体的重要调节系统。内分泌系统包括：①独立的内分泌腺：如甲状腺、肾上腺和垂体等；②分布于其他器官内的内分泌结构：如胰岛、黄体等；③弥散神经内分泌系统：如分散在消化管、呼吸道黏膜层的内分泌细胞及神经内分泌细胞等。

　　内分泌腺的结构特征是没有导管，故又称**无管腺**。腺细胞排列成索状、团状或围成滤泡。腺细胞周围有丰富的毛细血管。内分泌细胞的分泌物称**激素**。每种激素通过血液循环或直接作用于特定器官或特定细胞，称为该激素的**靶器官**（target organ）或**靶细胞**（target cell）。靶细胞具有特异性受体，与相应的激素结合，产生特定的生理效应（表 11-1）。

根据化学性质不同，将激素分为两大类，即含氮类激素和类固醇激素，前者包括氨基酸衍生物、胺类、肽类和蛋白质类激素。体内大多数内分泌细胞属**含氮激素分泌细胞**，其超微结构特点是：胞质内含有较丰富的粗面内质网、高尔基复合体及有膜包被的分泌颗粒。**类固醇激素分泌细胞**仅包括肾上腺皮质和性腺的内分泌细胞，其超微结构特点是：胞质内含有丰富的滑面内质网，管状嵴的线粒体和脂滴较多，无分泌颗粒。类固醇激素具有脂溶性，以扩散方式透过细胞膜而释放。

细胞分泌激素作用于靶细胞的特异性受体，其作用有以下几种类型：①大部分内分泌细胞分泌激素进入血液，通过血液循环作用于远处特定的靶细胞，称为**内分泌**。②小部分细胞分泌的激素直接作用于邻近的细胞，称为**旁分泌**（paracrine）。③少数细胞在分泌激素时，其激素作用于自身受体，称为**自分泌**（autocrine）。

一、甲　状　腺

甲状腺（thyroid gland）位于喉与气管的腹侧，分左右两叶，中间以峡部相连（图 11-1a）。甲状腺表面包有薄层结缔组织被膜。被膜伸入实质中，将甲状腺实质分隔成许多大小不等的小叶，每个小叶内含有许多甲状腺滤泡和滤泡旁细胞，滤泡之间有疏松结缔组织，含有丰富的有孔毛细血管（图 11-1b）。甲状腺滤泡上皮细胞和滤泡旁细胞均分泌含氮类激素。

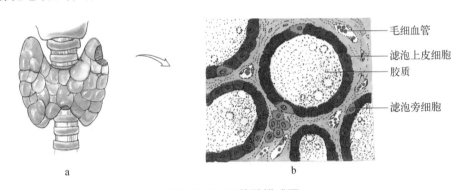

图 11-1　甲状腺模式图

a. 立体模式图；b. 光镜模式图

（一）甲状腺滤泡

甲状腺滤泡（thyroid follicle）大小不等，直径 0.02～0.90 mm，呈球形、椭圆形或不规则形。由单层立方形的**滤泡上皮细胞**（follicular epithelial cell）围成（图 11-1b、图 11-2）。滤泡上皮细胞的核呈圆形，位于细胞中央，胞质呈弱嗜碱性。滤泡腔内充满胶质。在 HE 染色切片中，胶质呈均质状，嗜酸性，呈红色。滤泡上皮细胞的大小和形态随功能状态不同而有改变。在功能活跃时，滤泡上皮细胞增高呈矮柱状，腔内胶质减少；反之，在功能低下时，细胞变矮呈扁平状，腔内胶质增多。腔内胶质是滤泡上皮细胞的分泌物，**即碘化的甲状腺球蛋**

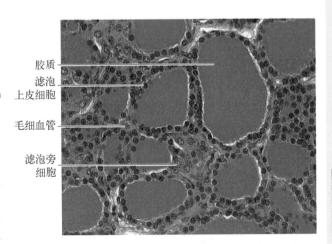

图 11-2　甲状腺光镜图

白，是一种糖蛋白，PAS 反应阳性，胶质的边缘常有空泡，有人认为是滤泡上皮细胞吞饮胶质滴所致。

甲状腺滤泡
上皮细胞分泌
甲状腺激素

在电镜下，滤泡上皮细胞游离面有微绒毛，胞质内的粗面内质网较发达，线粒体较多，溶酶体散在于胞质内，高尔基复合体位于核上方。顶部胞质内有电子密度中等、体积很小的分泌颗粒，以及从滤泡腔摄入的电子密度低的胶质小泡。滤泡上皮细胞基底面有完整的基膜，邻近的结缔组织内富含有孔毛细血管和毛细淋巴管（图 11-3）。甲状腺滤泡上皮细胞合成和分泌**甲状腺激素**（thyroid hormone）。

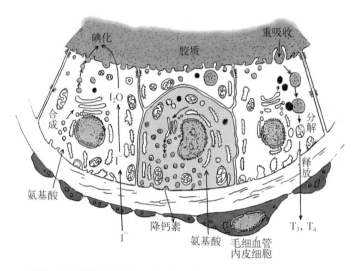

图 11-3　滤泡上皮细胞和滤泡旁细胞超微结构及甲状腺激素合成分泌模式图

甲状腺激素的分泌经过合成、碘化、储存、重吸收、分解和释放等过程。滤泡上皮细胞从血中摄取氨基酸，经粗面内质网合成甲状腺球蛋白的前体，继而在高尔基复合体加糖、浓缩并形成分泌颗粒，再以胞吐方式排放到滤泡腔内。滤泡上皮细胞还能从血中摄取 I^-，I^- 在过氧化物酶的作用下活化后排入滤泡腔，与甲状腺球蛋白结合，形成碘化的甲状腺球蛋白，储存于腔内。滤泡上皮细胞在腺垂体分泌的促甲状腺激素的作用下，胞吞滤泡腔内的碘化甲状腺球蛋白，形成胶质小泡。胶质小泡与溶酶体融合，溶酶体内的蛋白水解酶将碘化的甲状腺球蛋白水解为大量甲状腺素（thyroxine）［又称四碘甲腺原氨酸（tetraiodothyronine，T_4）］和少量三碘甲腺原氨酸（T_3）。T_3 和 T_4 合称为甲状腺激素，经细胞基底部释放入毛细血管。所以滤泡上皮细胞一方面从细胞顶部向滤泡腔分泌甲状腺球蛋白，另一方面从细胞底部释放甲状腺激素进入血液循环（图 11-3）。

T_3 和 T_4 的主要生理功能是增进机体的新陈代谢，提高神经兴奋性，促进骨骼生长，促神经系统的发育。甲状腺激素对婴幼儿骨骼发育和中枢神经系统发育的影响尤为显著。

胎儿和婴幼儿甲状腺功能低下，造成身材矮小，脑发育障碍，导致**呆小症**（克汀病）。成人甲状腺功能低下则引起新陈代谢降低、毛发稀少、精神呆滞、记忆力和理解力减退，出现黏液性水肿。甲状腺功能亢进时，新陈代谢率增高，耗氧量增加，体重减轻，常导致突眼性甲状腺肿。

· 小贴士 ·

在正常成年人的甲状腺激素合成过程中，每天需碘量 100～150 μg，若长期低于此量，甲状腺激素合成减少，引起垂体分泌促甲状腺激素增加（见后述），导致滤泡上皮细胞增生和甲状腺增大，称为**缺碘性甲状腺肿**。在青春期、妊娠期和哺乳期，由于机体对甲状腺激素的需要量增多，引起碘的相对不足，容易诱发和加重甲状腺肿。从 1996 年至今，我国食盐加碘政策根据历次监测结果多次修订，从全民食盐加碘一刀切，到因地制宜，实行有区别的补碘政策。应坚持科学补碘，防止碘过量摄入或碘缺乏。

（二）滤泡旁细胞

滤泡旁细胞（parafollicular cell），数量少，位于滤泡之间或滤泡上皮细胞之间，细胞体积较大，呈卵圆形，细胞顶端不抵达滤泡腔，HE染色时胞质着色较浅，故又称亮细胞。电镜下可见位于滤泡上皮间的滤泡旁细胞顶部被相邻的滤泡上皮细胞覆盖（图11-2、图11-3）。滤泡旁细胞胞质内含大量分泌颗粒，镀银法染色，显示为黑色嗜银颗粒（图11-4）。滤泡旁细胞以胞吐方式释放颗粒内的**降钙素**（calcitonin）。降钙素属于多肽激素，能促进成骨细胞的成骨活动，抑制破骨细胞的骨吸收作用，使钙盐沉着于类骨质内，同时也抑制肠道和肾小管吸收钙，从而使血钙浓度降低。

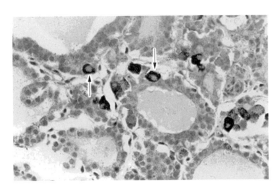

图 11-4　甲状腺镀银染色光镜图
箭头示滤泡旁细胞

滤泡旁细胞释放降钙素

二、甲　状　旁　腺

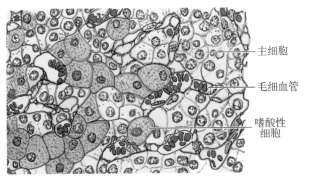

图 11-5　甲状旁腺模式图

主细胞

毛细血管

嗜酸性细胞

甲状旁腺（parathyroid gland）为卵圆形小体，上下两对，位于甲状腺左右叶的背面。腺表面包有薄层结缔组织被膜，实质内腺细胞排列成索状或团状，其间有少量结缔组织和丰富的有孔毛细血管。甲状旁腺细胞可分为主细胞和嗜酸性细胞两种（图11-5）。

（一）主细胞

主细胞（chief cell）数量最多，体积较小，呈圆形或多边形，核圆形，位于细胞中央，HE染色中胞质着色浅。电镜下，胞质内有粗面内质网和高尔基复合体等细胞器，并含有分泌颗粒。细胞以胞吐方式释放颗粒内的**甲状旁腺激素**（parathyroid hormone）。甲状旁腺激素是肽类激素，主要作用是促进骨细胞和破骨细胞溶骨，且能促进肠道及肾小管吸收钙，从而使血钙浓度升高。甲状旁腺激素和降钙素相互拮抗，维持人体血钙的稳定。甲状旁腺功能减退一般会引起甲状旁腺激素分泌不足，血钙浓度降低，神经肌肉应激性增强，容易出现手足抽搐，严重的还会出现癫痫状症状；如果甲状旁腺功能亢进，则导致骨质过度吸收，容易发生骨折。

甲状旁腺激素使血钙浓度升高，和降钙素相互拮抗，维持人体血钙的稳定

（二）嗜酸性细胞

从青春期开始，甲状旁腺内开始出现**嗜酸性细胞**（oxyphil cell），以后其数量随年龄的增长而有所增加。嗜酸性细胞常单个或成群散布于主细胞之间。细胞体积比主细胞大，但核较小而染色深，胞质内充满嗜酸性颗粒。电镜下，这些嗜酸性颗粒为密集的线粒体，其他细胞器不发达。嗜酸性细胞的功能目前尚不明确。

三、肾　上　腺

肾上腺（adrenal gland）位于肾脏的上方，表面包以结缔组织被膜，少量结缔组织伴随血管和神经伸入腺实质内。腺实质由周边的皮质和中央的髓质两部分组成。肾上腺皮质分泌类固醇激素，髓质分泌含氮类激素。

肾上腺皮质由外向内分三个带：球状带细胞分泌盐皮质激素；束状带细胞分泌糖皮质激素；网状带细胞主要分泌雄激素

（一）皮质

皮质占肾上腺总体积的 80%～90%，由皮质细胞、血窦和少量结缔组织组成。根据皮质细胞的形态和排列特征，可将皮质由外向内分为球状带、束状带和网状带，但三个带之间并无截然的界限（图 11-6、图 11-7）。

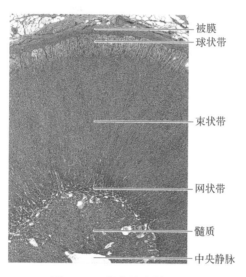

肾上腺切片图

图 11-6　肾上腺光镜图

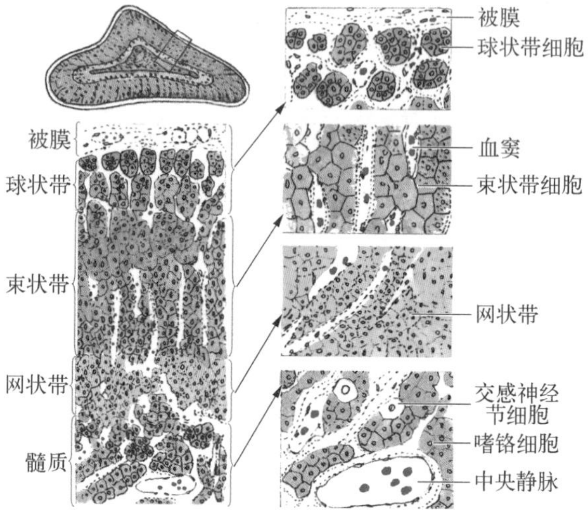

图 11-7　肾上腺模式图

1. 球状带（zona glomerulosa）　位于被膜下方，较薄，腺细胞排列成球团状，细胞团之间有血窦和结缔组织（图 11-6、图 11-7）。球状带细胞较小，多呈锥体形，核小，染色深。胞质较少，内含少量脂滴。球状带细胞分泌**盐皮质激素**（mineralocorticoid），主要是**醛固酮**（aldosterone），其作用是刺激肾远曲小管和集合管重吸收 Na^+ 和排出 K^+，同时也刺激胃肠黏膜、唾液腺分泌管和汗腺导管吸收 Na^+，从而使血液 Na^+ 浓度升高，K^+ 浓度降低，维持血容量的正常水平。球状带细胞的分泌活动受肾素 - 血管紧张素系统调节。

2. 束状带（zona fasciculata）　是皮质最厚的部分，腺细胞排列成单行或双行的细胞索，索与被膜垂直，索间有纵行的血窦和少量结缔组织。束状带细胞较大，呈多边形，胞核较大，圆形，着色浅。胞质内含有大量的脂滴，在石蜡切片标本中，因脂滴被溶解，故胞质染色浅而呈泡沫状（图 11-6、图 11-7）。束状带细胞分泌**糖皮质激素**（glucocorticoid），主要为**皮质醇**（cortisol）和**皮质酮**（corticosterone），其作用是促进蛋白质及脂肪分解并转变成糖（糖异生），还有抑制免疫应答及抗炎等作用。束状带细胞的分泌活动受腺垂体细胞分泌的促肾上腺皮质激素（ACTH）调控。

3. 网状带（zona reticularis）　位于皮质的最内层，腺细胞索相互吻合成网，网间为窦状毛细血管和少量结缔组织。网状带细胞较小，胞核小，着色较深。胞质呈嗜酸性，内含较多脂褐素和少量脂滴，故 HE 染色标本中染色较束状带深（图 11-6、图 11-7）。网状带细胞主要**分泌雄激素**，也分泌少量**雌激素和糖皮质激素**。

肾上腺皮质细胞分泌的激素均属类固醇激素，都具有分泌类固醇激素的超微结构特征，尤其是束状带细胞更为典型。

（二）髓质

髓质位于肾上腺的中央，周围与网状带相接。髓质主要由排列成索或团的髓质细胞组成，其间有血窦和少量结缔组织，髓质中央有**中央静脉**（图 11-6、图 11-7）。髓质细胞较大，呈多边形，核圆染色浅。用铬盐处理后，胞质内可见黄褐色的嗜铬颗粒，故又

肾上腺髓质细胞分为肾上腺素细胞和去甲肾上腺素细胞

称**嗜铬细胞**（chromaffin cell）。此外，髓质内还有少量**交感神经节细胞**，其胞体较大，散在分布。

肾上腺髓质分泌含氮类激素，因此具有分泌含氮类激素细胞的超微结构特征。根据嗜铬细胞胞质颗粒内所含物质的不同，可分为两种。一种为**肾上腺素细胞**，数量较多，约占肾上腺髓质细胞的80%以上，颗粒内含**肾上腺素**（adrenaline）。另一种为**去甲肾上腺素细胞**，数量较少，颗粒内含**去甲肾上腺素**（noradrenaline）。肾上腺素和去甲肾上腺素均属儿茶酚胺类物质，前者使心率加快，心脏和骨骼肌的血管扩张；后者使全身各器官的血管广泛收缩，血压升高，心脏、脑和骨骼肌内的血流加速。

> **·小贴士·**
>
> 　　库欣综合征（Cushing syndrome）是由于肾上腺皮质分泌过量的糖皮质激素（主要是皮质醇）所致病症的总称。表现为满月脸、向心性肥胖、多血质、痤疮、紫纹、高血压、高血糖、闭经、骨质疏松等。病因多种，如因垂体分泌促肾上腺皮质激素（ACTH）过多所致的库欣病（Cushing disease），肾上腺皮质腺瘤，肾上腺皮质癌等。临床因治疗需要大剂量使用糖皮质激素后，也可以有类似库欣综合征的表现。

四、垂　体

垂体（hypophysis）位于颅骨蝶鞍垂体窝内，为卵圆形小体，重约 0.5 g。垂体表面包有结缔组织被膜。

垂体由**腺垂体**（adenohypophysis）和**神经垂体**（neurohypophysis）两部分组成。腺垂体分为**远侧部**、**中间部**及**结节部**三部分。神经垂体分为**漏斗**和**神经部**两部分，漏斗又可分为正中隆起和漏斗柄。远侧部又称**垂体前叶**，神经部和中间部合称**垂体后叶**（图 11-8）。

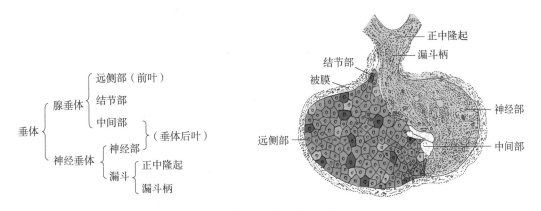

图 11-8　垂体模式图

（一）腺垂体

1. 远侧部（pars distalis）　腺细胞排列成团状或索状，少数围成小滤泡，细胞间有丰富的窦状毛细血管和少量结缔组织。在 HE 染色切片中，根据腺细胞着色的差异，可分为**嗜色细胞**和**嫌色细胞**两大类，嗜色细胞又分为**嗜酸性细胞**和**嗜碱性细胞**（图 11-9、图 11-10）。嗜色细胞内含分泌颗粒，具有分泌含氮类激素细胞的超微结构特征，根据腺细胞分泌激素的不同，可进一步对它们进行分类，并以其所分泌的激素来命名。

垂体远侧部嗜色细胞的种类、分泌的激素及其生物效能

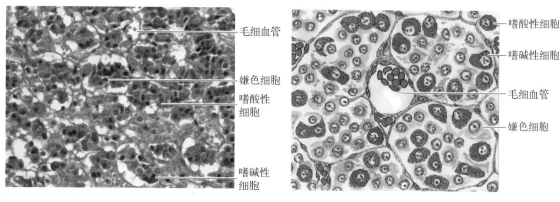

图 11-9　垂体远侧部光镜图　　　　　图 11-10　垂体远侧部模式图

（1）嗜酸性细胞（acidophilic cell）：数量较多，轮廓清楚，细胞呈三角形、圆形或卵圆形，胞质内含粗大的嗜酸性颗粒（图 11-9、图 11-10）。嗜酸性细胞分为两种。

1）生长激素细胞（somatotroph）：数量较多，电镜下，胞质内充满电子密度高的分泌颗粒。细胞合成和分泌**生长激素**（growth hormone, GH；somatotropin），主要促进全身代谢及生长，尤其是刺激骨骼和骺软骨的生长，使骨增长（图 11-11）。

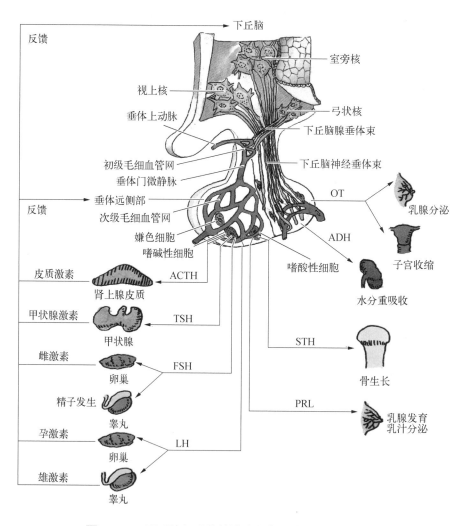

图 11-11　下丘脑与垂体的激素与靶器官的作用示意图

在幼年期，GH 分泌不足可导致垂体侏儒症；GH 分泌过多，则可引起巨人症。而成年后

GH 分泌过多则引发肢端肥大症。

2）催乳激素细胞（mammotroph, prolactin cell）：通常情况下，男女两性均有少量此种细胞，女性处于妊娠期和哺乳期时较为多见。电镜下，胞质内分泌颗粒较少，细胞分泌**催乳素**（prolactin PRL），能促进乳腺发育和乳汁分泌（图 11-11）。在分娩前期和哺乳期，催乳激素细胞的分泌颗粒增大，细胞数量增多，体积增大，功能旺盛。

（2）**嗜碱性细胞**（basophil cell）：数量较嗜酸性细胞少，细胞呈圆形、卵圆形或多边形，细胞轮廓清楚，胞质内含有嗜碱性颗粒（图 11-9、图 11-10），PAS 反应阳性。嗜碱性细胞分为三种。

1）**促甲状腺激素细胞**（thyrotroph）：细胞呈多边形，电镜下，胞质边缘有少量分泌颗粒，细胞分泌**促甲状腺激素**（thyroid stimulating hormone, TSH），能促进甲状腺滤泡上皮细胞增生和甲状腺激素的合成及释放（图 11-11）。

2）**促性腺激素细胞**（gonadotroph）：细胞体积较大，呈圆形或椭圆形，电镜下，胞质内含分泌颗粒，细胞分泌**卵泡刺激素**（follicle stimulating hormone, FSH）和**黄体生成素**（luteinizing hormone, LH）。这两种激素可共存于同一细胞，但在不同性别中作用不同。在女性，FSH 促进卵巢内卵泡发育，LH 则促进排卵、形成黄体并分泌雌激素和孕激素；在男性，FSH 刺激睾丸生精小管的支持细胞合成雄激素结合蛋白，以促进精子的发生，LH 则刺激睾丸间质细胞分泌雄激素（图 11-11），故又称**间质细胞刺激素**（interstitial cell stimulating hormone, ICSH）。

3）**促肾上腺皮质激素细胞**（corticotroph）：细胞呈多边形，电镜下，胞质内的分泌颗粒少，分布于近细胞膜处，细胞分泌**促肾上腺皮质激素**（adrenocorticotropic hormone, ACTH）和**促脂解素**（lipotropin, lipotropic hormone, LPH）。前者促进肾上腺皮质束状带分泌糖皮质激素（图 11-11）；后者促进脂肪分解。

（3）**嫌色细胞**（chromophobe cell）：细胞数量多，体积小，轮廓不清。胞质少，对一般染料亲和力低，着色浅（图 11-9、图 11-10）。电镜下，嫌色细胞胞质内含少量分泌颗粒，因此认为这些细胞可能是脱颗粒后的嗜色细胞，也可能是处于形成嗜色细胞的初期阶段。

2. 中间部（pars intermedia） 为远侧部与神经部之间的纵行狭窄区域，由大小不等的滤泡及周围的一些嫌色细胞和嗜碱性细胞组成。滤泡由单层立方形或柱状细胞围成，滤泡腔内含少量胶质（图 11-12、图 11-13）。中间部的嗜碱性细胞主要是**黑素细胞刺激素细胞**（melanotroph），胞质内含有分泌颗粒，分泌**促黑素细胞激素**（melanocyte stimulating hormone, MSH），MSH 作用于皮肤黑素细胞，促进黑色素的合成和扩散，使皮肤颜色变深。

促性腺激素分泌亢进时，可发生性早熟；分泌低下时，可造成肥胖性生殖无能

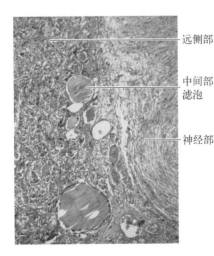

图 11-12 垂体中间部光镜图

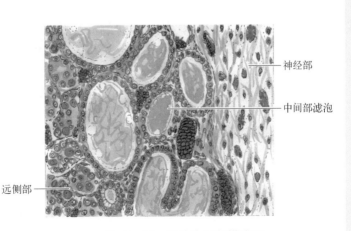

图 11-13 垂体中间部模式图

3. 结节部（pars tuberalis） 包围着神经垂体的漏斗，此处含丰富的纵行毛细血管，腺细胞沿血管呈条索状纵行排列，细胞较小，以嫌色细胞为主，其间有少量嗜酸性细胞和嗜碱性细胞。

4. 腺垂体的血液循环 大脑基底动脉环发出垂体上动脉，腺垂体主要接受来自垂体上动脉的血液。垂体上动脉由结节部上端进入神经垂体的漏斗，在该处分支并吻合形成窦状毛细血管网，称**初级毛细血管网**，这些毛细血管网于结节部汇集形成数条**垂体门微静脉**，下行进入远侧部，再度分支并吻合形成窦状毛细血管网，称**次级毛细血管网**。垂体门微静脉及其两端的毛细血管网共同构成**垂体门脉系统**。远侧部的毛细血管最后汇集成小静脉，注入垂体周围的静脉窦（图 11-14）。

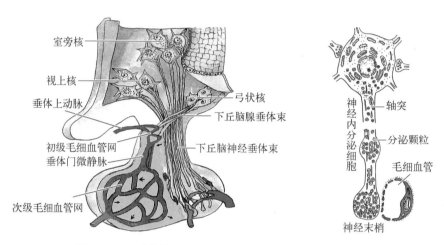

图 11-14 垂体的血管分布及其与下丘脑的关系示意图

（二）下丘脑与腺垂体的关系

下丘脑弓状核等神经核的神经元，除具有一般神经元的结构外，胞体内还含有许多分泌颗粒，具有内分泌功能，称为**神经内分泌细胞**。弓状核的神经内分泌细胞的轴突伸至神经垂体的漏斗，构成**下丘脑腺垂体束**，而胞体合成的多种激素在轴突末端释放，进入垂体门脉系统漏斗处的初级毛细血管网，再经垂体门微静脉到达远侧部的次级毛细血管网，分别调节远侧部各种腺细胞的分泌活动（图 11-14）。这些激素分两大类，有促进腺细胞分泌的**释放激素**（releasing hormone, RH）和抑制腺细胞分泌的**释放抑制激素**（releasing inhibiting hormone, RIH），目前已知的释放激素有生长激素释放激素、催乳激素释放激素、促甲状腺激素释放激素、促肾上腺皮质激素释放激素、促性腺激素释放激素及黑素细胞刺激素释放激素等；释放抑制激素有生长激素释放抑制激素、催乳激素释放抑制激素及黑素细胞刺激素释放抑制激素等。

下丘脑产生的释放激素和释放抑制激素经垂体门脉系统达到远侧部，调节腺垂体内各种腺细胞的分泌活动；腺垂体分泌的激素又调节相应的靶器官或靶细胞的分泌活动。另一方面，靶器官或靶细胞分泌的激素浓度变化，又反过来影响腺垂体和下丘脑的相应内分泌细胞的分泌活动，这种调节称为**反馈作用**。促进内分泌活动的调节属于**正反馈**，抑制内分泌细胞分泌活动的调节属于**负反馈**（图 11-11）。机体正是通过这些神经系统和内分泌系统的协同作用来完成对生理功能的调节和稳定。

（三）神经垂体及其与下丘脑的关系

神经垂体主要由无髓神经纤维和神经胶质细胞组成，其间含有丰富的窦状毛细血管（图 11-8）。下丘脑**视上核**和**室旁核**内有大型神经内分泌细胞，其轴突经漏斗终止于神经部，构成**下丘脑神经垂体束**，也是神经部无髓神经纤维的来源。这些神经内分泌细胞合成的分泌颗粒沿轴突被运输到神经部，释放入周围的窦状毛细血管。在轴突沿途和终末，分泌颗粒常聚集成团，使轴突呈串珠状膨大，在 HE 染色切片中呈现为大小不等的嗜酸性小体，称**赫林体**

（Herring body）（图 11-15、图 11-16）。因此，神经垂体与下丘脑直接相连，二者是结构和功能上的整体，神经垂体只起贮存、释放下丘脑激素的作用。

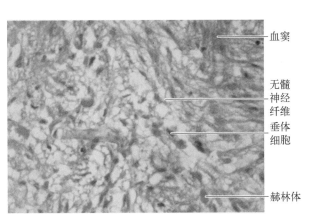

图 11-15　神经垂体光镜图　　　　图 11-16　神经垂体模式图

垂体切片图

下丘脑与神经垂体的关系

神经部的神经胶质细胞又称**垂体细胞**（pituicyte），其形态和大小不一，胞质内含有脂滴和色素。垂体细胞除具有支持和营养神经纤维的作用外，还有吞噬和保护的作用。

下丘脑视上核和室旁核的神经内分泌细胞合成**抗利尿激素**（antidiuretic hormone, ADH）和**催产素**（oxytocin，OT）。ADH 的主要作用是促进肾远曲小管和集合管对水的重吸收，使尿液浓缩。ADH 若分泌减少，会导致尿崩症；ADH 分泌过多，超过生理剂量，可导致小动脉平滑肌收缩，血压升高，故又称**血管升压素**（vasopressin, VP）。OT 可引起子宫平滑肌收缩，有助于孕妇分娩，还可促进乳腺的分泌功能（图 11-11）。

主要内分泌腺的细胞特征及功能见表 11-1。

表 11-1　主要内分泌腺的细胞特征及功能

位　置		细　胞	形态特点	激素及其功能
垂体	远侧部	生长激素细胞	嗜酸性细胞，细胞质含嗜酸性分泌颗粒	生长激素：促骨骼生长
		催乳激素细胞	同上	催乳激素：促乳腺发育及乳汁分泌
		促甲状腺激素细胞	嗜碱性细胞，细胞质含嗜碱性分泌颗粒	促甲状腺激素：促甲状腺滤泡上皮增生及甲状腺素合成
		促性腺激素细胞	同上	卵泡刺激素：促卵泡发育（女性）和促精子发生（男性） 黄体生成素：促排卵及黄体形成（女性）和促睾丸分泌雄激素（男性）
		促肾上腺皮质激素细胞	同上	促肾上腺皮质激素：促糖皮质激素分泌； 促脂解素；促脂肪分解
	中间部	黑素细胞刺激素细胞	细胞质嗜碱性，可围成滤泡状	促黑素细胞激素：促黑素细胞合成分泌黑色素
	神经部	视上核和室旁核神经内分泌细胞的轴突	内有嗜酸性团块聚集，为赫林体	抗利尿激素：促尿液浓缩 催产素：促子宫收缩和促泌乳

（续表）

位　置		细　胞	形态特点	激素及其功能
肾上腺	皮质	球状带细胞*	细胞排列成球团状，细胞小，含脂滴	盐皮质激素：促肾重吸收 Na⁺和排 K⁺
		束状带细胞*	细胞排列成束状，细胞大，富含脂滴	糖皮质激素：调节糖代谢，抑制免疫应答
		网状带细胞*	细胞吻合成网状，细胞小，少量脂滴	性激素（雄激素为主）和少量糖皮质激素：调节代谢及生殖
	髓质	髓质细胞	细胞大，细胞质呈嗜铬性	肾上腺素：心率和呼吸加快　去甲肾上腺：血管收缩，血压升高
甲状腺		滤泡上皮细胞	细胞为单层立方状，围成滤泡	甲状腺激素：促代谢，促生长，兴奋神经系统
		滤泡旁细胞	细胞较大而着色浅，嗜银性	降钙素：血钙降低
甲状旁腺		主细胞	细胞小、着色浅，排列成索或团状	甲状旁腺激素：血钙升高

* 为类固醇激素分泌细胞，其余为含氮激素分泌细胞。

五、松　果　体

　　松果体（pineal body）呈扁圆锥形，直径 5～10 mm，表面包有结缔组织被膜，被膜伸入腺实质，把实质分隔成许多不规则的小叶，其实质主要由**松果体细胞**（pinealocyte）、神经胶质细胞和无髓神经纤维组成。

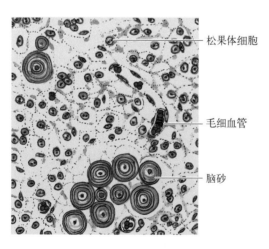

图 11-17　松果体模式图

（图中标注：松果体细胞、毛细血管、脑砂）

脑砂在青春期后出现，并随年龄而增加脑砂的数量，可能反映过去激素的分泌情况

　　松果体细胞数量多，聚集成团状或索状，细胞间有较丰富的毛细血管。细胞呈圆形或不规则形，核大，圆形，胞质少，弱嗜碱性；镀银染色显示细胞有突起，突起末端膨大成球形，终止于血管周隙或室管膜附近（图 11-17）。电镜下，松果体细胞有丰富的线粒体、核糖体和发达的高尔基复合体，粗面内质网较多，胞质和细胞突起终末有许多分泌颗粒，颗粒内含有细胞合成的**褪黑素**（melatonin）。褪黑素是一种胺类物质，通过抑制腺垂体促性腺激素的分泌而影响生殖功能。近来发现褪黑素具有增强免疫力、抑制肿瘤生长、促进睡眠以及抗衰老等效应。褪黑素的合成和分泌随外界光照呈昼夜节律性变化。因此，认为松果体具有生物钟的特性。在成人的松果体内常见**脑砂**（brain sand），是松果体细胞分泌物钙化而成的同心圆结构，其功能意义不明。

六、弥散神经内分泌系统

除上述内分泌腺外，机体其他许多器官内还存在大量散在的内分泌细胞，这些细胞的分泌物在调节机体生理活动中起很重要的作用。1966 年皮尔斯（Pearse）根据这些内分泌细胞都能合成和分泌胺，而且细胞是通过摄取胺前体（氨基酸）经脱羧后产生胺的特点，故将这些细胞统称为**摄取胺前体脱羧细胞**（amine precursor uptake and decarboxylation cell，简称 APUD 细胞）。

随着对 APUD 细胞认识的不断深入，逐渐发现许多 APUD 细胞不仅产生胺，而且还能产生肽，但有的细胞仅产生肽；并发现在神经系统内的许多神经元也合成和分泌与 APUD 细胞相同的胺和（或）肽类物质。因此，将这些具有分泌功能的神经元（如下丘脑室旁核和视上核的神经内分泌细胞）和 APUD 细胞（如消化管、呼吸道和泌尿生殖道的内分泌细胞）合并组成一个整体，称为**弥散神经内分泌系统**（diffuse neuroendocrine system, DNES）。因此，DNES 是在 APUD 细胞基础上的进一步发展和扩充。

迄今已知组成 DNES 的细胞已达 50 多种，可分为中枢和周围两大部分。①中枢部分，包括下丘脑神经内分泌细胞、腺垂体细胞和松果体细胞等；②周围部分，包括甲状腺滤泡旁细胞、甲状旁腺主细胞、肾上腺髓质细胞、胰岛细胞、消化道、呼吸道、泌尿生殖道的内分泌细胞等。此外，部分心房肌纤维和血管内皮细胞也有重要的内分泌功能，故有人建议也将它们列入 DNES。因此，DNES 把神经系统和内分泌系统两大调节系统统一起来，形成一个整体，共同调节控制机体的各种生理活动。

（杨文静　吴卫疆）

本章学习资源

第十一章名词英汉对照表

第十一章复习思考题

第十二章　皮　　肤

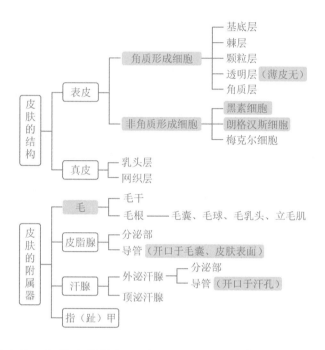

皮肤（skin）是人体面积最大的器官，总面积 1.2～2.0 m²，约占成人体重的 16%。皮肤由**表皮**和**真皮**构成，借皮下组织与深部组织相连。皮肤有毛、皮脂腺、汗腺和指（趾）甲等附属器，它们由表皮衍生形成。皮肤内有丰富的感觉神经末梢，能接受外界多种刺激。皮肤被覆于身体的外表面，起重要屏障作用，既能阻挡异物和病原体侵入，防止体液丢失，也参与构成人体的免疫系统，还具有调节体温和排泄代谢产物的作用。

一、皮 肤 的 结 构

（一）表皮

表皮（epidermis）位于皮肤的浅层，由角化的复层扁平上皮构成。根据表皮的厚度，皮肤可分为厚皮和薄皮。厚皮仅位于手掌和足底，其表皮厚 0.8～1.5 mm；其他部位的均为薄皮，其表皮厚 0.07～0.12 mm。表皮细胞分为两类，一类是占绝大多数的**角质形成细胞**；另一类是散在于前者之间的非角质形成细胞。

1. 表皮的分层和角化　厚皮的表皮结构典型，从基底向表面可依次分为五层，主要由角质形成细胞构成（图 12-1～图 12-3、表 12-1）。

（1）基底层（stratum basale）：由一层矮柱状的基底细胞组成。胞质内含丰富的游离核糖体，故嗜碱性，有散在或成束的**角蛋白丝**。相

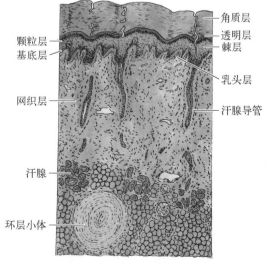

图 12-1　手掌皮肤模式图

右侧标注：角质层、透明层、棘层、乳头层、汗腺导管

左侧标注：颗粒层、基底层、网织层、汗腺、环层小体

厚皮表皮从基底到表面分五层：基底层、棘层、颗粒层、透明层和角质层

邻细胞间以桥粒相连，同时与基膜以半桥粒相连。基底细胞是表皮的干细胞，不断分裂，增殖的部分细胞脱离基膜，进入棘层，分化为棘细胞并丧失分裂能力。在皮肤的创伤修复中，基底细胞具有重要的再生修复作用。

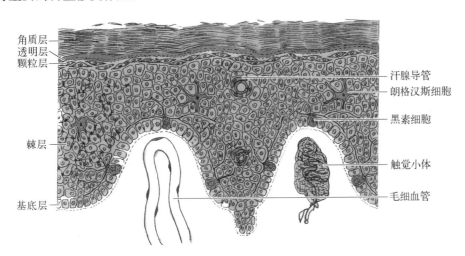

图 12-2　表皮细胞组成模式图

（2）**棘层**（stratum spinosum）：由4～10层多边形细胞组成。细胞表面有许多棘状突起（图 12-2），核圆形居中，染色浅。胞质丰富，嗜碱性，含游离核糖体较多；角蛋白丝成束，交织成网，并附于桥粒内侧，相邻棘细胞的突起以桥粒相连。胞质内还有一种有膜包被的、内含板层结构的卵圆形颗粒，称为**板层颗粒**（lamellated granule），又称**膜被颗粒**（membrane coating granule），其内容主要为糖脂和固醇。随着细胞的上移，颗粒

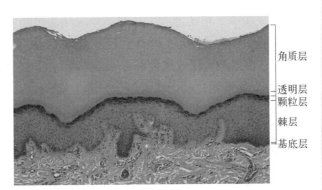

图 12-3　表皮（厚皮）光镜图

厚皮切片图

逐渐分布于细胞周边。胞膜内侧有合成的内披蛋白（involucrin）沉积而使胞膜增厚。

（3）**颗粒层**（stratum granulosum）：由3～5层较扁的梭形细胞组成。细胞长轴平行于皮肤表面，细胞核和细胞器逐渐退化。胞质内板层颗粒增多，多分布于细胞周边，且以胞吐方式排放颗粒内容物，填充于细胞间隙，为表皮渗透屏障的重要组成部分。胞质内还出现许多无膜包裹**透明角质颗粒**（keratohyalin granule），呈强嗜碱性，角蛋白丝束包绕在颗粒的周围或穿入其中，是形成角蛋白的前体物。

（4）**透明层**（stratum lucidum）：此层由2～3层扁平细胞构成，细胞界限不清，细胞核和细胞器均已消失，HE 染色呈均质透明状，嗜酸性，折光性强。电镜下见胞质内充满角蛋白丝和致密均质状的基质，两者的复合物称**角蛋白**（keratin）。

（5）**角质层**（stratum corneum）：由几层到几十层扁平的角质细胞（horny cell）组成。细胞内充满角蛋白，细胞膜显著增厚，HE 染色呈均质状，强嗜酸性。浅层的角质细胞之间桥粒消失，连接松散，不断地成片脱落，形成皮屑。角质层细胞对机体有重要的保护作用，不仅能防止体液丢失，并具有抗酸和抗碱的能力，是防止化学性物质和微生物入侵人体的主要屏障。

人体大部分皮肤的表皮较薄，角质层、颗粒层及棘层的细胞层数均较少，透明层缺如（图 12-4）。表皮由基底层到角质层的结构变化，反映了角质形成细胞增殖、迁移、逐渐分化为角质细胞、然后脱落的过程，同时伴随的是角蛋白及其他成分合成的质与量的变化。表皮细

胞的更新周期平均约为 28 d，其增殖和分化受多种因素影响，包括神经内分泌的调节以及细胞本身产生的刺激因子和抑制因子（如表皮生长因子、转化生长因子、表皮抑素等）的作用。

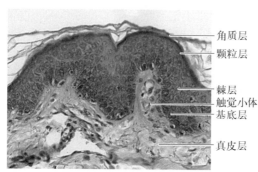

图 12-4　表皮（薄皮）光镜图

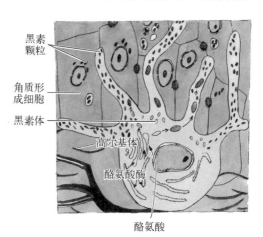

图 12-5　黑色素细胞超微结构模式图

2. 非角质形成细胞

（1）黑素细胞（melanocyte）：此细胞胞体多分散于基底细胞之间，HE 染色标本中胞体呈圆形，核深染，胞质透明，其突起伸入到基底细胞和棘细胞之间，不易辨认（图 12-2）。电镜下见胞质中有长圆形的小体，称**黑素体**（melanosome），由高尔基复合体形成，内含酪氨酸酶，可将酪氨酸转化成**黑色素**（melanin）。黑素体内出现黑色素后，改名为**黑素颗粒**（melanin granule）。黑素颗粒经迁移聚集于突起末端，然后再释放进入邻近细胞内（图 12-5）。黑色素可吸收紫外线，对皮肤深层组织有保护作用。

> **·小贴士·**
>
> 　　不同种族的人，黑素细胞的数量基本相同，但合成黑色素的能力及黑素颗粒的数量、大小和分布大有差异。黑种人的黑素颗粒分布于表皮全层，粗大、数量较多，而且不易被酶解；白种人的黑素颗粒仅分布于表皮的基底层，细小、数量较少，表皮细胞内的黑色素易被溶酶体分解而消失；黄种人介于两者之间。当日光照射时，由于紫外线的作用，黑素颗粒生成增多；且移到各层表皮细胞，使皮肤变黑，以保护皮肤及深部组织不受损伤。

> **·小贴士·**
>
> 　　白化病患者体内黑素细胞数目正常，细胞内也有黑素体，但由于控制酪氨酸酶的基因发生突变，不能合成酪氨酸酶，于是黑素体中酪氨酸酶缺乏，不能使酪氨酸转变成黑色素，从而导致皮肤、黏膜、毛发、虹膜等白化。

（2）朗格汉斯细胞（Langerhans cell）：属于树突状细胞，源于骨髓内的前体细胞。此细胞分散于棘层细胞之间（图 12-2），HE 染色时胞质色浅，核深染，用 ATP 酶组化染色可显示该细胞的树突状突起。电镜下见核分叶而卷曲，胞质内除含各种细胞器外，还有**伯贝克颗粒**（Birbeck granule），外有膜包被，剖面呈网球拍样或杆状（图 12-6）。朗格汉斯细胞能摄取和处理入侵的抗原，并传递给淋巴细胞，是皮肤内的抗原提呈细胞。

（3）梅克尔细胞（Merkel's cell）：此细胞分散于表皮基底细胞之间或表皮与真皮连接处，在 HE 染色时难以辨认。电镜下胞体呈圆形或卵圆形，细胞顶部伸出几个较粗短的突起到角质形成细胞之间，胞质中含有许多致密颗粒，细胞基部与传入神经的盘状轴突相接触，形成化学性突触（图 12-7）。它的功能仍未完全确定，多数学者认为这种细胞是一种触觉感受器，也有人认为是 APUD 细胞系统的成员。

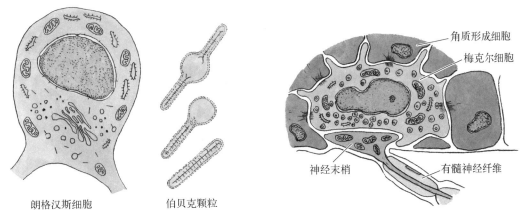

朗格汉斯细胞　　　伯贝克颗粒

图 12-6　朗格汉斯细胞及伯贝克颗粒超微模式图

图 12-7　梅克尔细胞超微结构模式图

表皮各层结构的比较见表 12-1。

表 12-1　表皮各层结构比较

名　称	基底层	棘　层	颗粒层	透明层	角质层
细胞层数	1 层	4～10 层	3～5 层	2～3 层（薄皮缺如）	几层到几十层
细胞形状	矮柱状	多边形	梭形	扁平	扁平
细胞质染色	核糖体多，强嗜碱性	嗜碱性	强嗜碱性	嗜酸性，折光性强	嗜酸性，均质状
颗粒特点		板层颗粒出现	板层颗粒增多，出现透明角质颗粒		
角蛋白丝	散在或成束，与基膜垂直	成束，交织成网	大量存在，可包绕或穿入透明角质颗粒	很多，并与均质状基质形成角蛋白	充满角蛋白
细胞连接	桥粒半桥粒	桥粒	桥粒	桥粒	桥粒逐渐消失，连接松散

（二）真皮

真皮（dermis）位于表皮下方，厚薄不一，可分为乳头层和网织层。

1. 乳头层（papillary layer）　　是紧靠表皮的薄层疏松结缔组织，向表皮突起形成真皮乳头（dermal papilla），扩大了表皮和真皮的连接面，有利于两者牢固连接，也有利于表皮从真皮组织液中获得营养。乳头层内含丰富的毛细血管或神经末梢（如游离神经末梢、触觉小体）。

2. 网织层（reticular layer）　　是乳头层下方较厚的致密结缔组织，为真皮的主要部分，与乳头层间无明显的分界。内有粗大的胶原纤维，丰富的弹性纤维，使皮肤具有较大的韧性和弹性。此层还有丰富的血管、淋巴管和神经，以及汗腺、皮脂腺和毛囊等；深部常见环层小体。

二、皮下组织

皮下组织（hypodermis），即解剖学所称的浅筋膜，由疏松结缔组织和脂肪组织构成，连接皮肤与深部组织，赋予了皮肤一定的活动性和缓冲、保温、能量贮存等作用。其厚薄因性别、部位、年龄等而有差异。

三、皮肤的附属器

（一）毛

人体皮肤除手掌、足底等处外，均有毛分布。身体各部毛的密度、长短、粗细不等，并随种族、性别、年龄不同，其数量、形状、色泽也不同。

毛由**毛干**（hair shaft）和**毛根**（hair root）两部分组成。毛干是露出于皮肤之外的部分，毛根则斜埋于皮肤之内。毛根由管鞘状的**毛囊**（hair follicle）包裹（图12-8、图12-9）。毛囊分为两层，内层为上皮根鞘（epithelial root sheath），结构与表皮相似，并相连续；外层为**结缔组织鞘**（connective tissue sheath）。毛根与毛囊的下端合为一体，膨大为**毛球**。毛球底部凹陷，结缔组织突入其中，形成**毛乳头**（hair papilla），内含丰富的血管和神经，供给毛球所需的营养，并对毛发生长具有诱导作用。毛球的上皮细胞为干细胞，称**毛母质细胞**（hair matrix cell），它们不断增殖，部分子细胞分化形成毛根和上皮根鞘的细胞，并向上迁移，是毛发的生长点。**立毛肌**（arrector pilli muscle）为一束平滑肌，位于毛根与表皮之间的钝角侧。它一端附于毛囊，另一端止于真皮乳头层。立毛肌受交感神经支配，在寒冷、惊恐和愤怒时收缩，使毛竖立（图12-8、图12-9）。

> **· 小贴士 ·**
>
> 脱发是指各种因素引起头发脱落的现象，可分为生理性脱发和非生理性脱发。一般情况下每人每天会掉落50~100根头发，这是由于头发到达正常生长周期中的休止期而脱落，称生理性脱发。若头发每天脱落数量超过100根，头发的生长动态平衡被打破，最终因头发大量异常脱落导致头发稀疏或发际线后移等严重影响患者外表形象的现象称为非生理性脱发。根据发生原因不同可以分为以下五种：雄激素性脱发、免疫缺陷性脱发、损伤性脱发、营养异常性脱发和药物性脱发，其根本原因均与各种因素直接或间接作用于毛囊引起毛囊异常有关。

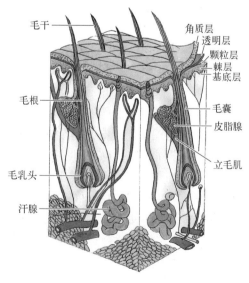

图 12-8　皮肤附属器模式图

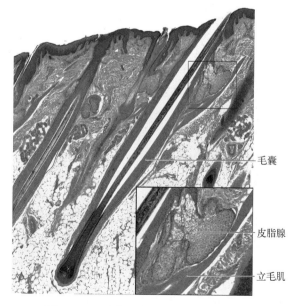

图 12-9　毛囊、皮脂腺、立毛肌光镜图

薄皮切片图

（二）皮脂腺

皮脂腺（sebaceous gland）多位于毛囊和立毛肌之间，为分支泡状腺。分泌部由一个或几个囊状的腺泡构成，周边细胞较小，为干细胞；它们不断分裂增殖的部分子细胞中出现脂滴，并向腺泡中央移动；腺泡中心的细胞较大，核固缩，充满脂滴；最后腺细胞解体，连同脂滴一起排出即成为皮脂。导管短，由复层扁平上皮围成，开口于毛囊上部；也有一些直接开口于皮肤表面（图 12-8、图 12-9）。皮脂具有滋润和保护皮肤及毛发的作用。

（三）汗腺

汗腺（sweat gland）可分为 2 类。

1. 局泌汗腺（merocrine sweat gland） 又称**小汗腺**，分布于全身皮肤，为单曲管状腺。分泌部蟠曲成团，由腺细胞、肌上皮细胞和基膜组成。腺细胞为单层锥形或立方形细胞构成，核位于细胞基部，胞质染色浅，以胞吐方式分泌汗液。在腺细胞与基膜之间有肌上皮细胞，细胞扁平，有突起，收缩时有助于汗液的排出。导管部由两层立方形细胞围成，胞质嗜碱性，由真皮直行进入表皮后，呈螺旋状行走，开口于汗孔（图 12-8、图 12-10）。汗液中含大量水分，还含磷、钠、氯、锌、乳酸盐和尿素等。汗腺具有散发热量和排泄代谢产物的作用。

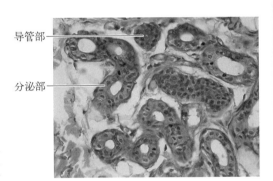

图 12-10 汗腺光镜图

2. 顶泌汗腺（apocrine sweat gland） 又称**大汗腺**，仅分布于腋窝、乳晕、阴部及肛门周围等处，为分支曲管状腺。分泌部管径粗而弯曲，由一层立方形或柱状细胞组成，分泌时，顶部胞质及其分泌物一起排出，称为**顶浆分泌**（apocrine）。导管部较细，由两层立方形细胞构成。分泌物为较黏稠的乳状液，含蛋白质、碳水化合物、脂类和铁等，排入毛囊上部。有些人腋窝大汗腺分泌旺盛，当分泌物经细菌分解后出现明显的异味，俗称狐臭。此腺受性激素影响，青春期分泌旺盛，老年时退化。

（四）指（趾）甲

指（趾）甲（nail）由甲体及其周围和下方的组织构成。甲体由多层连接牢固的角质细胞构成，埋于皮肤内的部分为**甲根**（nail root），甲体下面的皮肤称**甲床**（nail bed），甲根处的上皮基底细胞为**甲母质**（nail matrix），是甲的生长点。甲体周缘围绕的皮肤称**甲襞**（nail fold），甲襞与甲体之间的沟称**甲沟**（nail groove）（图 12-11）。

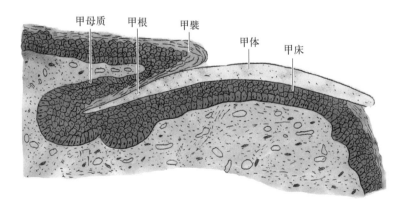

图 12-11 指甲纵切面模式图

（李　奕）

本章学习资源

第十二章名词英汉对照表

第十二章复习思考题

第十三章　消　化　管

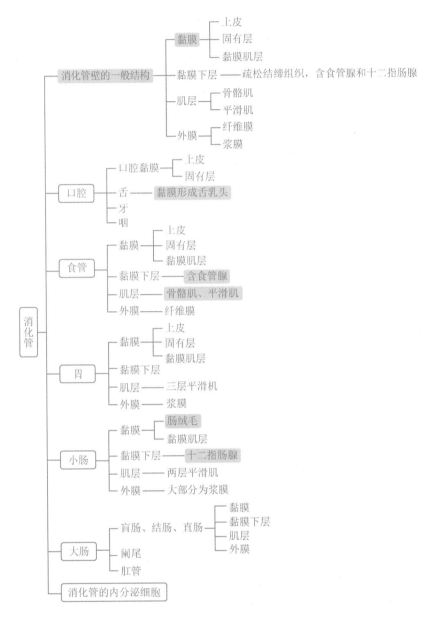

消化系统（digestive system）由消化管和消化腺组成。**消化管**（digestive tract）包括口腔、咽、食管、胃、小肠和大肠。**消化腺**（digestive gland）包括大唾液腺、胰腺和肝脏以及消化管壁内的许多小消化腺。从外界摄取的食物在消化管内经过机械的和化学性的共同作用被分解成氨基酸、单糖、甘油酯等小分子物质，再吸收入血液或淋巴内，以供机体生长和代谢的需要。食物残渣形成粪便，经肛门排出。此外，消化管壁内富含淋巴组织，在消化管的免疫防御中起着重要作用。

一、消化管壁的一般结构

消化管除口腔、咽和肛门外，其管壁由内向外都具有四层基本结构，分别为黏膜、黏膜下层、肌层和外膜（图 13-1）。

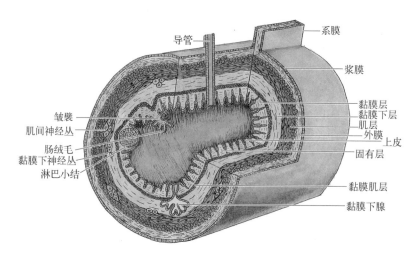

图 13-1　消化管壁的一般结构模式图

（一）黏膜

黏膜（mucosa; mucous membrane）由上皮、固有层和黏膜肌层构成，是消化管各段结构差异最大、功能最重要的部分。

1. 上皮　　消化管两端（口腔、咽、食管、肛门）衬以复层扁平上皮，以保护作用为主。其余部分衬以单层柱状上皮，以消化、吸收功能为主。

2. 固有层（lamina propria）　　由结缔组织构成，其中细胞成分多，纤维较细密，有丰富的毛细血管、毛细淋巴管、神经、散在的平滑肌细胞和小消化腺。另有弥散淋巴组织和淋巴小结，参与免疫应答。

3. 黏膜肌层（muscularis mucosae）　　为薄层平滑肌，收缩时可使黏膜活动，促进腺体分泌物排出、物质吸收和血液运行。口腔、咽和肛门部的黏膜无黏膜肌。

（二）黏膜下层

黏膜下层（submucosa）由疏松结缔组织构成，内含丰富的血管、淋巴管和**黏膜下神经丛**（submucosal nervous plexus）。黏膜下神经丛由副交感神经节细胞、神经胶质细胞及无髓神经纤维构成，可调节黏膜肌的收缩和腺体的分泌。在食管和十二指肠的黏膜下层分别有**食管腺**和**十二指肠腺**。

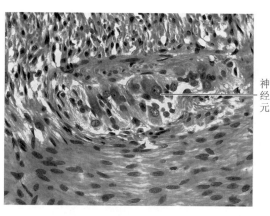

图 13-2　肌间神经丛光镜图

在消化管的某些部位，黏膜和黏膜下层共同向管腔内突起，形成纵行或环行的皱褶，称**皱襞**（plica），以此扩大黏膜的表面积。

（三）肌层

肌层（muscularis; muscularis externa）在食管以上和肛管齿状线以下的消化管为骨骼肌，其余主要为平滑肌。平滑肌一般为内环行和外纵行两层。两层之间有少量结缔组织，内含**肌间神经丛**（myenteric nervous plexus）（图 13-2）。肌间神经丛的结构与黏膜下神经丛相似，但大而多，支配肌层的运动。在某些部位，环行肌局部增厚形成括约肌。肌层的收缩为食物在消化管中的推进提供动力。

（四）外膜

外膜（adventitia）为消化管的最外层；仅由结缔组织组成并和周围组织相连者，称**纤维膜**（fibrosa），如食管、直肠下段；由结缔组织组成并被间皮覆盖者称**浆膜**（serosa; serous membrane），如胃、空肠。浆膜表面润滑，与周围组织或器官游离，利于器官活动。

二、口　　腔

（一）口腔黏膜

口腔黏膜仅由腔面的上皮及其下方的固有层构成，无黏膜肌层。上皮为复层扁平上皮，仅在硬腭部出现角化。固有层结缔组织突向上皮形成乳头，其内含有丰富的毛细血管，故黏膜呈粉红色。乳头及上皮内还有许多感觉神经末梢。口腔底部的上皮菲薄，通透性高，有利于某些化学物质的吸收，如治疗心绞痛的硝酸甘油。固有层深部和黏膜下层的结缔组织中尚有散在的浆液性和黏液性的小唾液腺，如唇腺、舌腺等。其分泌物能保持黏膜的湿润，也有一定的消化作用。固有层在唇、颊等处与骨骼肌相连，在硬腭处与骨膜相连。

（二）舌

舌（tongue）是口腔内的肌性器官，表面覆以口腔黏膜，深部为不同方向排列的骨骼肌纤维。黏膜由复层扁平上皮与固有层构成。舌根部黏膜内有许多淋巴小结，构成舌扁桃体。舌背面黏膜有许多乳头状隆起，称**舌乳头**（lingual papilla）（图 13-3），人的舌乳头主要有三种。

1. 丝状乳头（filiform papilla）　　数量最多，呈圆锥形。复层扁平上皮的浅层细胞角化并不断脱落，与唾液、食物残渣共同形成舌苔（图 13-3、图 13-4）。

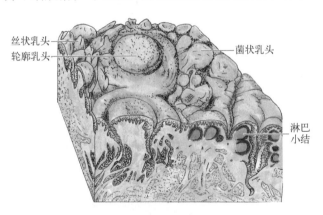

图 13-3　舌乳头模式图

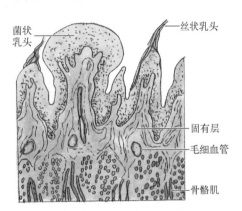

图 13-4　丝状乳头和菌状乳头模式图

2. 菌状乳头（fungiform papilla）　　数量较少，散在于丝状乳头之间，呈蘑菇状，上皮不角化，内有散在的味蕾（图 13-3～图 13-5）。

3. 轮廓乳头（circumvallate papilla）　　位于舌界沟前方，有 7～12 个，乳头形体较大，顶端平坦，周围上皮陷入固有层形成环状沟（图 13-3、图 13-6）。沟两侧的上皮内嵌有许多味蕾。味腺位于固有层内，开口于沟底。味腺分泌稀薄的浆液，不断地冲洗味蕾表面的食物残渣，以利于味蕾感受新的刺激。

味蕾（taste bud）呈卵圆形，除分布于菌状乳头和轮廓乳头外，还散在分布于软腭、会厌等上皮内。顶端有与口腔相通的小孔，称**味孔**（gustatory pore），基部位于基膜上（图 13-5）。味蕾由长梭形的**味细胞**、支持细胞和锥形的**基细胞**构成。电镜下，味细胞游离面有微绒毛（也称味毛）深入味蕾顶部的味孔，基部与味觉神经末梢形成突触，味细胞是感觉上皮细胞。支持细胞位于味细胞之间。基细胞属于未分化细胞。味蕾是味觉感受器。

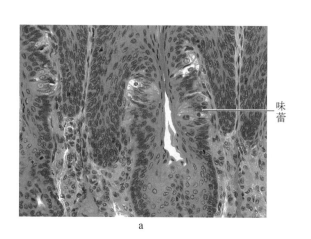

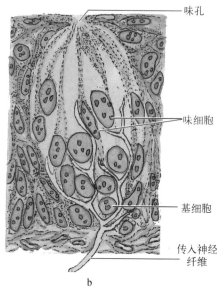

味孔

味细胞

基细胞

传入神经
纤维

味蕾

a

b

图 13-5　味蕾光镜图及模式图

a. 光镜图；b. 模式图

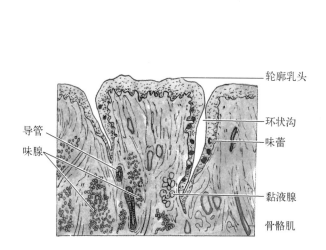

轮廓乳头

环状沟

味蕾

黏液腺

骨骼肌

导管

味腺

图 13-6　轮廓乳头模式图

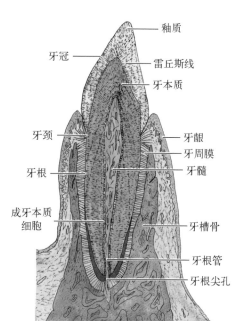

釉质

雷丘斯线

牙本质

牙龈

牙周膜

牙髓

牙槽骨

牙根管

牙根尖孔

牙冠

牙颈

牙根

成牙本质
细胞

图 13-7　牙的结构模式图

（三）牙

牙（teeth）从外形上可分为**牙冠**（crown of tooth）、**牙颈**（dental cervix）和**牙根**（root of tooth）三部分。从组织结构上可以分为釉质、牙本质、牙骨质、管状的牙髓腔及其末端的**牙根尖孔**（apical foramen）等（图 13-7）。

1. 釉质（enamel）　包在牙冠牙本质的表面，仅由**釉柱**和**釉柱间质**构成，无细胞存在，是体内最坚硬的结构，几乎 98% 的釉质由无机盐组成，主要为羟基磷灰石。釉柱为六角棱柱形，呈放射状排列。釉质内有以牙尖为中心的弧形暗线，称**釉质生长线**（incremental line of enamel line），**又称雷丘斯线**（Retzius line），是釉质的生长线。

　　2. 牙本质（dentin）　　围绕牙髓腔，为牙的主体，由**牙本质小管**和**间质**构成。牙本质小管从牙髓腔表面向周围呈放射状排列，内含**牙本质纤维**，是存在于牙本质内表面的一层**成牙本质细胞**（odontoblast）的突起。间质由牙本质小管之间的胶原纤维和钙化的基质构成，其硬度仅次于釉质。

　　3. 牙骨质（cementum）　　包绕牙根部的牙本质，结构似骨，但无骨单位及血管存在。

　　4. 牙髓（dental pulp）　　位于牙髓腔中，由疏松结缔组织构成，含丰富的血管和神经，它们经牙根尖孔进入牙髓腔，对釉质和牙本质有营养作用。牙髓腔周边部有一层成牙本质细胞，可形成牙本质。

　　5. 牙周膜（peridental membrane）　　包在牙根周围的致密结缔组织，位于牙根和牙槽骨之间，以粗大的胶原纤维束将二者连接起来，以固定牙。

　　6. 牙龈（gingiva）　　由复层扁平上皮和固有层构成，包绕牙颈部。

　　（四）咽

　　咽是消化管和呼吸道的共同通道，分为口咽、鼻咽和喉咽三部分。

　　1. 黏膜　　由上皮和固有层组成。口咽表面为非角化复层扁平上皮，而鼻咽和喉咽主要为假复层纤毛柱状上皮。固有层的结缔组织内含有丰富的淋巴组织及黏液性或混合性腺，深部有一层弹性纤维。

　　2. 肌层　　由内纵与外斜或环行的骨骼肌组成。

　　3. 外膜　　为纤维膜，由富有血管及神经纤维的结缔组织组成。

三、食　管

　　食管（esophagus）是运送食物到胃的通道。其腔面有 7～10 条纵行皱襞，食物通过时消失（图 13-8）。

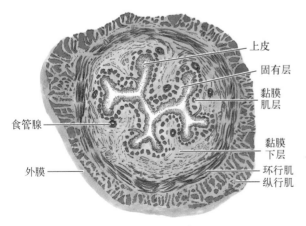

图 13-8　食管横切面模式图

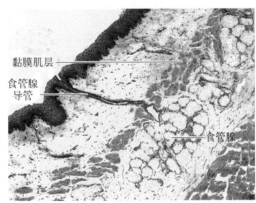

图 13-9　食管横切面光镜图

食管切片图

　　（一）黏膜

　　1. 上皮　　食管上皮为非角化复层扁平上皮（图 13-9），在贲门处突然转变为单层柱状上皮（图 13-10）。

　　2. 固有层　　为结缔组织，内有**食管腺导管**通过，其周围有淋巴组织。靠近贲门处有**食**

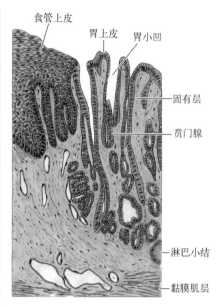

图 13-10　食管与贲门连接处模式图

管贲门腺，为黏液腺，分泌黏液。

3. 黏膜肌层　为一层纵行平滑肌束。

（二）黏膜下层

黏膜下层含有**食管腺**（esophageal gland），为黏液性腺，其分泌物通过导管开口于食管腔。

（三）肌层

肌层由内环行和外纵行两层肌组织构成。食管上 1/3 段为骨骼肌，中 1/3 段为骨骼肌和平滑肌交错存在，下 1/3 段为平滑肌。

（四）外膜

外膜为**纤维膜**。

四、胃

胃可贮存食物，并可分泌胃液，初步消化蛋白质。此外，还可吸收部分无机盐、水及醇类。

（一）黏膜

胃空虚时腔面可见许多不规则的纵行皱襞，充盈时几乎消失。黏膜表面有许多浅沟，将黏膜分成直径 2～6 mm 的**胃小区**（gastric area）。黏膜表面还有许多**胃小凹**（gastric pit），由上皮向固有层凹陷形成。小凹底部有 3～5 条胃腺开口（图 13-11～图 13-13）。

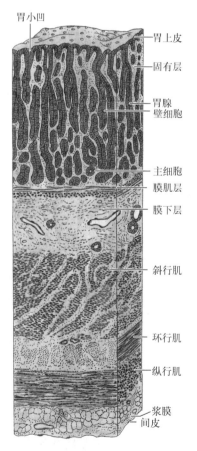

图 13-11　胃底部立体模式图

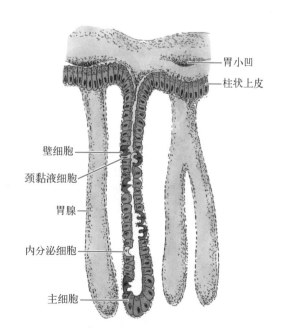

图 13-12　胃底腺模式图

1. 上皮　由**表面黏液细胞**（surface mucous cell）为主的单层柱状上皮组成。细胞顶部充

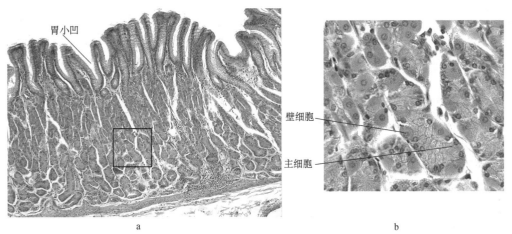

胃小凹

壁细胞

主细胞

图 13-13 胃黏膜光镜图

a. 低倍；b. 高倍

胃切片图

满**黏原颗粒**（图 13-14），故 HE 染色切片上着色浅，呈透明状；核椭圆形，位于基部；相邻细胞间有紧密连接。此细胞分泌含高浓度碳酸氢根的不可溶性黏液，覆盖上皮表面，有防止酸性胃液侵蚀的重要作用。表面黏液细胞不断脱落，由胃小凹底部的干细胞增殖补充，每 3～5 d 更新一次。

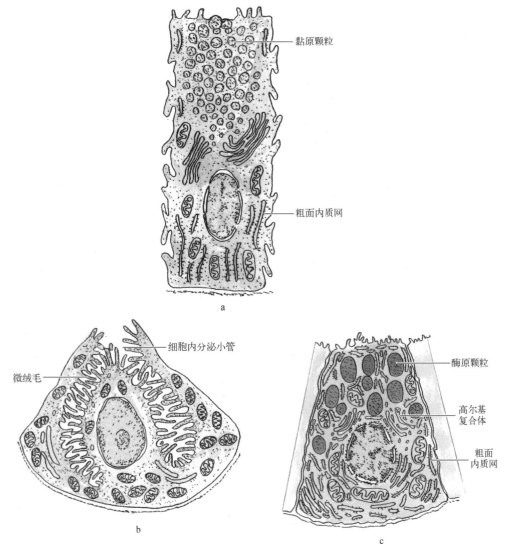

黏原颗粒

粗面内质网

a

细胞内分泌小管

微绒毛

b

酶原颗粒

高尔基复合体

粗面内质网

c

图 13-14 胃黏膜的三种主要上皮细胞超微结构模式图

a. 表面黏液细胞；b. 壁细胞；c. 主细胞

正常胃上皮中没有杯状细胞，如出现这种细胞，病理学上称之为胃的肠上皮化生。目前发现不完全性大肠型化生与肠型胃癌的发生关系密切。

胃黏膜屏障（gastric mucosal barrier）：胃上皮细胞之间的紧密连接和细胞表面含大量HCO_3^-的**黏液凝胶**共同组成胃黏膜屏障，具有防止胃酸和胃蛋白酶对黏膜的自身消化以及阻止离子的通透等作用。如阻止H^+侵入黏膜，防止Na^+从黏膜向胃腔扩散等。当该屏障遭到破坏，胃酸和胃蛋白酶可消化胃壁导致胃溃疡。

胃溃疡是指胃肠道黏膜在某种情况下被胃液所消化（自身消化）而造成的超过黏膜肌层的坏死糜烂面。正常情况下，胃内酸性胃液的侵蚀作用和胃黏膜的防御力量，处于动态平衡状态；而一旦失去平衡，就可能发生胃溃疡。机体的应激状态、物理和化学因素的刺激、某些病原体的感染等都可引起胃溃疡病，尤其是幽门螺杆菌与胃炎、胃溃疡关系密切，这一研究成果获得了2005年诺贝尔生理学或医学奖。

2. 固有层　　内含大量紧密排列的**胃腺**（gastric gland），腺体之间有少量结缔组织和由黏膜肌伸入的分散的平滑肌细胞。胃腺按照其在胃中分布的部位及结构可分为三种，即胃底腺、贲门腺和幽门腺。

（1）**胃底腺**（fundic gland）：**胃底腺**为分支管状腺，存在于胃底和胃体部的固有层中，是胃腺中数量最多的腺体。每个腺体通常可分为颈部、体部和底部三部分。颈部与胃小凹相连，腺腔狭窄；体部最长，底部稍弯曲而膨大，可见分支。胃底腺由壁细胞、主细胞、颈黏液细胞、干细胞和内分泌细胞组成。

1）**壁细胞**（parietal cell）：又称**泌酸细胞**（oxyntic cell），以腺体上半部较多。胞体大，呈圆锥形，核位于中央，有时可见双核，胞质嗜酸性（图13-12、图13-13）。电镜下，可见壁细胞顶部的细胞膜向胞质内凹陷形成小管，称**细胞内分泌小管**（intracellular secretory canaliculus），或**分泌小管**（secretory canaliculus），小管的腔面有微绒毛。分泌小管周围的胞质内有表面光滑的小管和小泡，称**微管泡（tubulovesicle）系统**，其膜上含有大量独特的H^+、K^+-ATP酶（质子泵）。在静止期，分泌小管一般不与腺腔相通，微绒毛短而稀疏，微管泡系统却很发达；在分泌期，分泌小管开口于腺腔，微绒毛增多、增长，使细胞游离面扩大5倍，而微管泡数量锐减（图13-14、图13-15）。这表明微管泡系统可能是分泌小管膜的储备形式。壁细胞还有丰富的线粒体，这是壁细胞胞质呈嗜酸性的原因。此外，可见少量的粗面内质网和高尔基复合体。

壁细胞能合成和分泌**盐酸**，即**胃酸**。有杀菌作用，并能激活胃蛋白酶原转变成胃蛋白酶。同时，可促进胃肠道内分泌细胞和胰腺细胞的作用。

盐酸合成和分泌过程：细胞代谢产生或来自血液的CO_2与H_2O在细胞内碳酸酐酶的作用下，结合成H_2CO_3，后者再解离成H^+和HCO_3^-。当受到泌酸刺激时，微管泡系统向细胞内分泌小管腔面移动，H^+、K^+-ATP酶也移至表面，质子泵将细胞内的H^+主动运输至分泌小管内。同时，细胞膜内的K^+通道、Cl^-通道开放，使K^+和来自血液的Cl^-也流入分泌小管内。其中，H^+与Cl^-结合形成HCl，而K^+则通过质子泵与H^+交换又回到细胞内，HCO_3^-作为与Cl^-交换进入血液（图13-15）。

壁细胞还能分泌**内因子**（intrinsic factor），这是一种能与维生素B_{12}结合的糖蛋白，使维生素B_{12}不被肠道内水解酶消化。当这种结合的复合物到达回肠时，能与回肠上皮细胞表面的内因子受体相结合，帮助维生素B_{12}吸收入血，供红细胞生成。

胃底腺的细胞组成；壁细胞、主细胞的光、电镜结构和功能

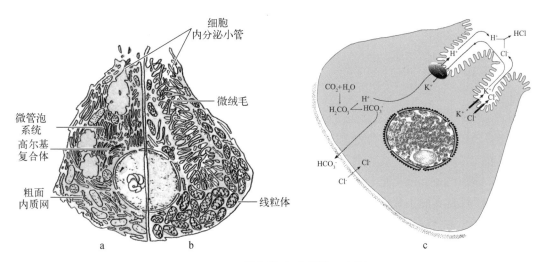

图 13-15　壁细胞合成盐酸示意图

a. 静止期的壁细胞，示发达的微管泡系统和短的分泌小管，微绒毛少；

b. 分泌期的壁细胞，示分泌小管加长，微绒毛增多，微管泡系统消失；

c. H^+、K^+-ATP 酶到达小管表面，K^+、Cl^- 进入小管，K^+ 泵回胞质，H^+ 泵入小管，形成 HCl

· 小贴士 ·

　　如果内因子缺乏，会导致维生素 B_{12} 吸收障碍，引起恶性贫血。

　　2）主细胞：又称**胃酶细胞**（zymogenic cell）。数量最多，主要分布于腺体下半部。细胞呈柱状，核圆形位于基部。胞质基部嗜碱性（图 13-12、图 13-13）。电镜下微绒毛短而少，胞质顶部有许多椭圆形的**酶原颗粒**（zymogen granule）和发达的高尔基复合体，基部含有丰富的粗面内质网和线粒体（图 13-14）。主细胞分泌**胃蛋白酶原**（pepsinogen），经盐酸激活后转变成有活性的**胃蛋白酶**，可初步分解蛋白质。婴儿期主细胞还能分泌**凝乳酶**，可凝固乳汁，使其易于消化。

　　3）颈黏液细胞（mucous neck cell）：分布于胃底腺颈部，常夹在壁细胞之间（图 13-12）。数量很少。细胞呈楔形，核扁圆形位于基部。胞质内含有**黏原颗粒**，HE 染色切片上色浅，PAS 反应阳性，分泌物为含酸性糖胺聚糖的可溶性黏液，不同于胃上皮所分泌的不溶性黏液。

　　4）干细胞（stem cell）：存在于从胃小凹深部一带至胃底腺的颈部，需用特殊技术显示。如应用 ^3H 标记的胸腺嘧啶核苷注入实验动物体内后，以放射自显影术发现该部位细胞摄取了胸腺嘧啶核苷，提示这些细胞处于活跃的增殖状态；增殖的子细胞向上迁移，分化为表面黏液细胞；也可停留在局部或向下迁移，分化为其他胃底腺细胞。

　　5）内分泌细胞：见后述。

　　（2）贲门腺（cardiac gland）：贲门腺为管状的黏液腺，分布于贲门部，开口于胃小凹，主要含大量黏液细胞和少量内分泌细胞。

　　（3）幽门腺（pyloric gland）：幽门腺也为管状的黏液腺，开口于幽门部的胃小凹。此区胃小凹深而长，腺体短而弯曲，能分泌黏液、溶菌酶和微量蛋白酶。幽门腺中还有许多 G 细胞，产生**胃泌素**。

　　3. 黏膜肌层　　由内环行、外纵行两薄层平滑肌构成，其收缩可促进胃腺分泌物的排出和血液运行。

　　（二）黏膜下层

　　为含有血管、淋巴管及神经丛的较致密的结缔组织。

注意小肠与消化吸收有关的结构

（三）肌层

肌层厚，分内斜行、中环行和外纵行三层平滑肌。在贲门、幽门处，环行肌增厚分别形成贲门括约肌和幽门括约肌。

（四）外膜

为浆膜。

五、小　　肠

小肠（small intestine）是消化管中最长的部分，可分为十二指肠、空肠和回肠三部分。是消化食物、吸收营养的主要场所。

（一）黏膜

小肠黏膜由上皮、固有层和黏膜肌层构成，小肠腔面黏膜和黏膜下层向肠腔突出，形成许

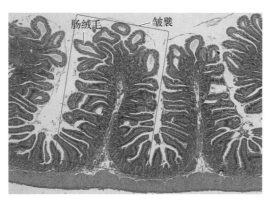

肠绒毛　　　皱襞

图 13-16　空肠纵切光镜图

空肠切片图

多**环行皱襞**（plicae circulares, circular fold）（图 13-16），其表面有许多细小的指状突起，是由黏膜上皮和固有层向肠腔突出而成，称为**肠绒毛**（intestinal villus）。肠绒毛高 0.5～1.5 mm，形状不一，如十二指肠的绒毛呈叶状，空肠的呈长指状，回肠的为短锥形。环行皱襞和肠绒毛使小肠表面积扩大 20～30 倍，如果再加上小肠上皮游离面的微绒毛一起，极大地提高了小肠的吸收面积。上皮向固有层内下陷形成**小肠腺**（small intestinal gland）又称**利伯屈恩隐窝**（crypt of Lieberkuhn），呈单管状，直接开口于肠腔。

1. 上皮　　为**单层柱状上皮**，肠绒毛表面上皮由吸收细胞、杯状细胞和少量内分泌细胞组成；小肠腺除上述细胞以外，还有帕内特细胞和干细胞（图 13-17）。

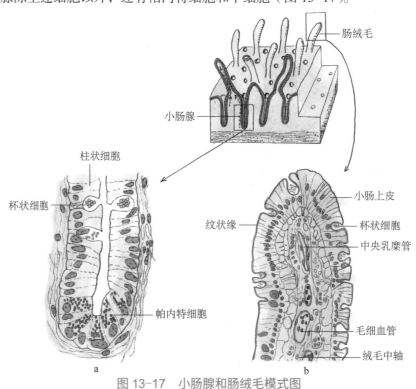

肠绒毛

小肠腺

柱状细胞

杯状细胞

帕内特细胞

小肠上皮

纹状缘

杯状细胞

中央乳糜管

毛细血管

绒毛中轴

a　　　　　　b

图 13-17　小肠腺和肠绒毛模式图

a. 小肠腺；b. 肠绒毛

（1）柱状细胞：又称**吸收细胞**（absorptive cell），数量最多，呈高柱状，核呈椭圆形，位于基部（图13-17）。细胞游离面可见**纹状缘**，即电镜下整齐排列的**微绒毛**。每个细胞约有3 000根微绒毛，使细胞的吸收面积增加20倍。微绒毛表面有一层**细胞衣**，其中有参与碳水化合物和蛋白质消化的双糖酶（蔗糖酶和乳糖酶）以及肽酶，并吸附有胰蛋白酶和胰淀粉酶等。微绒毛膜上还含有运输氨基酸和糖的载体，食糜中的肽类及双糖等被进一步消化成氨基酸和单糖后，通过载体将它们吸收入细胞内。此外，回肠吸收细胞微绒毛的膜上还有内因子受体，能结合内因子和维生素 B_{12} 的复合物，有助于维生素 B_{12} 的吸收。相邻细胞顶部有紧密连接，可以阻挡肠腔内物质经细胞间隙直接进入组织。

柱状细胞的胞质中有丰富的滑面内质网、粗面内质网和高尔基复合体等，参与脂类物质的吸收。

食物中的脂肪在肠腔中经胰脂肪酶水解成为游离脂肪酸和甘油单酯后，与胆汁中的胆盐结合成直径2 nm的微粒。当微粒与吸收细胞的微绒毛接触时，脂肪酸和甘油单酯弥散穿过细胞膜，在胞质顶部的滑面内质网上经酶催化再合成三酰甘油，最后与粗面内质网合成的载脂蛋白在高尔基复合体结合成乳糜微粒，通过细胞侧面的基部释放入细胞间隙，经基膜进入中央乳糜管（图13-18）。

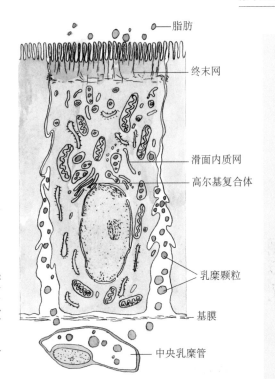

图13-18　小肠吸收细胞超微结构模式图

除消化吸收作用外，吸收细胞也参与**分泌型免疫球蛋白A**（secretory immunoglobulin A，secretory IgA，sIgA）的释放过程；十二指肠和空肠上段的吸收细胞还向肠腔分泌**肠激酶**（enterokinase），激活胰腺分泌的胰蛋白酶原转变为具有活性的胰蛋白酶。

（2）杯状细胞：从十二指肠至回肠逐渐增多，可分泌黏液润滑和保护上皮。

（3）内分泌细胞：见后述。

（4）帕内特细胞（Paneth cell）：又称**潘氏细胞**，此细胞常三五成群地分布在小肠腺底部（图13-17、图13-19）。细胞呈锥体状，核圆形或椭圆形，HE染色时，细胞顶部有粗大的嗜酸性颗粒。当内含的**防御素**（defensin）和**溶菌酶**释放后对肠道细菌具有杀灭作用。

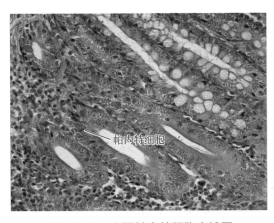

图13-19　小肠帕内特细胞光镜图

（5）干细胞：干细胞位于肠腺基底部，分裂能力强，可分化为柱状细胞和杯状细胞，补充脱落的上皮，也可分化为帕内特细胞和内分泌细胞。

2. 固有层　固有层为细密结缔组织，其突入肠绒毛的部分形成绒毛中轴。肠绒毛中央有纵行的毛细淋巴管，称**中央乳糜管**（central lacteal）（图13-20）。它的起始端为盲管，内皮细胞之间有较大的间隙，主要输送乳糜微粒。肠绒毛中毛细血管丰富，有利于氨基酸和葡萄糖的运输。此外，还有少数分散的平滑肌细胞，可使肠绒毛收缩，促进血液和淋巴的运输。固有层中除含有大量小肠腺外，还富含丰富的淋巴细胞、浆细胞和巨噬细胞等。特别在十二指肠和空肠内还有**孤立淋巴小结**，在回肠有**集合淋巴小结**（aggregated lymphoid nodules），它们常穿过黏膜肌层而达黏膜下层（图 13-21）。

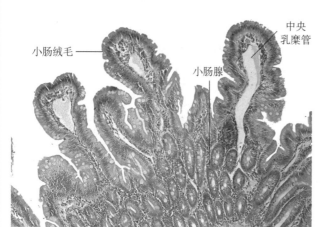

图 13-20 中央乳糜管光镜图

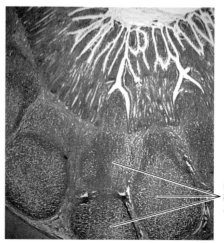

图 13-21 回肠集合淋巴小结光镜图

> · 小贴士 ·
>
> 肠伤寒病变常发生在集合淋巴小结处，可引起局部溃疡、出血甚至穿孔。

肠相关淋巴组织（gut-associated lymphoid tissue，GALT）：肠相关淋巴组织主要指消化管黏膜内的弥散淋巴组织、孤立和集合淋巴小结（图 13-22）。

在肠集合淋巴小结处，上皮内存在一种特殊的细胞，称 **M 细胞**或**微皱褶细胞**。细胞表面仅有少量短而粗的微绒毛，基底面有一拱形深凹，内有淋巴细胞和巨噬细胞。M 细胞的胞质中含有许多吞饮小泡及少量溶酶体。M 细胞可以从肠腔内连续摄取抗原并通过吞饮小泡和溶酶体传递到深凹内的巨噬细胞和淋巴细胞。淋巴细胞在淋巴小结中与抗原相作用，但并不在固有层中产生抗体，而是移居入肠系膜淋巴结，又经淋巴细胞再循环归巢，回到胃肠道分化成浆细胞。浆细胞产生特异性的抗体 IgA。IgA 结合于上皮细胞基部的受体，即**分泌片**（secretory piece），共同形成 sIgA，排入胃肠道。sIgA 不易被消化酶破坏，它附着于上皮细胞表面的细胞衣上，抑制细菌黏附，中和病毒与毒素。这样组成了有效的局部免疫系统，称**分泌型免疫系统**，支持上皮对抗外来病原微生物和毒物的侵袭，起到屏障的作用。

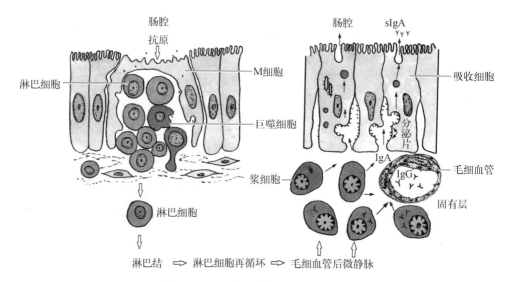

图 13-22 肠相关淋巴组织模式图

3. 黏膜肌层 由内环行、外纵行两薄层平滑肌构成。

（二）黏膜下层

在十二指肠的黏膜下层有**十二指肠腺**（duodenal gland），为黏液性腺；其导管穿过黏膜肌层，开口于肠腺底部（图13-23）。此腺体分泌碱性黏液，可中和胃酸，保护十二指肠。

（三）肌层

肌层由内环行、外纵行两层平滑肌构成。

（四）外膜

除十二指肠中段的部分为纤维膜外，其余均为浆膜。

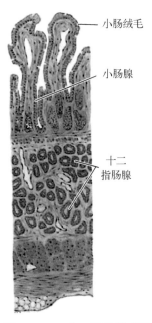

图 13-23 十二指肠模式图

六、大 肠

大肠（large intestine）包括**盲肠**（cecum）、**阑尾**（vermiform appendix）、**结肠**（colon）、**直肠**（rectum）和**肛管**（anal canal）。主要功能是吸收水、电解质和维生素等物质，以及形成和排出粪便。

（一）盲肠、结肠与直肠

这三部分大肠的组织学结构基本相同。

1. 黏膜 表面无肠绒毛。黏膜与黏膜下层共同形成半月形皱襞。上皮为单层柱状上皮，杯状细胞特别多，可分泌黏液，润滑黏膜。固有层内含有大量的大肠腺，比小肠腺直、长且密，含有大量杯状细胞，但缺乏帕内特细胞。固有层内富含淋巴组织和孤立淋巴小结。黏膜肌层与消化管其他部分相同（图13-24）。

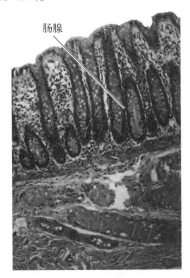

图 13-24 结肠光镜图

2. 黏膜下层 此层为疏松结缔组织，内含成群的脂肪细胞。

3. 肌层 肌层由内环行、外纵行两层平滑肌构成。外纵肌局部增厚，形成3条结肠带。

4. 外膜 除升、降结肠后壁，直肠上1/3小部、中1/3后壁及下1/3全部为纤维膜外，其余部分为浆膜。浆膜内有大量脂肪细胞，形成**肠脂垂**。

（二）阑尾

阑尾管壁的结构也分四层（图13-25），但腔小、壁薄、无皱襞、无肠绒毛。肠腺短小，上皮由柱状细胞和杯状细胞组成，还可见帕内特细胞和内分泌细胞。固有层内淋巴小结和弥散

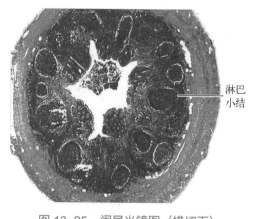

图 13-25　阑尾光镜图（横切面）

淋巴组织特别发达，通常穿过黏膜肌层而达黏膜下层，故黏膜肌不完整。肌层薄，无结肠带。外膜为浆膜。

（三）肛管

齿状线以上的肛管黏膜上皮和直肠一样为单层柱状上皮，杯状细胞丰富。在齿状线以下，单层柱状上皮突然转变为非角化复层扁平上皮。此处肠腺及黏膜肌层消失。在痔环以下则成为角化复层扁平上皮，固有层内出现**环肛腺**（大汗腺）。黏膜下层中含有丰富的静脉丛，管腔大而蟠曲，容易发生瘀血引起静脉曲张而成为**痔**。肌层为两层平滑肌，内层环形肌增厚成肛门内括约肌，近肛门处外纵肌外侧的骨骼肌形成肛门外括约肌。

食管、胃、小肠和大肠黏膜的组织学结构比较见表 13-1。

表 13-1　食管、胃、小肠和大肠黏膜组织学结构比较

名　称		食　管	胃	小　肠	大　肠
皱襞		纵行	纵行	环形	半月形
黏膜表面			有胃小凹	有肠绒毛	无肠绒毛
上皮		非角化复层扁平上皮	单层柱状上皮	单层柱状上皮（夹有杯状细胞）	单层柱状上皮（含大量杯状细胞）
固有层	腺体		贲门腺、幽门腺、胃底腺	小肠腺	大肠腺
	淋巴小结	无，少量淋巴组织	无，少量淋巴组织	空肠为孤立淋巴小结；回肠为集合淋巴小结	较多的淋巴小结
	中央乳糜管			绒毛中轴内有1~2条纵行中央乳糜管	
黏膜肌层		一层纵行平滑肌	内环外纵的平滑肌	内环外纵的平滑肌	内环外纵的平滑肌
功能		能耐受食物通过时的摩擦	初步消化食物，杀菌，保护，分泌胃液	消化、吸收食物，分泌小肠液	分泌黏液，吸收水和电解质，形成粪便

七、消化管的内分泌细胞

从胃到大肠的消化管上皮及腺体内夹杂有四十余种内分泌细胞。消化管的内分泌细胞大多单个夹在其他上皮细胞之间，呈锥体形、圆形或烧瓶形，基底附着在基膜上。按其顶部的位置可分为开放型和封闭型两种（图 13-26）。细胞顶部达到管腔并有微绒毛者为**开放型**，能感受消化管腔内食物、消化液酸碱度变化的刺激而调节分泌；顶部不达到管腔、被其他细胞覆盖者为**封闭型**，能感受局部黏膜伸缩变化的机械刺激。细胞基部含有大小不等的分泌颗粒，用硝

酸银或铬盐处理可以显示，故又叫**嗜银**或**亲银细胞**和**嗜铬细胞**（图 13-27）。分泌颗粒内含有胺和（或）肽类激素（属 **APUD 系统**），大多数分泌物直接进入基膜下的毛细血管内，经血液循环运送并作用于靶细胞（**内分泌**），少数进入上皮细胞内，影响周围的细胞（**旁分泌**）。消化管壁内的主要内分泌细胞见表 13-2。

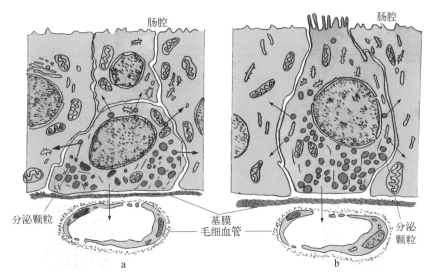

图 13-26　消化管内分泌细胞超微结构模式图

a. 封闭型细胞；b. 开放型细胞

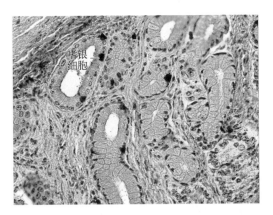

图 13-27　消化管内分泌细胞光镜图（银染）

表 13-2　消化管壁内的主要内分泌细胞

细胞名称	分　布	分泌物种类	作　用
D	胃→大肠	生长抑素	抑制胃酸、胰液、胰岛分泌
EC	胃→大肠	5-羟色胺，多种肽类激素	使胃肠平滑肌收缩
ECL	胃底腺	组胺	刺激胃酸分泌，促进胃的运动
G	胃幽门、十二指肠	胃泌素	促胃酸分泌
I	小肠	缩胆囊素—促胰酶素	促胆囊收缩、胰酶分泌
K	小肠	抑胃多肽	促进胰岛素分泌，抑制胃酸分泌
Mo	小肠	胃肠动素	参与控制胃肠的收缩节律
N	回肠	神经降压素	抑制胃酸分泌和胃的运动

（续表）

细胞名称	分　布	分泌物种类	作　用
PP	胃→大肠	胰多肽	抑制胰酶分泌，松弛胆囊
S	十二指肠、空肠	促胰液素	刺激胰导管上皮分泌水和碳酸氢盐

（余水长　傅　奕）

本章学习资源

第十三章名词英汉对照表

第十三章复习思考题

第十四章 消 化 腺

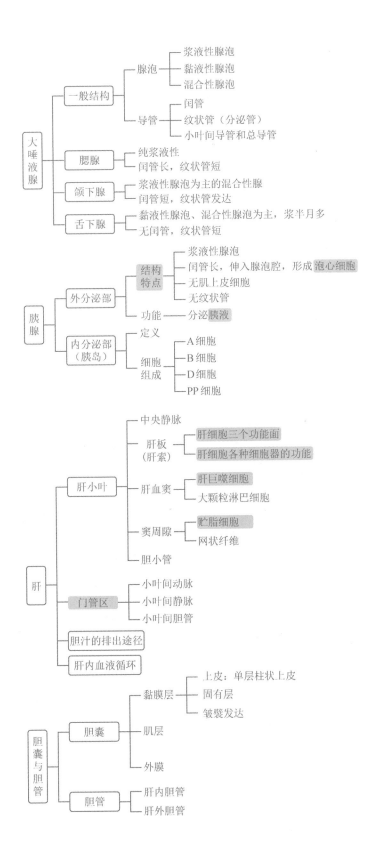

第十四章
知识结构图

消化腺包括位于消化管壁之外并形成独立器官的大消化腺，如大唾液腺、胰腺和肝脏，以及散在分布于消化管各段管壁中的小消化腺，如口腔内的小唾液腺、食管腺、胃腺和肠腺等。消化腺分泌的消化液经导管排入消化管内，对食物进行化学消化作用，有的消化腺如胰腺还有内分泌或其他重要功能。

大消化腺是实质性器官，外包以结缔组织被膜，被膜的结缔组织及血管、淋巴管和神经一起伸入腺体内，把腺分隔为若干叶或小叶。腺实质由腺细胞组成的分泌部和腺体的导管构成。

一、大 唾 液 腺

大唾液腺包括腮腺、颌下腺和舌下腺

大唾液腺位于口腔周围，包括腮腺、颌下腺和舌下腺，各一对，其导管均开口于口腔。

（一）大唾液腺的一般结构

大唾液腺（salivary gland）均为复管泡状腺。腺的表面覆以薄层结缔组织被膜，被膜伸入实质，将其分隔成许多小叶，每个小叶均由分支的导管及其末端的腺泡组成。

腺泡有三种类型：浆液性腺泡、黏液性腺泡和混合性腺泡

1. 腺泡（acinus）　是腺的分泌部，由腺细胞围成，呈泡状或管泡状。在腺细胞与基膜之间及部分导管上皮与基膜之间，常见**肌上皮细胞**（myoepithelial cell），细胞扁平、有突起，可收缩，有助于分泌物排出。腺细胞之间夹杂有脂肪细胞。根据腺细胞的结构和分泌物性质的不同，可将腺泡分为三种类型：浆液性腺泡、黏液性腺泡和混合性腺泡（图 14-1）。

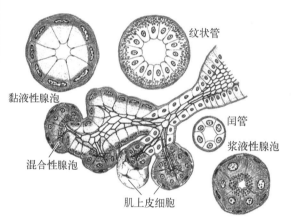

图 14-1　唾液腺腺泡和导管结构模式图

（1）浆液性腺泡（serous acinus）：由**浆液性腺细胞**组成。腺细胞多为锥体形，细胞核呈圆形，偏于细胞基部。在 HE 染色切片中，基底部胞质偏嗜碱性，染色较深，顶部胞质中含有较多的嗜酸性分泌颗粒。电镜下细胞基底部胞质中有发达的粗面内质网和核糖体，顶部胞质内含有膜包裹的酶原颗粒。细胞分泌时酶原颗粒以胞吐作用排出其内容物。浆液性腺泡分泌物较稀薄，内含多种酶，如唾液淀粉酶等。

（2）黏液性腺泡（mucous acinus）：由**黏液性腺细胞**组成。腺细胞为锥体形或立方形，细胞核呈扁圆形，位于细胞底部。在 HE 染色切片中，核周围胞质呈嗜碱性，顶部胞质内有许多粗大的黏原颗粒，颗粒不易着色，故细胞顶部呈泡沫状或空泡状。电镜下可见基底部胞质中含有粗面内质网和游离核糖体，核上区有许多高尔基复合体和粗大的黏原颗粒。黏液性腺泡分泌物较黏稠，主要是以糖蛋白为主的**黏液**。

（3）混合性腺泡（mixed acinus）：由黏液性腺细胞和浆液性腺细胞共同组成。大部分情况下是以黏液性腺细胞为主构成腺泡，腺泡末端附着几个浆液性腺细胞，在切片中呈半月形，故称**浆半月**（serous demilune）（图 14-3）。浆半月的分泌物可经黏液性腺细胞之间的小管排入腺泡腔。

2. 导管（duct）　是腺的排泄部，为反复分支的上皮性管道。导管把分泌物从腺泡输送到口腔，通常可分以下各段。

（1）闰管（intercalated duct）：是导管的起始段，管径细小，连接腺泡与纹状管。管壁由单层扁平或单层立方上皮围成。闰管长短不一，若黏液性腺细胞少，则闰管较长；反之，若黏液性腺细胞多，则闰管较短（图 14-1）。

（2）纹状管（striated duct）：又称**分泌管**（secretory duct），与闰管相延续，管径较粗。在

接近闰管段的纹状管外周，附有肌上皮细胞。纹状管管壁由单层高柱状上皮围成（图 14-1）。HE 染色胞质呈强嗜酸性，核靠近细胞顶部（图 14-2）。细胞基部可见垂直于基底面的纵纹，电镜下为质膜内褶和纵行排列的线粒体，此结构增大了细胞基底面的表面积，有利于细胞与组织液之间进行水和电解质转运。在醛固酮等激素作用下，纹状管上皮细胞能主动吸收分泌物中的 Na^+，并将 K^+ 排入管腔，还可重吸收或排出水，故可调节唾液中的电解质含量和唾液量。

（3）小叶间导管（interlobular duct）和总导管：小叶内的纹状管汇合成小叶间导管，行走于小叶间结缔组织中，管径较粗，起始部由单层柱状上皮构成，以后移行为假复层柱状上皮，最后汇合成一条或几条总导管，开口于口腔。导管近开口处移行为非角化复层扁平上皮，与口腔黏膜上皮相连续。

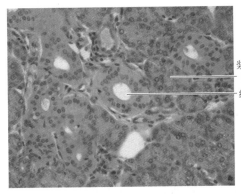

图 14-2　腮腺光镜图

浆液性腺泡
纹状管

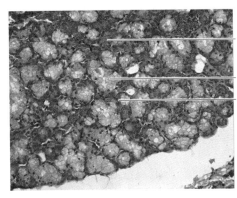

浆液性腺泡
黏液性腺泡
浆半月

图 14-3　舌下腺光镜图

腮腺切片图

颌下腺切片图

舌下腺切片图

（二）三对大唾液腺的结构特点比较

1. 腮腺　为纯浆液性腺，闰管长，纹状管较短。分泌物含唾液淀粉酶多，黏液少（图 14-2）。

2. 颌下腺　为混合性腺，以浆液性腺泡为主，黏液性腺泡和混合性腺泡少。闰管短，纹状管发达。分泌物含唾液淀粉酶和黏液。

3. 舌下腺　为混合性腺，以黏液性和混合性腺泡为主，浆半月较多，无闰管，纹状管较短。分泌物以黏液为主（图 14-3）。

二、胰　腺

胰腺（pancreas）表面覆有薄层结缔组织被膜，结缔组织伸入腺内，将腺实质分隔成许多小叶。腺实质由**外分泌部和内分泌部（胰岛）**共同组成（图 14-4）。外分泌部构成胰腺的大部分，分泌胰液，含有多种消化酶，经导管排入十二指肠。内分泌部是散在于外分泌部之间的细胞团，其分泌的激素进入血液或淋巴，主要参与糖代谢的调节。

（一）外分泌部

1. 腺泡　为浆液性腺泡。腺细胞具有典型的浆液性腺细胞的形态特点。顶部胞质内含嗜酸性的酶原颗粒，颗粒数量随细胞的功能状态而不同，饥饿时增多，进食后细胞释放分泌物，颗粒减少。腺细胞基部胞质嗜碱性，在基膜与腺细

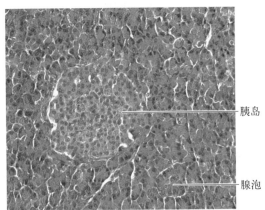

胰岛

腺泡

图 14-4　胰腺光镜图

胰腺切片图

胰腺外分泌部分泌胰液。结构特点：为浆液性腺泡；腺泡外无肌上皮细胞；腺泡腔内有泡心细胞，是延伸的闰管上皮细胞

胞之间无肌上皮细胞。

胰腺腺泡腔内有一些较小的扁平或立方形细胞，核圆形或卵圆形，胞质染色浅，称**泡心细胞**（centroacinar cell）（图 14-5、图 14-6）。泡心细胞是闰管上皮延伸入腺泡腔的起始部细胞。

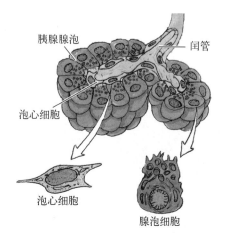

图 14-5　胰腺腺泡、闰管及泡心细胞模式图

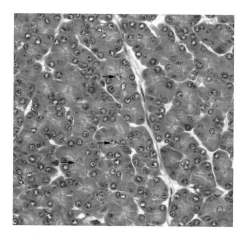

图 14-6　胰腺外分泌部光镜图（箭头示泡心细胞）

2. 导管　　腺泡以泡心细胞与闰管相连，胰腺闰管长，无纹状管，闰管汇合形成小叶内导管。小叶内导管在小叶间结缔组织中汇合成小叶间导管，后者再汇合成一条主导管，贯穿胰腺全长，主导管在胰头部与胆总管汇合后开口于十二指肠乳头。

闰管腔小，为单层扁平或立方上皮，细胞结构与泡心细胞相同。从小叶内导管至主导管，管腔逐渐增大，单层立方上皮逐渐变为单层柱状上皮，主导管为单层高柱状上皮，上皮内常夹有杯状细胞。胰腺导管上皮细胞可以分泌水和碳酸氢盐，这种分泌活动受小肠 S 细胞分泌的促胰液素的调节。

外分泌部分泌**胰液**，是消化液主要组成部分。其中含有大量的碳酸氢盐，为碱性液体（pH7.8～8.4），能中和进入十二指肠的胃酸。成人每天分泌 1 500～2 000 mL。胰液中含有丰富的胰蛋白酶原、胰糜蛋白酶原、胰淀粉酶、胰脂肪酶、核酸酶等多种消化酶，以及水和电解质。正常情况下，有的酶以酶原的形式分泌，如胰蛋白酶原，以及胰糜蛋白酶原，进入小肠后被肠致活酶激活成有活性的胰蛋白酶和胰糜蛋白酶。腺泡细胞还能合成一种**胰蛋白酶抑制因子**（trypsin inhibitor），它与酶同时产生，存在于胞质中，可防止这两种蛋白酶原在胰腺内被激活。

> ·小贴士·
>
> 　　感染、暴饮暴食、酗酒和胰导管梗阻等因素均可导致酶原在胰腺内被激活，使胰腺组织被分解破坏而引起急性胰腺炎。

（二）内分泌部

胰岛的结构特点和功能

胰腺的内分泌部又称**胰岛**（pancreatic islet），是内分泌细胞组成的球形细胞团，散布于腺泡之间，有丰富的有孔毛细血管网。成人胰腺约有 100 万个胰岛，在胰尾部分布较多。胰岛由十几个至数百个细胞组成，大小不等，细胞分泌的激素直接进入血液。人胰岛主要由 A、B、D 和 PP 细胞组成，HE 染色切片上，胰岛细胞着色浅，不易区分出各类细胞（图 14-4）。经马洛里（Mallory）三色染色法可显示 A、B、D 三种细胞。采用电镜和免疫细胞化学法也可鉴别这几种细胞（表 14-1）。

1. A 细胞　　又称甲细胞或 α 细胞，约占胰岛细胞总数的 20%，细胞较大，多分布在胰岛的周边部。在 Mallory 染色切片中，胞质颗粒呈红色（图 14-7）。A 细胞分泌**胰高血糖素**

（glucagon）。胰高血糖素能促进肝细胞内的糖原分解为葡萄糖，同时阻止糖原合成，使血糖浓度升高。

2. B 细胞　又称乙细胞或 β 细胞，数量最多，约占胰岛细胞总数的 70%，细胞较小，主要分布于胰岛的中央部。在 Mallory 染色切片中，胞质颗粒呈橘黄色（图 14-7）。B 细胞分泌**胰岛素**（insulin）。胰岛素最主要的作用是促进肝细胞和脂肪细胞等吸收血液中的葡萄糖，并将其转化成糖原或脂肪贮存，或经代谢分解释放出能量供机体利用，故可使血糖浓度降低。胰岛素和胰高血糖素协同作用，维持机体血糖水平的动态平衡。

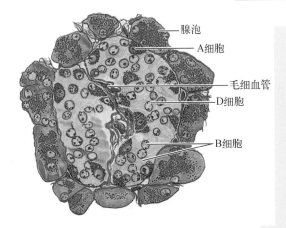

图 14-7　胰岛模式图

·小贴士·

　　若胰岛发生病变导致 B 细胞退化，胰岛素分泌不足，可致血糖升高，并从尿中排出，临床上称**糖尿病**；若胰岛细胞肿瘤或功能亢进，则因胰岛素分泌过多而导致低血糖症。

3. D 细胞　又称丁细胞或 δ 细胞，数量少，约占胰岛细胞总数的 5%，细胞小，散在于 A、B 细胞之间，并与 A、B 细胞紧贴，细胞之间有缝隙连接。在 Mallory 染色切片中，胞质呈蓝色（图 14-7）。D 细胞分泌**生长抑素**（somatostatin）：①可通过旁分泌方式或经缝隙连接直接作用于邻近的 A 细胞、B 细胞或 PP 细胞，抑制这些细胞的分泌活动；②也可通过血液循环对其他的靶细胞起作用。

4. PP 细胞　数量最少，多分布于胰岛周边部，也可见于胰外分泌部的导管上皮内和腺泡细胞之间。PP 细胞分泌**胰多肽**（pancreatic polypeptide），具有抑制胃肠运动、减少胰液分泌和松弛胆囊的作用。

胰岛四种细胞的比较见表 14-1。

表 14-1　胰岛四种细胞比较

名　称	A 细胞	B 细胞	D 细胞	PP 细胞
数　量	约占胰岛细胞的 20%	约占胰岛细胞总数 70%	约胰占岛细胞的 5%	数量很少
分　布	胰岛周边部	胰岛中央部	胰岛周边部，A、B 细胞之间	胰岛周边部
分泌激素	高血糖素	胰岛素	生长抑素	胰多肽
功　能	升高血糖	降低血糖	抑制 A、B 和 PP 细胞分泌活动	抑制胃肠运动、胰液分泌和胆囊收缩

三、肝

肝（liver）是人体内最大的腺体。肝细胞分泌胆汁，经胆管入十二指肠，参与脂肪的消化和吸收。同时，肝又是机体新陈代谢较活跃的器官，具有复杂多样的生物化学功能，参与机体的蛋白质、糖、脂类、激素和维生素等多种物质的合成、分解、转化、贮存及解毒等。肝细胞合成的蛋白质等物质，可直接释放入血，对维持机体的正常生理活动有重要作用。胚胎时期，肝还有造血功能，出生后造血功能被红骨髓所替代，但仍保留造血潜能。

肝表面被覆致密结缔组织被膜，内含丰富的弹性纤维。被膜表面大部分覆以间皮。结缔组织在肝门处伴随门静脉、肝动脉、淋巴管和肝管等伸入肝内形成间质，并将实质分隔成许多**肝小叶**（图 14-8、图 14-9），肝小叶周边的结缔组织中，存在多种管道汇聚的结构，称**门管区**。

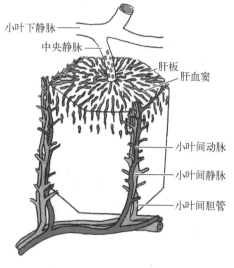

图 14-8 肝小叶立体模式图

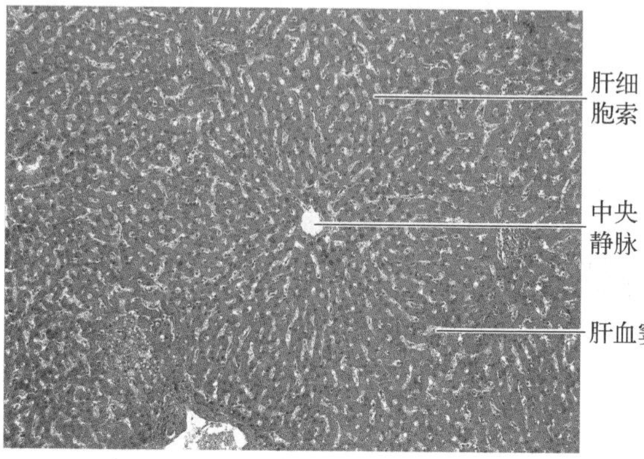

图 14-9 肝小叶光镜图

（一）肝小叶

肝小叶（hepatic lobule）是肝的基本结构单位，呈多面棱柱体，长约 2 mm，宽约 1 mm，成人肝有 50 万～100 万个肝小叶。每个肝小叶由中央静脉、肝板、肝血窦、窦周隙和胆小管等组成（图 14-8、图 14-10）。有的动物（如猪）的肝小叶之间的结缔组织较多，因而分界明显，正常人肝小叶间的结缔组织较少，相邻的肝小叶连成一片，故分界不清。

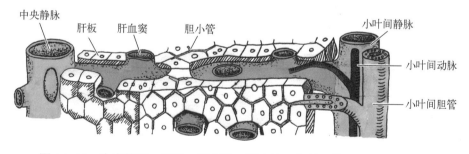

图 14-10 中央静脉、肝板、肝血窦、胆小管及门管区的关系立体模式图

1. 中央静脉（central vein）　位于肝小叶中央，纵贯其全长。管壁由内皮和少量结缔组织构成，周围是大致呈放射状排列的肝板和肝血窦。肝血窦开口于中央静脉，故中央静脉的管壁不完整（图 14-8、图 14-9）。

2. 肝板（hepatic plate）　肝细胞单层排列成凹凸不平的板状结构，称肝板。相邻肝板分支吻合，彼此连通成网。肝板间不规则的腔隙为肝血窦。肝板上有孔，肝血窦通过肝板上的孔相互连接成网（图 14-10）。在切片中，肝板呈索状，故又称**肝索**（hepatic cord）（图 14-11、图 14-12）。

肝细胞有三种不同的功能面：即**血窦面**、**细胞连接面**和**胆小管面**（图 14-13）。血窦面和胆小管面均有发达的微绒毛，使肝细胞的表面积增大，有利于物质交换。相邻肝细胞连接面有紧密连接、桥粒和缝隙连接等结构形成连接复合体。

肝细胞在正常情况下很少分裂，但在肝脏受损时会迅速表现出强大的增殖能力。因此可以用部分肝移植的方法使更多的肝病患者早日康复

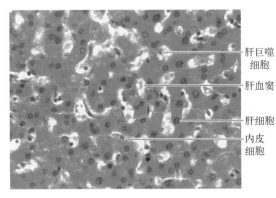

图 14-11　肝细胞光镜图

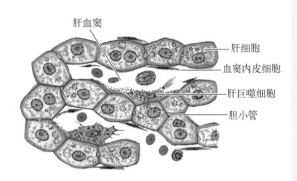

图 14-12　肝细胞和肝血窦模式图

肝细胞（hepatocyte）呈多面体形，切片上呈多边形，直径 13～30 μm，细胞核大而圆，位居中央，常染色质多，染色浅，故核仁、核膜清晰（图 14-11、图14-12）。有的肝细胞核较大，为多倍体核，部分肝细胞可见双核。多倍体核和双核肝细胞功能比较活跃，可能与肝潜在的强大再生能力有关。HE 染色时肝细胞胞质呈嗜酸性，当蛋白质合成旺盛时，含有弥散分布的嗜碱性团块。电镜下，胞质内含有丰富的细胞器和内含物（图 14-13）。

（1）线粒体：遍布于胞质内，数量多，为肝细胞的功能活动提供能量。

（2）粗面内质网：板层状成群分布，合成多种重要的血浆蛋白质，如白蛋白、纤维蛋白原、凝血酶原、脂蛋白和补体等，并经血窦释放到血液中。

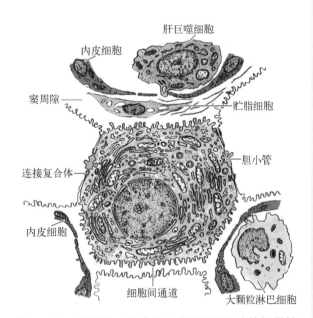

图 14-13　肝细胞、肝血窦、窦周隙和胆小管超微结构模式图

（3）滑面内质网：很丰富，呈小管或泡状散在分布，其膜上有多种酶系分布，如氧化还原酶、水解酶、合成酶和转移酶等，参与胆汁合成、脂类和胆红素代谢、糖代谢和激素灭活等多种生物学反应，以及机体代谢中产生的某些有毒产物，或从肠道吸收的药物等物质的生物转化。

（4）高尔基复合体：很发达，参与肝细胞的分泌活动。粗面内质网合成的蛋白质转移至此处加工和贮存，然后经运输小泡从血窦面排出。高尔基复合体还与胆汁的分泌有关，故肝细胞近胆小管处高尔基复合体尤为发达。

（5）溶酶体：内含多种水解酶，参与消化、水解被肝细胞胞饮的物质和退化的细胞器等，对肝细胞结构不断更新和维持细胞正常功能十分重要。

（6）微体：内含过氧化氢酶和过氧化物酶，可将细胞代谢过程中产生的过氧化氢还原为水，以消除过氧化氢对细胞的毒性作用。

（7）包含物：胞质内含有糖原、脂滴和色素等，其含量因机体不同的状况而异。如饥饿时糖原减少，进食后糖原增多；正常肝细胞内脂滴少，某些肝病时脂滴明显增多。色素有胆红素、含铁血黄素和脂褐素等，脂褐素随年龄增长而增多。

3. 肝血窦（hepatic sinusoid）　是位于肝板之间的不规则腔隙，大小不等，通过肝板上的孔相互连接成网（图 14-9、图 14-10）。肝血窦接受来自小叶间动脉、小叶间静脉及其分支的血液，从小叶边缘流向中央汇入中央静脉。肝血窦的窦壁由内皮细胞围成，窦腔内有肝巨噬细胞（图 14-11、图 14-12）。

（1）内皮细胞：细胞扁而薄，含核的部分凸向窦腔。电镜下，内皮细胞有大小不等的窗孔，孔上无隔膜，细胞间隙较大，胞质内富含吞饮小泡。内皮外无基膜，仅见散在的网状纤维（图 14-12、图 14-13）。因此，肝血窦的通透性大，除血细胞和乳糜微粒外，血浆中的其他物质均可自由通过。

（2）肝巨噬细胞：又称**库普弗细胞**（Kupffer's cell）（图 14-13、图 14-14），定居于肝血窦腔内，细胞形态不规则，胞体较大，胞质嗜酸性，细胞核大而圆。电镜下，肝巨噬细胞表面有许多皱褶和微绒毛，细胞突起常附于内皮细胞上，或穿越内皮细胞窗孔和内皮间隙伸入窦周隙内。胞质内有很多溶酶体，并可见吞噬体和吞饮泡。肝巨噬细胞由血液中的单核细胞分化而来，具有活跃的吞噬能力，在清除侵入肝内的抗原、异物和衰老的血细胞，监视、抑制和杀伤肿瘤细胞等方面发挥重要作用。

在肝血窦内皮细胞或库普弗细胞表面较牢固地附着有一种**大颗粒淋巴细胞**（large granular lymphocyte, LGL），LGL 具有 NK 细胞活性和表面标志，对肿瘤细胞和病毒感染的肝细胞有直接杀伤作用。因此，LGL 也是构成肝防御屏障的

肝巨噬细胞是由血液中的单核细胞分化而来，属于单核吞噬细胞系统

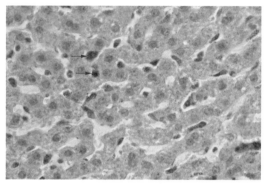

图 14-14　肝小叶局部（活体注射与苏木精染色）

箭头示肝巨噬细胞

重要组成部分（图 14-13）。

4. 窦周隙（perisinusoidal space）　在肝血窦内皮与肝细胞之间，有宽约 0.4 μm 的狭小间隙称**窦周隙**，又称**迪塞隙**（Disse space）（图 14-13）。肝细胞的血窦面有许多微绒毛伸入窦周隙内，使肝细胞的表面积大为增加。由于肝血窦内皮通透性大，血窦内的血浆成分经内皮窗孔或细胞间隙进入窦周隙，肝细胞的微绒毛浸于其中，因此，窦周隙是肝细胞与血液之间进行物质交换的场所。

窦周隙是肝细胞与血液之间进行物质交换的场所，位于肝血窦内皮与肝细胞之间

在一些肝细胞连接面之间，可见**细胞间通道**与窦周隙相通（图 14-13），其中也充满血浆，此处肝细胞表面也有许多微绒毛，有利于肝细胞与血浆进行物质交换。

此外，窦周隙内尚有少量网状纤维和散在的**贮脂细胞**（fat-storing cell）。贮脂细胞在 HE 染色切片中不易辨认，可用氯化金、硝酸银浸染或免疫组织化学法显示。贮脂细胞形态不规则，胞质和突起内含有大小不等的脂滴（图 14-13），能摄取、贮存维生素 A，在机体需要时释放入血。当慢性肝病或肝硬化时，贮脂细胞增多，并产生细胞外基质和网状纤维，因此与肝硬化的纤维增生性病理变化有密切关系。

5. 胆小管（bile canaliculus）　是相邻两个肝细胞局部胞膜凹陷形成的微细管道（图 14-10、图 14-13），直径 0.5～1.0 μm，在肝板内互相连接成网。HE 染色标本中难以分辨，可用银染法或 ATP 酶组织化学染色法清楚显示（图 14-15）。电镜下，肝细胞的胆小管腔面有许多微绒毛突入腔内，胆小管周围的肝细胞膜之间有紧密连接、桥粒等细胞连接，组成连接复合体，封闭胆小管周围的细胞间隙，使胆汁不至于流入细胞间通道

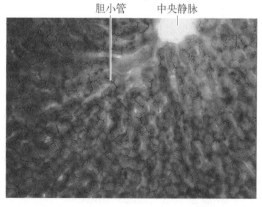

胆小管　　　中央静脉

图 14-15　肝小叶局部（硝酸银染色）

和窦周隙内（图 14-13）。肝细胞发生变性、坏死或胆道阻塞时，连接复合体破裂，胆汁经细胞间通道溢出，经窦周隙进入血流，机体出现**黄疸**。胆小管内的胆汁从肝小叶中央流向周边，于肝小叶边缘处汇集成**闰管**，即**黑林管**（Hering canal）。黑林管由单层立方形细胞围成（图 14-16），在门管区汇入小叶间胆管。

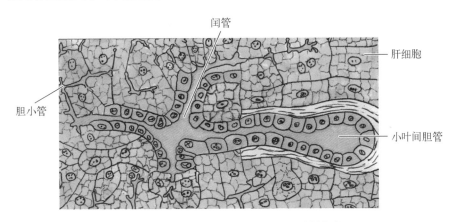

图 14-16　胆小管、闰管与小叶间胆管模式图

（二）门管区

在相邻肝小叶之间呈三角形或椭圆形的结缔组织区内，可见到有三种伴行管道的断面，称为**门管区**（portal area）（图 14-10、图 14-17、图 14-18）。每个肝小叶周围有 3～4 个门管区。门管区内主要有**小叶间动脉**（interlobular artery）、**小叶间静脉**（interlobular vein）及**小叶间胆管**（interlobular bile duct），此外还有淋巴管和神经纤维。

门管区位于肝小叶周围的角缘处，此处结缔组织内可见小叶间动脉、小叶间静脉及小叶间胆管伴行

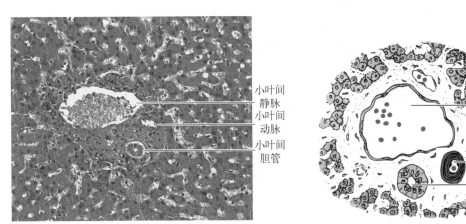

图 14-17　肝门管区光镜图　　　　　图 14-18　肝门管区模式图

1. 小叶间动脉　　是肝动脉的分支，管腔小而规则，管壁较厚，内皮外有几层环形平滑肌。

2. 小叶间静脉　　是门静脉的分支，管腔大而不规则，管壁较薄，内皮外仅有少量平滑肌。

3. 小叶间胆管　　是肝管的属支，管壁由单层立方上皮或矮柱状上皮构成，细胞核圆形，HE 染色较深。

在小叶间的结缔组织中，还可见单独走行的小叶下静脉，接受中央静脉流入的血液，汇集为肝静脉出肝。

（三）胆汁的排出途径

肝细胞分泌的胆汁经胆小管、闰管、小叶间胆管汇入左、右肝管出肝。左、右肝管再汇

合成肝总管，与胆囊管汇合成胆总管，开口于十二指肠。

（四）肝内血液循环

肝的血液供应丰富，接受**门静脉**和**肝动脉**的双重血液供应，门静脉是肝的功能血管，含有丰富的营养物质，但含氧量低，为静脉血。肝动脉含氧量高，是肝的营养血管。肝动脉的分支与门静脉的分支伴行，在门管区形成小叶间动脉和小叶间静脉，小叶间动脉和小叶间静脉在相邻 2 个肝小叶间发出细小分支，分别称为**终末肝微动脉**（terminal hepatic arteriole）和**终末门微静脉**（terminal portal venule），最后也汇入血窦。肝血窦的血液，从小叶周边流向中央，汇入中央静脉。若干中央静脉汇合成**小叶下静脉**（sublobular vein），单独行走于小叶间结缔组织内，管径较大，壁较厚。小叶下静脉进而汇合成 2～3 支肝静脉，出肝后注入下腔静脉。肝内血液循环途径如下所示。

门静脉→小叶间静脉→终末门微静脉
　　　　　　　　　　　　肝血窦→中央静脉→小叶下静脉→肝静脉→下腔静脉
肝动脉→小叶间动脉→终末肝微动脉

四、胆囊与胆管

（一）胆囊

胆囊（gallbladder）分底、体、颈三部分，颈部连接胆囊管。胆囊的壁可分为黏膜层、肌层和外膜三层（图 14-19）。

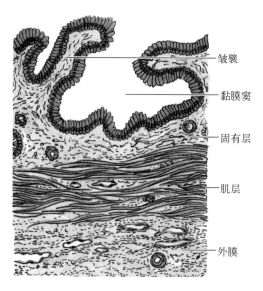

图 14-19　胆囊壁模式图

1. 黏膜层　　黏膜有发达的皱襞，胆囊收缩排空时，皱襞高大而有分支；胆囊充盈扩张时，皱襞减少变矮。黏膜上皮为单层柱状上皮，上皮细胞以吸收功能为主，也有一定的分泌功能。固有层为薄层结缔组织。皱襞之间的上皮常向固有层内延伸，形成深凹的黏膜窦，窦内易有细菌或异物残留，引起炎症。胆囊扩张时，黏膜窦消失。

2. 肌层　　由平滑肌构成，厚薄不一，胆囊体部最薄，颈部次之，底部较厚。肌纤维排列成环行、斜行和纵行，肌束间弹性纤维丰富。

3. 外膜　　外膜较厚，为疏松结缔组织，大部分为浆膜。

胆囊的功能是贮存和浓缩胆汁，容积 40～70 mL。胆汁由肝产生，经肝管排出，流入舒张的胆囊内贮存。胆囊上皮细胞能吸收胆汁中的水和无机盐，使胆汁浓缩。胆囊的收缩排空受激素的调节，进食脂肪性食物后，小肠内 I 细胞分泌缩胆囊素 – 促胰酶素，刺激胆囊平滑肌收缩，促进胆汁排入肠腔。

（二）胆管

肝内胆管（bile duct）管壁无平滑肌，近肝门处胆管壁有少量平滑肌。

肝外左、右肝管和肝总管的管壁较厚，由黏膜层、肌层和外膜三层组成。胆总管黏膜上皮为单层柱状上皮，可见杯状细胞。固有层为结缔组织，内有黏液腺。肌层为平滑肌。收缩可使胆管管道缩短，管腔扩大，有利于胆汁通过。外膜为较厚的结缔组织，外膜表面大部分为浆膜。

（魏建峰）

本章学习资源

第十四章名词英汉对照表

第十四章复习思考题

第十五章 呼吸系统

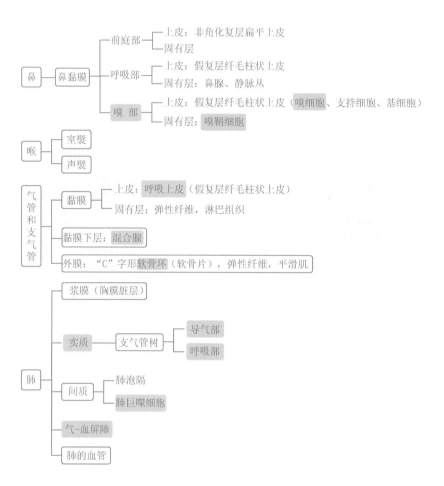

第十五章
知识结构图

呼吸系统（respiratory system）由鼻、咽、喉、气管、支气管和肺组成，从鼻腔开始直至肺内的终末细支气管是气体进出的通道，无气体交换功能，称**导气部**；从肺内呼吸细支气管到肺泡是气体交换的场所，称**呼吸部**。此外，鼻还有嗅觉功能，喉有发音功能，肺参与多种生物活性物质的合成和代谢。

一、鼻 腔

鼻（nose）是呼吸和嗅觉器官。鼻腔内面衬贴有鼻黏膜（nasal mucosa），由上皮和固有层组成。黏膜深部与软骨膜、骨膜或骨骼肌相连。根据结构和功能不同，鼻黏膜分为前庭部、呼吸部和嗅部。

（一）前庭部

前庭部（vestibular region）为鼻腔的入口部分，表面被覆非角化的复层扁平上皮，近外鼻孔处与皮肤的表皮相移行。此处有粗大的鼻毛，可阻挡吸入空气中的灰尘和异物，是过滤吸入空气的第一道屏障。固有层结缔组织较致密，含有毛囊、皮脂腺与汗腺。前庭部缺乏皮下组织，黏膜深层与软骨膜直接相贴。

（二）呼吸部

呼吸部（respiratory region）占鼻黏膜大部，生活状态时呈粉红色。黏膜上皮为假复层纤毛柱状上皮，含较多的杯状细胞。固有层的疏松结缔组织中含有大量混合性腺体，称**鼻腺**（nasal gland）；此外，固有层内血供丰富，含发达的静脉丛和淋巴组织。腺分泌物与杯状细胞分泌物共同形成一层黏液覆盖于能摆动的纤毛上，可黏附并向外清除灰尘和细菌等异物，同时可湿润鼻腔。丰富的血流通过散热使吸入鼻内的空气被加温。

（三）嗅部

嗅部（olfactory region）位于鼻中隔上方两侧和上鼻甲，活体时嗅黏膜呈棕黄色。黏膜由上皮和固有层组成。上皮为假复层柱状上皮，由嗅细胞、支持细胞和基细胞组成，基膜较薄（图15-1）。

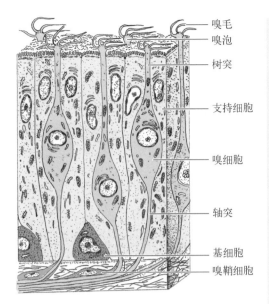

图 15-1　嗅上皮的超微结构模式图

（图中标注：嗅毛、嗅泡、树突、支持细胞、嗅细胞、轴突、基细胞、嗅鞘细胞）

1. 嗅细胞（olfactory cell）　为特化的双极神经元，胞体位于支持细胞之间，是体内唯一存在于上皮中的神经元。树突细长，伸到上皮游离面，末端膨大呈球状，称**嗅泡**（olfactory vesicle），由嗅泡发出数根无摆动能力的纤毛，称**嗅毛**（olfactory cilium）。嗅毛浸于上皮表面的嗅腺分泌物内，能感受有气味物质的刺激。轴突穿过基膜进入固有层，由一种被称为**嗅鞘细胞**（olfactory ensheathing cell）的神经胶质细胞包裹，形成嗅神经。嗅细胞接受气体的化学物质刺激，产生神经冲动，传入中枢，产生嗅觉。

2. 支持细胞（supporting cell）　位于嗅细胞之间，细胞呈高柱状，游离面有许多微绒毛。核位于胞质上部，胞质中含有黄色色素颗粒。支持细胞具有支持、保护和分隔嗅细胞的功能。

3. 基细胞（basal cell）　位于上皮深部，细胞小，呈锥体形，具有分裂和分化能力，在上皮损伤后的修复过程中，能分化为嗅细胞和支持细胞。

嗅黏膜固有层为薄层结缔组织，内含许多浆液性嗅腺，其分泌物可溶解空气中的有气味物质，刺激嗅毛，分泌物还不断清洗上皮表面，保持嗅觉敏锐。

二、喉

喉连接咽和气管，具有通气和发声两种功能。喉以软骨为支架，软骨间借韧带和肌肉相连。会厌舌面及喉面上部的黏膜表面为复层扁平上皮，舌面上皮内有味蕾，会厌的喉面下部黏膜上皮为假复层纤毛柱状上皮。会厌各部黏膜固有层均为疏松结缔组织，内含较多弹性纤维、混合腺和淋巴组织，深部与会厌软骨的软骨膜相连。

喉的侧壁黏膜形成上下两对皱襞，即室襞和声襞，上下皱襞之间为喉室。室襞黏膜上皮为假复层纤毛柱状上皮，其固有层为疏松结缔组织，黏膜下层为疏松结缔组织，含较多混合腺和淋巴组织。声襞即为声带，分膜部和软骨部。膜部为声襞的游离缘，较薄；软骨部为声襞的基部。膜部上皮为复层扁平上皮，固有层较厚，浅层疏松，炎症时易发生水肿，深层为致密结缔组织，内含大量弹性纤维。固有层下方的骨骼肌构成声带肌。声带软骨部的黏膜表面衬有假复层纤毛柱状上皮，黏膜下层含有混合腺，外膜中有软骨和骨骼肌。

三、气管和支气管

气管（trachea）和支气管（bronchus）均由黏膜、黏膜下层和外膜三层组成（图 15-2）。

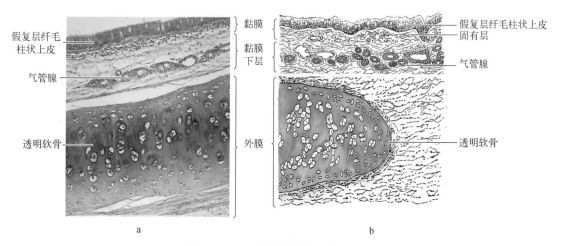

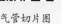
气管切片图

图 15-2　气管壁光镜图及模式图

a. 光镜图；b. 模式图

（一）黏膜

黏膜可分为上皮和固有层。

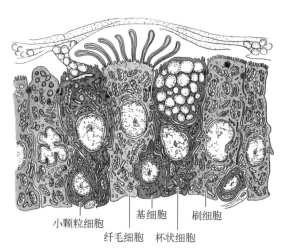

图 15-3　气管和支气管上皮超微结构模式图

上皮为假复层纤毛柱状上皮，由纤毛细胞、杯状细胞、基细胞、刷细胞和小颗粒细胞组成（图 15-3）。

1. 纤毛细胞（ciliated cell）　最多，胞体呈柱状，游离面有密集的纤毛，纤毛有规律地向咽侧摆动，将表面的黏液及附着其上的尘埃和细菌等异物推向咽部排出。

2. 杯状细胞　散在于纤毛细胞之间。顶部胞质含有的大量黏原颗粒，以胞吐方式排出，与管壁内腺体的分泌物共同组成管腔表面的黏液性屏障。

3. 基细胞　呈锥形，位于上皮深部，为干细胞，可增殖分化为上皮中其他类型细胞。

4. 刷细胞（brush cell）　呈柱状，游离面有整齐的微绒毛，形如刷状。刷细胞的功能目前尚不清楚。

5. 小颗粒细胞（small granule cell）　数量较少，呈锥形，位于基膜上，胞质内含有许多中心致密的分泌颗粒，故称小颗粒细胞。一般认为，小颗粒细胞属神经内分泌细胞，分泌颗粒内含数种胺类和肽类物质，如 5- 羟色胺、铃蟾素、降钙素、脑啡肽等。

固有层的结缔组织中富含弹性纤维，也常见淋巴组织和浆细胞，具有免疫防御功能。浆细胞与上皮细胞协同产生 sIgA 释放至黏膜表面，对细菌、病毒有杀灭作用。

（二）黏膜下层

黏膜下层为疏松结缔组织，内含较多**混合腺**（mixed gland）。

（三）外膜

外膜由 16～20 块 "C" 字形透明软骨环和结缔组织构成。软骨环缺口位于气管背侧，和食管相邻，该处由弹性纤维和平滑肌连接，平滑肌的收缩有利于分泌物的排出。软骨环之间为弹性纤维组成的膜状韧带相连。从支气管下段开始，"C" 字形软骨逐渐变成不规则的软骨片，平滑肌束逐渐增多。

> **·小贴士·**
>
> 患慢性支气管炎或长期受有害气体（如吸烟）的刺激，黏膜的纤毛细胞可减少，纤毛运动能力减弱，杯状细胞增多，腺体增生肥大，黏液分泌亢进且变得黏稠，从而使呼吸道黏膜的防御功能降低。若上皮结构损伤严重，可导致鳞状上皮化生。

四、肺

肺（lung）表面覆以浆膜，即胸膜脏层。肺组织分实质和间质两部分。肺实质即肺内支气管树和肺泡。肺间质为实质间的结缔组织，含血管、淋巴管和神经等。

支气管由肺门入肺后，反复分支呈树枝状，称**支气管树**。支气管在肺内首先分出叶支气管，然后分支为段支气管；段支气管以下的多次分支统称**小支气管**（small bronchi），小支气管分支到管径 1 mm 以下称细支气管。细支气管的末端再分支称**终末细支气管**。从叶支气管经 15 级分支到终末细支气管构成**肺导气部**。最后，终末细支气管再反复分支，形成**呼吸性细支气管**、**肺泡管**、**肺泡囊**和**肺泡**，因上述各段都有肺泡开口，可进行气体交换，故合称**肺呼吸部**（表 15-1、表 15-2）。

每个细支气管及其所属的各级分支和肺泡称为一个**肺小叶**（pulmonary lobule）。肺小叶呈锥体形，尖朝肺门，底向肺表面（图 15-4）。每叶肺有 50～80 个肺小叶，它们是肺的结构单位。

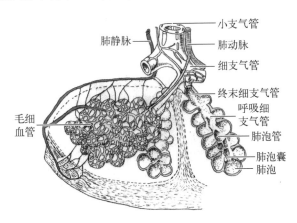

图 15-4　肺小叶立体模式图

> **·小贴士·**
>
> 临床上称仅累及若干肺小叶的炎症为小叶性肺炎。多见于婴幼儿、老年人及慢性消耗性疾病和术后患者。发病时可有高热、咳嗽、咳泡沫黏液痰，也可有呼吸困难和发绀。

（一）肺导气部

1. 叶支气管至小支气管　其结构和支气管相似（图 15-5），并随着肺内支气管的不断分支，管径逐渐变小，管壁变薄，三层分界不明显。上皮仍为假复层纤毛柱状上皮，但逐渐变

各级支气管管壁结构的变化趋势为"三少一多"：即杯状细胞、腺体和透明软骨减少至消失，而平滑肌逐渐增多

薄。杯状细胞、混合腺和透明软骨片都逐渐减少，而固有层外侧的平滑肌却相对增多，在软骨片之间呈环形、斜形或螺旋形排列。

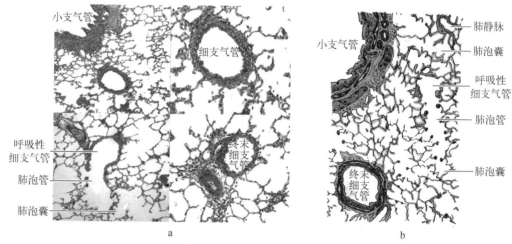

图 15-5　肺光镜图及模式图

a. 光镜图；b. 模式图

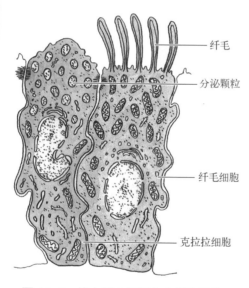

图 15-6　终末细支气管上皮细胞超微
结构模式图

2. 细支气管（bronchiole）　上皮由假复层纤毛柱状上皮逐渐变为单层纤毛柱状上皮，杯状细胞、混合腺和透明软骨片进一步减少或消失；环形平滑肌更为明显（图 15-5），黏膜出现皱襞。

3. 终末细支气管（terminal bronchiole）　上皮为单层柱状上皮，杯状细胞、混合腺和透明软骨片均消失。平滑肌呈完整环形，黏膜皱襞明显。

终末细支气管的上皮由两种细胞组成，纤毛细胞和数量较多的**克拉拉细胞**（Clara cell）。此细胞呈柱状，游离面呈圆形凸向管腔，胞质染色浅，顶部胞质含有许多电子密度低的分泌颗粒（图 15-6）。克拉拉细胞可分泌糖蛋白，在上皮表面形成保护膜。

细支气管和终末细支气管的环行平滑肌，有调节进入肺泡内气流量的作用。某些过敏性疾病，如支气管哮喘即为这些段落呼吸道平滑肌发生痉挛性收缩，加上黏膜水肿，分泌物增多，使管腔狭窄，引起呼吸困难。

肺导气部各级支气管的组织学结构比较见表 15-1。

表 15-1　肺导气部各级支气管的组织学结构比较

名　称	小支气管	细支气管	终末细支气管
管　壁	完整，可分三层，管径由大渐小，管壁渐薄	完整，更薄，管腔直径在 1 mm 以下	完整
上　皮	假复层纤毛柱状上皮，有杯状细胞并逐渐减少	假复层纤毛柱状上皮渐变为单层柱状纤毛上皮，杯状细胞很少或消失	单层纤毛柱状上皮，没有杯状细胞

（续表）

名　称	小支气管	细支气管	终末细支气管
软骨、腺体	软骨由片状逐渐变小，腺体渐少	极少或没有	均没有
平滑肌	少量环形肌束	逐渐增多	完整成环状

> **·小贴士·**
>
> 　　香烟中含有多种致癌物质，长期吸烟不仅可使柱状细胞的纤毛减少，纤毛运动能力下降，杯状细胞及其分泌物增多，克拉拉细胞减少，黏液-纤毛清除装置功能障碍，小气道表面活性物质缺乏，气道阻力增大，引发慢性阻塞性肺气肿，而且是诱发肺癌的一个重要因素。

（二）肺呼吸部

1. 呼吸性细支气管（respiratory bronchiole）　　是终末细支气管的分支，管壁结构与终末细支气管结构相似。但它的管壁上有散在的肺泡开口，故自身的管壁结构不完整，并具有气体交换功能。呼吸性细支气管的上皮为单层立方上皮，由克拉拉细胞和少许纤毛细胞组成。在肺泡开口处单层立方上皮移行为单层扁平上皮。上皮外为少量结缔组织和平滑肌（图 15-5）。

2. 肺泡管（alveolar duct）　　是呼吸性细支气管的分支。管壁大部分被肺泡开口所占据，只在相邻肺泡开口之间保留少许，镜下观察为结节状膨大。膨大处表面衬单层立方上皮或单层扁平上皮，其下方为薄层结缔组织及少量平滑肌（图 15-5）。

3. 肺泡囊（alveolar sac）　　与肺泡管相连，是几个肺泡共同开口围成的囊状结构。在相邻肺泡开口处无平滑肌，仅有少量结缔组织，故此处无结节状膨大（图 15-5）。

4. 肺泡（pulmonary alveoli）　　是肺支气管树的终端部分，为半球样薄壁囊泡，是肺进行气体交换的主要场所。人肺泡内径约 200 μm，成人两肺的肺泡总数为 3 亿～4 亿个，吸气时总表面积可达 70～80 m²，呼气时总表面积为 30 m² 左右。**肺泡壁**（alveolar wall）很薄，表面衬有单层肺泡上皮，上皮下有基膜。相邻肺泡紧密相贴，其间隔是少量结缔组织，称**肺泡隔**（图 15-5、图 15-7）。

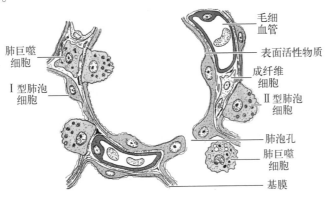

图 15-7　肺泡与肺泡隔模式图

（1）肺泡上皮：由 Ⅰ 型肺泡细胞和 Ⅱ 型肺泡细胞两种细胞组成。

1）Ⅰ 型肺泡细胞（type Ⅰ alveolar cell）：细胞扁平，含核部分略厚，其他部分很薄，约 0.2 μm，于光镜下难以辨认。此型细胞覆盖约 95% 的肺泡表面，是肺与血液进行气体交换的主要结构，参与气-血屏障的组成。电镜下，胞质内细胞器甚少，但吞饮小泡较多（图 15-7）。小泡内含有吞入的表面活性物质和微小粒尘，细胞可将这些物质转运到肺泡外的间质

呼气时肺泡缩小，表面活性物质密度增加，表面张力降低，使肺泡不致过度塌陷；吸气时肺泡扩张，表面活性物质密度减少，表面张力增大，可防止肺泡过度膨胀

内清除。肺泡上皮细胞之间均有紧密连接和桥粒，以防组织液向肺泡内渗入。Ⅰ型肺泡细胞无分裂增生和自我修复的能力，损伤后主要通过Ⅱ型肺泡细胞增殖分化补充。

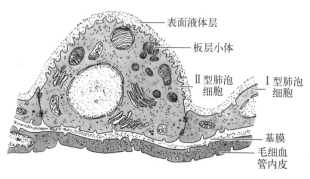

图 15-8　Ⅱ型肺泡细胞超微结构模式图

2）Ⅱ型肺泡细胞（type Ⅱ alveolar cell）：胞体呈圆形或立方形，核圆形，胞质着色浅，呈泡沫状。散在凸起于Ⅰ型肺泡细胞之间。数量较Ⅰ型肺泡细胞多，但仅覆盖约5%的肺泡表面。电镜下，细胞游离面有少量微绒毛，胞质内富含线粒体和溶酶体；粗面内质网和高尔基复合体发达，核上方有许多电子密度高的分泌颗粒。颗粒大小不一，内含同心圆或平行排列的板层结构，称嗜锇性板层小体（osmiophilic multilamellar body）（图 15-7、图 15-8）。内容物的主要成分是磷脂，以二棕榈酰卵磷脂粒为主，以胞吐方式分泌。分泌物在肺泡腔面散开，形成具有降低肺泡表面张力的薄膜，称肺泡表面活性物质（surfactant）。它具有降低肺泡表面张力，稳定肺泡直径和维持气道通畅的作用。表面活性物质由Ⅱ型肺泡细胞不断产生，经Ⅰ型肺泡细胞吞饮转运，保持不断更新。

> **·小贴士·**
>
> 　　当肺泡表面活性物质的合成和分泌受到抑制或被破坏时，可引起肺泡塌陷，肺泡和间质水肿，从而影响气体交换功能。如在创伤、休克、中毒和感染时，肺泡表面活性物质的合成可能受到影响，而导致呼吸困难。另外，某些早产儿因先天Ⅱ型肺泡细胞发育不良，不能产生表面活性物质，致使婴儿出生后肺泡扩张困难，可诱发**新生儿呼吸窘迫综合征**。

　　肺呼吸部各级支气管的组织学结构比较见表 15-2。

表 15-2　肺呼吸部各级支气管的组织学结构比较

名　称	呼吸性细支气管	肺　泡　管	肺　泡　囊	肺　　　泡
管　壁	不完整，有肺泡开口，管壁的平滑肌层薄	管壁上有许多肺泡开口，残余管壁结构呈结节状膨大，仍有少量平滑肌	几个肺泡共同开口处，肺泡间含较多弹性纤维的结缔组织	半球形囊泡，相邻肺泡间为含丰富毛细血管网、弹性纤维和巨噬细胞的肺泡隔
上　皮	单层立方上皮	单层立方上皮或单层扁平上皮	单层肺泡上皮	Ⅰ型肺泡细胞（扁平，表面积大，气体交换的部位）和Ⅱ型肺泡细胞（立方形，分泌表面活性物质）
软骨、腺体	无	无	无	无

　　（2）肺泡隔（alveolar septum）：相邻肺泡间的薄层结缔组织构成**肺泡隔**。其内有丰富的毛细血管和弹性纤维。密集的连续毛细血管有利于血液与肺泡之间的气体交换。弹性纤维有助于肺泡扩张后的回缩，若受某种因素影响，弹性纤维退化或受到破坏，肺泡因不能回缩而持久处于扩张状态，即为肺气肿。肺泡隔内还有成纤维细胞、巨噬细胞、浆细胞、肥大细胞、毛细淋巴管和神经纤维。

香烟中的可溶性物质可抑制浆细胞合成和释放免疫球蛋白，降低肺巨噬细胞功能。吸烟者的肺巨噬细胞数量增多，并释放大量弹性蛋白酶，分解弹性纤维，故吸烟也是形成肺气肿的原因之一。

肺巨噬细胞（pulmonary macrophage）：由单核细胞分化而来，除存在于肺泡隔中，也可游走到肺泡腔内。肺巨噬细胞具有十分活跃的吞噬、免疫和产生多种生物活性物质的功能，起重要的防御作用。吞噬了大量尘粒的肺巨噬细胞又称尘细胞，常滞留于肺间质内和肺门淋巴结内。心脏病患者出现肺瘀血时，红细胞从毛细血管内渗出至肺泡隔被肺巨噬细胞吞噬，并将血红蛋白分解，胞质内有血红蛋白降解产物含铁血黄素颗粒，故又称**心衰细胞**（heart failure cell）。

（3）**气-血屏障**（blood-air barrier）：是肺泡与血液之间进行气体交换所通过的结构。它由肺泡表面活性物质、Ⅰ型肺泡细胞与基膜、薄层结缔组织、毛细血管基膜与内皮组成。大部分肺泡上皮与血管内皮间无结缔组织，两层基膜直接相贴而融合在一起。气-血屏障很薄，厚 0.2～0.5 μm，其中任何一层发生病理改变均会影响气体交换（图15-7、表21-2）。

（4）**肺泡孔**（alveolar pore）：是相邻肺泡之间相通的小孔，直径 10～15 μm（图15-7），是沟通及均衡相邻肺泡内气体的通道。当某个小支气管阻塞时，气体可通过肺泡孔建立侧支通气；当肺感染时，炎症也可经肺泡孔向周围肺泡蔓延扩散。

（三）肺的血管

肺的血液供应来源于肺动脉和支气管动脉，有肺循环和支气管循环。肺动脉是肺的功能性血管，由肺门入肺后，伴随支气管一同分支，最终在肺泡隔内形成毛细血管网，进行气体交换后，汇合成单独行走的肺静脉出肺。

支气管动脉是肺的营养性血管，入肺后亦随支气管树行走，在各级支气管壁内形成毛细血管，营养肺组织。支气管动脉也分支参与形成肺泡隔内的毛细血管网，最终管壁内的毛细血管部分汇入肺静脉，部分则形成支气管静脉，与支气管伴行，经肺门出肺。

（林巍巍）

本章学习资源

第十五章名词英汉对照表

第十五章复习思考题

第十六章 泌尿系统

第十六章
知识结构图

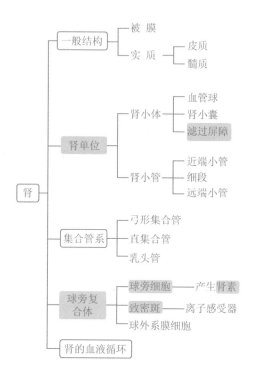

泌尿系统（urinary system）由**肾**、**输尿管**、**膀胱**和**尿道**组成。肾产生尿液，输尿管、膀胱和尿道为排尿管道。

一、肾

（一）肾的一般结构

肾是人体主要的排泄器官，机体代谢中产生的废物，主要通过血液循环流入肾，经肾生成尿液而排出体外。同时，肾又参与调节机体水和电解质平衡并分泌多种生物活性物质，因此对维持机体内环境的稳定起着重要的作用。

肾（kidney）的表面包有薄层致密结缔组织被膜。肾实质分为皮质和髓质。新鲜的肾在冠状剖面上可见**皮质**（renal cortex）颜色较深，位于浅层；**髓质**（renal medulla）颜色较浅，位于深部（图 16-1）。髓质由 10～18 个**肾锥体**（renal pyramid）组成。肾锥体呈浅红色条纹状，其底与皮质相连接，顶端突入肾小盏内，称肾乳头。肾乳头上有乳头管的开口，尿液由此排至肾小盏内。肾锥体之间的皮质称肾柱。一个肾锥体及其相邻的皮质组成**肾叶**（renal lobe）。从肾锥体底部向皮质伸入的辐射状条纹称**髓放线**（medullary ray），位于髓放线之间的肾皮质称**皮质迷路**（cortical labyrinth）。皮质迷路中央部分有小叶间动脉和静脉穿行，每个髓放线及其两边各 1/2 皮质迷路组成一个**肾小叶**（renal lobule）（图 16-1）。

肾实质主要由大量肾单位和与其相连的集合管系组成，其间有少量结缔组织、血管和神经等构成肾的间质。肾单位包括肾小体和肾小管。肾小管汇入集合管系，它们都是单层上皮性管道，合称为**泌尿小管**（uriniferous tubule）。

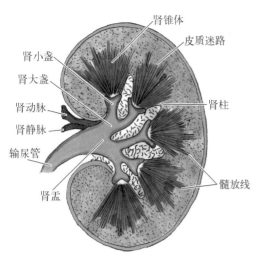

图 16-1　肾的剖面立体模式图

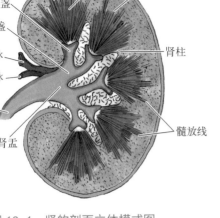

图 16-2　肾单位与集合管模式图

肾小体膨大如球状，位于皮质迷路和肾柱内。肾小管由近端小管、细段和远端小管组成。近端小管与肾小体相连接，并蟠曲走行在肾小体周围，称近端小管曲部（近曲小管）。近曲小管经髓放线直接下行至髓质，称近端小管直部。直部在髓质或髓放线中变细，称为细段，随后返折上行，管径增粗，称为远端小管直部。在髓质或髓放线中，由近端小管直部、细段及远端小管直部三者共同形成一个"U"形的**髓袢**（medullary loop）。远端小管直部经髓质和髓放线，进入皮质迷路后又蟠曲行走在肾小体周围形成远端小管曲部（远曲小管）。远曲小管连接于弓形集合管，经髓放线与直集合管相连，再次下行至髓质并不断汇合，最后形成乳头管，开口于肾乳头（图 16-2）。

肾实质的组成及其分布位置关系如下所示。

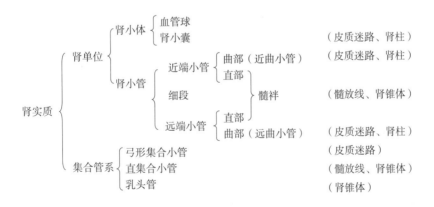

（二）肾单位

肾单位（nephron）是肾的结构和功能单位，由肾小体和肾小管组成，每侧肾有 100万～200 万个肾单位，它们与集合管系共同行使泌尿功能。根据肾小体在皮质中位置的不同，可将肾单位分为浅表肾单位和髓旁肾单位两种（图 16-2）。**浅表肾单位**（superficial nephron）又称皮质肾单位，约占肾单位总数的 85%，其肾小体主要分布于皮质浅层和中层，体积较小，髓袢较短，在尿液形成中起着重要作用。**髓旁肾单位**（juxtamedullary nephron）约占肾单位总数的 15%，肾小体体积较大，髓袢较长，位于皮质深层，对尿液浓缩具有重要意义。

1. 肾小体（renal corpuscle）　　**肾小体**由**肾小囊**和**血管球**组成（图 16-3、图 16-4），直

径约 200 μm。每个肾小体有两个极，微动脉出入的一端称**血管极**，对侧的另一端与近端小管曲部相连接，称**尿极**（urinary pole）。

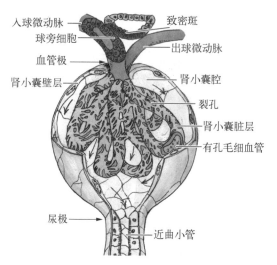

图 16-4　肾小体模式图

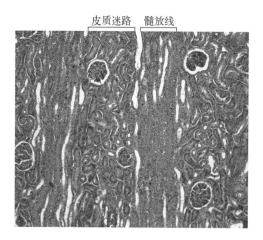

图 16-3　肾皮质和髓质光镜图

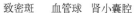

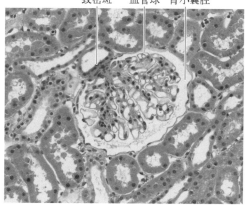

图 16-5　肾皮质光镜图

（1）**血管球**（glomerulus）：又称肾小球，是肾小囊中的一团蟠曲毛细血管，一条**入球微动脉**（afferent arteriole）从血管极处进入肾小囊内，分成 4～5 支，每支再分支形成襻状毛细血管并相互吻合成网。血管襻之间有血管系膜支持连接毛细血管，毛细血管的另一端汇成一条**出球微动脉**（efferent arteriole），从血管极离开肾小囊（图 16-4、图 16-5）。因此，血管球是一种动脉性毛细血管网。由于入球微动脉比出球微动脉粗而短，血管球内的血压比一般毛细血管高。电镜下，血管球为有孔型毛细血管，孔径 50～100 nm，孔上无隔膜，当血液流经血管球时，大量水和小分子物质滤出血管壁

（图 16-6）。血管球内皮细胞的游离面覆有一层含唾液酸的细胞衣，带负电荷，对血液中的物质有选择性通透作用。内皮基膜较厚，成人约 330 nm。由三层结构组成，中层较厚而致密，内、外层较薄而稀疏。故基膜有选择性的通透作用，可阻止血浆内某些大分子物质通过，参与形成血管球滤过的屏障。

　　血管系膜（mesangium）又称**球内系膜**（intraglomerular mesangium），位于血管球毛细血管之间，邻接毛细血管内皮或基膜，主要由**球内系膜细胞**（intraglomerular mesangial cell）和系膜基质组成（图 16-6）。球内系膜细胞形态不规则，有突起伸入内皮和基膜之间，胞质内有较发达的粗面内质网、高尔基复合体、溶酶体和吞噬体；胞体和突起内有微管、微丝和中间丝；细胞核较小而染色较深。球内系膜细胞为平滑肌样细胞，其功能为合成基膜和系膜基质的成分，参与基膜的更新和修复；吞噬和降解沉积在基膜上的免疫复合物，以维持基膜的通透性，还可收缩以调节血管球内血流量。系膜基质填充在系膜细胞之间，起支持和通透作用。

·小贴士·

　　急性肾小球肾炎常发生在 β-溶血性链球菌感染后，感染可以诱导机体产生大量抗体，可能与肾小球内成分发生交叉反应、循环或原位免疫复合物沉积诱发异常活化等均可导致肾小球内炎症细胞浸润，临床表现为血尿、蛋白尿、水肿和高血压。

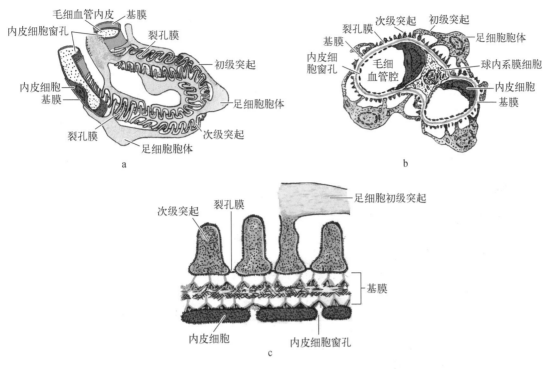

图 16-6　滤过屏障超微结构模式图

a. 立体图；b. 切面图；c. 滤过屏障示意图

（2）肾小囊（renal capsule）：又称**鲍曼囊**（Bowman capsule），为肾小管起始部膨大凹陷而形成的双层上皮囊（图 16-4），分为脏层和壁层。**肾小囊壁层**为单层扁平上皮，在肾小体的尿极处与近端小管曲部上皮相连续，在血管极处上皮向内返折成为**肾小囊脏层**。脏、壁两层之间的狭窄腔隙称**肾小囊腔**，与近曲小管腔相通。脏层细胞有大小不等的突起，称为**足细胞**（podocyte），紧贴在毛细血管基膜外面。电镜下，足细胞从胞体发出几个较大的**初级突起**（primary process），初级突起再分成许多指状的**次级突起**（secondary process），相邻足细胞次级突起相互交叉嵌合，形成栅栏状，相嵌的次级突起之间留有宽约 25 nm 的间隙，称**裂孔**（slit pore），裂孔上覆盖一层厚 4～6 nm 的**裂孔膜**（slit membrane）。足细胞突起内含较多微丝，微丝收缩可使突起活动而改变裂孔的宽度（图 16-6）。

（3）滤过屏障（filtration barrier）：肾小体内的血流以滤过方式形成**原尿**。当血液从入球微动脉流入血管球毛细血管时，由于血管内血压较高，血浆内的水分和小分子物质经有孔毛细血管**内皮**、**基膜**和足细胞**裂孔膜**三层结构滤入肾小囊腔。这三层结构称为**滤过屏障**，或称**滤过膜**（filtration membrane）（图 16-6、表 21-2）。

滤入肾小囊腔的滤液称**原尿**，成人一昼夜两肾可形成原尿约 180 L。原尿除不含大分子的蛋白质外，其余成分与血浆相似。滤过膜的三层结构，尤其是作为主要的滤过器的基膜，对血浆成分具有选择性通透作用。一般情况下，分子量 7 万以下、直径 4 nm 以下的物质可通过滤过膜，如葡萄糖、多肽、尿素、电解质和水等；而大分子物质则不能通过或被选择性通过。在毛细血管内皮表面、基膜和足细胞表面均含有带负电荷的成分，可排斥血浆内带负电荷的物质通过滤过膜，对防止血浆蛋白质滤出具有重要的意义。

·小贴士·

在肾病时，由于滤过膜遭到损坏（如负电荷消失），蛋白质可滤出，严重者血细胞也可漏出，形成蛋白尿或血尿。

2. 肾小管（renal tubule） 肾小管是由单层上皮细胞围成的小管，上皮外方为基膜及少量结缔组织。肾小管有重吸收原尿中的成分，以及分泌和排泄等作用（图16-7、表16-1）。

（1）近端小管（proximal tubule）：是肾小管中最长最粗的一段，管径50～60 μm，长约14 mm，约占肾小管总长的一半。近端小管包括曲部和直部两段。

近端小管曲部又称**近曲小管**（proximal convoluted tubule），位于皮质内，起始于肾小体尿极，迂曲蟠行于肾小体附近（图16-2、图16-8）。小管由单层立方形或锥体形细胞组成，胞体较大，细胞分界不清，胞质呈强嗜酸性，核圆，位于近基部。上皮细胞腔面有紧密排列的**刷状缘**，细胞基部有纵纹。

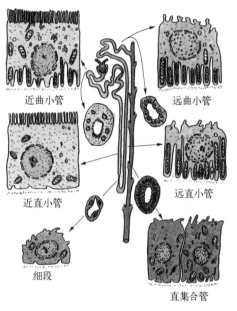

图16-7 肾小管各段结构模式图

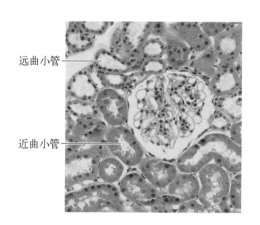

图16-8 肾皮质局部光镜图

电镜下可见近曲小管腔面有大量密集而排列整齐的微绒毛，即光镜下的刷状缘（图16-9），使细胞游离面的表面积明显增大（两肾近曲小管表面积总计可达50～60 m²），加强肾小管对原尿中有用物质的重吸收。在微绒毛基部之间细胞膜内陷形成吞饮小泡，以利于小分子蛋白质的重吸收。细胞侧面有许多**侧突**（lateral extention）（图16-9），相邻细胞的侧突相互嵌合，故光镜下细胞分界不清。细胞基部有发达的质膜内褶，内褶间有许多纵向排列的杆状线粒体，形成光镜下的纵纹。侧突和质膜内褶也使细胞侧面和基部的表面积明显扩大，便于重吸收物质的排出。在细胞基部的质膜上有丰富的Na⁺，K⁺-ATP酶（钠钾泵），可将细胞内的Na⁺泵入细胞间质。

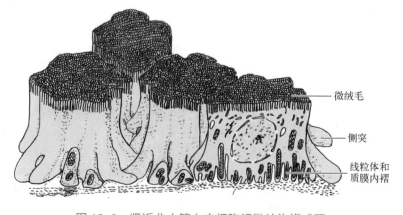

图16-9 肾近曲小管上皮细胞超微结构模式图

近端小管直部直行于髓放线和肾锥体内，其结构与曲部基本相似，但上皮细胞变矮，微绒毛、侧突和质膜内褶等均不如曲部发达（图16-7）。

近端小管的结构特点使其具有良好的重吸收能力，是原尿中有用成分重吸收的主要场所，原尿中几乎全部葡萄糖、氨基酸、多肽和小分子蛋白质及大部分水、无机盐离子和部分尿素等均在此重吸收。同时近端小管还能向腔内分泌代谢产物，如氢离子、氨、肌酐和马尿酸等，还能转运和排出外来的物质，如血液中的酚红和青霉素等药物。

（2）细段（thin segment）：细段位于髓放线和肾锥体内。细段管径细，直径10～15 μm，管壁由单层扁平上皮构成，核扁圆形突向管腔，胞质弱嗜酸性，无刷状缘。由于细段上皮很薄，水和离子很容易透过（图16-7、图16-10、图16-11）。

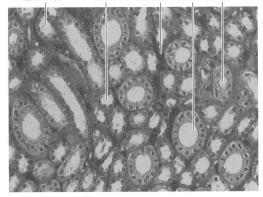

图 16-10　肾髓质光镜图

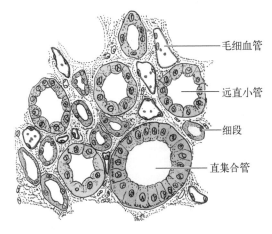

图 16-11　肾髓质模式图

（3）远端小管（distal tubule）：管径30～45 μm，长约13.6 mm。远端小管包括直部和曲部两段。

对比近曲小管和远曲小管的结构特点和功能

远端小管直部是髓袢升支的重要组成部分。光镜下，管腔大而规则，管壁上皮立方形，细胞分界较清楚，核圆，位于中央或靠近管腔，胞质染色浅，游离面无刷状缘，基部有纵纹。电镜下，细胞表面有少量短而小的微绒毛，基部质膜内褶发达，有的内褶可伸达细胞顶部，质膜内褶间的线粒体细长（图16-7）。基部质膜上有丰富的Na^+、K^+-ATP酶，能主动向间质转运Na^+。游离面和侧面的细胞膜上还有一种呈凝胶状的酸性糖蛋白，阻止水通过，使此处间质的渗透压升高，有利于尿液在集合管中的浓缩。

远端小管曲部又称**远曲小管**（distal convoluted tubule），位于皮质内，管腔较大，细胞为立方形，细胞分界清楚，胞质着色浅，无刷状缘，基部有纵纹。电镜下质膜内褶和线粒体不如直部发达（图16-7）。远曲小管是离子交换的重要部位，细胞有吸收水、Na^+和排出K^+、H^+、NH_3等作用，对维持体液的酸碱平衡起重要作用。这些功能活动受醛固酮和ADH的调节，肾上腺皮质分泌的醛固酮能促进血液重吸收Na^+，排出K^+，垂体后叶分泌的ADH能促进它对水的重吸收，使尿液浓缩，尿量减少。

醛固酮和抗利尿激素对远曲小管和集合管的作用

（三）集合管系

集合管系（collecting tubule system）全长20～38 mm，可分为弓形集合管、直集合管和乳头管三段（图16-2）。弓形集合管位于皮质迷路内，很短，一端连接远曲小管，另一端呈弧形弯入髓放线，与直集合管相通。直集合管在髓放线和肾锥体内下行，沿途有许多弓形集合管汇入，直集合管最终在肾乳头处改称乳头管，开口于肾小盏。集合管系的管径由细逐渐变粗，管壁上皮由单层立方逐渐增高为单层柱状上皮（图16-10、图16-11），至乳头管处成为高柱状上皮。集合管上皮细胞胞质色淡而明亮，细胞分界清楚，核圆形，位于中央或靠近底部。电镜下细胞器少，游离面有少量短微绒毛，也可见少量侧突和短小的质膜内褶。集合管也受醛固酮和 ADH 的调节，进一步重吸收水和 Na^+，排出 K^+，使原尿进一步浓缩。

肾小体过滤血液形成原尿，原尿经过各段肾小管和集合小管后，其中绝大部分水、营养物质和无机盐等被重吸收入血，部分离子也在此进行交换；肾小管上皮细胞还分泌排出机体部分代谢产物，最终浓缩形成**终尿**，经乳头管排入肾小盏，其量为每天 1～2 L，仅占原尿量的 1% 左右。

因此，肾在泌尿过程中不仅排出了机体的代谢产物，而且对维持机体水与电解质平衡和内环境稳定也起着重要作用。

肾小管各段比较见表 16-1。

表 16-1 肾小管各段比较

名　称	近端小管	细　段	远端小管	集　合　管
细胞形态	立方形或锥体形 胞质嗜酸性，染色深 核圆，近基部	扁平 胞质弱嗜酸性，染色浅 核扁圆，突向腔面	立方形 胞质弱嗜碱性，染色浅 核圆，居中或近腔面	立方形或高柱状 胞质明亮 核圆，居中或近基部
微绒毛	密集，排列整齐	短，少	短，少	甚少
质膜内褶	发达	少	最发达	无
细胞分界	不清楚，侧突多、相互嵌合	清楚	较清楚	清楚
功　能	吸收营养物质和水，分泌排出肌酐等，转运酚红等外来物质	吸收水和离子	吸收 Na^+，排出 K^+ 重吸收水	吸收 Na^+，排出 K^+ 重吸收水

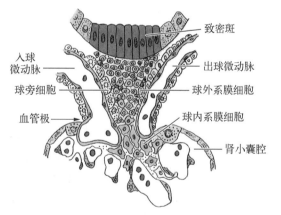

图 16-12　球旁复合体模式图

标注：致密斑　出球微动脉　入球微动脉　球旁细胞　球外系膜细胞　血管极　球内系膜细胞　肾小囊腔

球旁复合体由哪三部分组成？

（四）球旁复合体

球旁复合体（juxtaglomerular complex）又称**肾小球旁器**（juxtaglomerular apparatus），位于肾小体的血管极的三角形区，由球旁细胞、致密斑和球外系膜细胞组成。致密斑为三角形的底，入球微动脉和出球微动脉分别形成两条侧边，球外系膜细胞位于三角形的中心（图 16-4、图 16-12）。因此，球旁复合体也大致为三角形。

1. 球旁细胞（juxtaglomerular cell）　是入球微动脉近肾小体血管极处管壁平滑肌细胞特化成的上皮样细胞。细胞体积较大，呈立方形，核大而圆，胞质呈弱嗜碱性（图 16-4、图 16-12）。电镜下，胞质内肌丝少，粗面内质网和核糖体丰富，高尔基复合体发达，分泌颗粒较多，内含**肾素**（renin）。球旁细胞与内皮紧贴，其分泌物易释放入血。

肾素是一种蛋白水解酶，能使血浆中的血管紧张素原变成**血管紧张素 I**，后者在转换酶作用下转变为血管紧张素 II，血管紧张素 I 和血管紧张素 II 均可使血管平滑肌收缩，血压升高，增强肾小体滤过。肾素还可促使肾上腺皮质分泌醛固酮，促使远曲小管和集合小管重吸收 Na^+ 和排出 K^+，加强对水的重吸收，导致血容量增大，血压升高，严重时甚至可导致高血压的发生。

2. 致密斑（macula densa）　由远端小管靠近肾小体血管极一侧的上皮细胞特化形成的椭圆形斑块。细胞高柱状，排列紧密，胞质染色浅，核椭圆形，位于细胞顶部（图 16-4、图 16-12）。致密斑处的基膜常不完整，细胞基部有细小而有分支的突起，与邻近的球旁细胞和球外系膜细胞接触。致密斑是一种 Na^+ 感受器，能敏锐地感受远端小管内滤液中 Na^+ 浓度变化。当 Na^+ 浓度降低时，致密斑细胞将信息传递给球旁细胞，促使球旁细胞分泌肾素，增强远曲小管和集合管重吸收 Na^+ 和排出 K^+。

3. 球外系膜细胞（extraglomerular mesangial cell）　球外系膜细胞又称**极垫细胞**（polar cushion cell）。是充填于血管极三角区内的一群细胞，与球内系膜细胞相延续，细胞较小，染色较浅，形态结构与球内系膜细胞相似（图 16-12）。球外系膜细胞与球旁细胞、球内系膜细胞之间有缝隙连接，并与致密斑紧密相贴，因此认为它在球旁复合体功能活动中，可能起信息传递作用。

（五）肾间质

肾间质（renal interstitium）为填充于肾实质之间的少量结缔组织、血管、神经等。皮质内的间质少，愈接近肾乳头间质愈多。髓质的间质中成纤维细胞形态和功能特殊，被称为**间质细胞**（interstitial cell），细胞呈星形，有较多长突起，胞质内有许多脂滴。间质细胞具有分泌前列腺素和参与形成间质内的纤维和基质的功能。该细胞还有内分泌功能，能合成激素物质髓脂 I（medullipin-I），它在肝中被转化成活性强的血管舒张剂，称髓脂 II（medullipin-II），有扩张血管，降低血压的功能。

（六）肾的血液循环

肾动脉直接由腹主动脉发出，经肾门入肾后分为数支叶间动脉，在肾柱内上行至皮质与髓质交界处，横行分支为弓形动脉。弓形动脉分出若干小叶间动脉，呈放射状走行于皮质迷路内，直达被膜下形成毛细血管网。小叶间动脉沿途向两侧分出许多入球微动脉进入肾小体，形成血管球，再汇合成出球微动脉。浅表肾单位的出球微动脉离开肾小体后，又分支形成球后毛细血管网，分布在肾小管周围。毛细血管网依次汇合成小叶间静脉、弓形静脉和叶间静脉，它们与相应动脉伴行，最后形成肾静脉出肾。髓旁肾单位的出球微动脉不仅形成球后毛细血管网，而且还发出若干直小动脉直行降入髓质，然后在髓质的不同深度返折直行上升为直小静脉，构成"U"形直血管襻，并与髓袢伴行（图 16-13）。

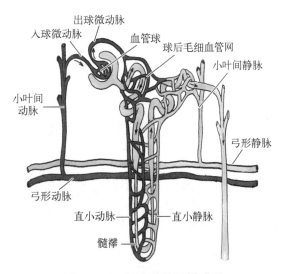

图 16-13　肾血液循环模式图

肾血液循环与尿液的形成和浓缩直接相关，因此肾血液循环有如下特点：①血流量大，流速快。肾动脉（renal artery）直接来自腹主动脉，短而粗，约占心排血量的 1/4，肾内血管走行较直，血液能很快到达血管球。②入球微动脉管径比出球微动脉粗，使血管球内血流量大、血压高，有利于滤过。③血流通路中两次形成毛细血管网，血管球为动脉型毛细血管网，起滤过作用，出球微动脉在肾小管周围形成球后毛细血管网，因为血液流经血管球时大量水分被滤出，所以球后毛细血管内血液的胶体渗透压甚高，有利于肾小管上皮细胞重吸收的物质进入血液。④髓质内直小动脉和直小静脉组成血管襻，与髓袢伴行，有利于髓袢和集合小管的重吸收和尿液的浓缩。⑤皮质血流量大，占肾血流量的 90%，流速快，髓质血流量小，仅占肾血流量的 10% 流速慢。

肾血液循环通路和血管名称及位置关系如下所示。

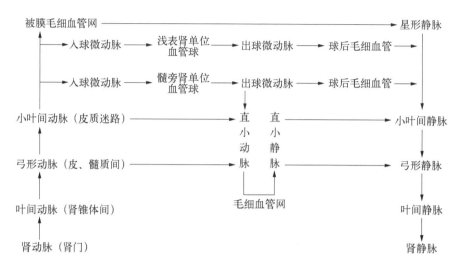

二、排 尿 管 道

　　肾产生的终尿经肾盏（renal calice）、肾盂（renal pelvis）、输尿管（ureter）、膀胱（urinary bladder）及尿道（urethra）排至体外。排尿管道各部分的组织结构基本相似，由黏膜层、肌层和外膜构成，而黏膜层由上皮和固有结缔组织构成。

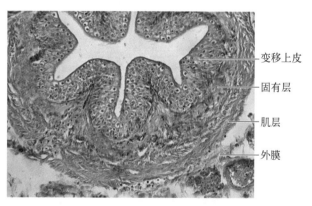

图 16-14　输尿管光镜图

变移上皮
固有层
肌层
外膜

输尿管切片图

（一）肾盏和肾盂

　　肾盏的上皮与乳头管上皮相移行，腔面为 2～3 层细胞组成的变移上皮。上皮外有少量结缔组织和薄层平滑肌。肾盂的变移上皮略厚，肌层已分为内纵、外环两层平滑肌。

（二）输尿管

　　输尿管黏膜形成多条纵行皱襞，变移上皮稍厚，有 4～5 层细胞，扩张时可变为 2～3 层，固有层为结缔组织。输尿管上 2/3 段的肌层为内纵、外环两层平滑肌，下 1/3 肌层增厚，为内纵、中环和外纵三层平滑肌。输尿管外膜为疏松结缔组织，与周围结缔组织相移行（图 16-14）。

（三）膀胱

　　膀胱黏膜形成许多皱襞，仅膀胱三角处黏膜平滑。膀胱充盈时，皱襞减少或消失。黏膜上皮为变移上皮。电镜下，表层细胞游离面胞膜有内褶和囊泡，细胞近游离面的胞质较为浓密，可防止膀胱内尿液侵蚀。细胞间有发达的紧密连接，避免高度浓缩的尿液中各种离子进入组织，以及组织内的水进入尿液。固有层含较多的胶原纤维和弹性纤维。肌层厚，由内纵、中环和外纵三层平滑肌组成。中层环形肌在尿道内口处增厚为括约肌。外膜多为疏松结缔组织构成，即纤维膜。仅在膀胱的顶部有间皮覆盖，为浆膜。

（吴　坚）

本章学习资源

第十六章名词英汉对照表

第十六章复习思考题

第十七章　男性生殖系统

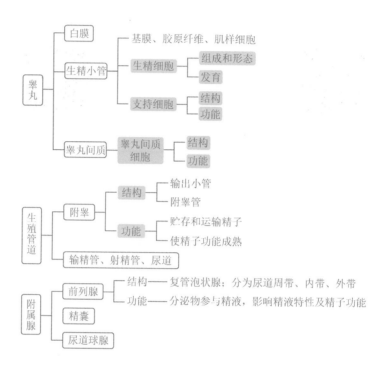

第十七章
知识结构图

　　男性生殖系统（male reproductive system）由睾丸、生殖管道、附属腺及外生殖器组成。睾丸是产生精子和分泌雄激素的器官。生殖管道具有促使精子成熟以及营养、贮存和运送精子等作用。附属腺的分泌物参与精液的组成。

一、睾　　丸

　　睾丸（testis）为实质性器官，表面被覆一层浆膜（鞘膜脏层），其下依次有较厚的致密结缔组织构成的**白膜**（tunica albuginea）和含血管较多的疏松结缔组织构成的血管膜。白膜在睾丸后缘局部增厚，形成**睾丸纵隔**，纵隔的结缔组织呈放射状伸入实质内，将实质分隔成 200～300 个锥体形的**睾丸小叶**。每个小叶内有 1～4 条弯曲细长的**生精小管**（seminiferous tubule），又称曲精小管。生精小管之间为疏松结缔组织，构成**睾丸间质**，其中含有分泌雄激素的**睾丸间质细胞**。生精小管接近睾丸纵隔处变为短而直的**直精小管**（straight tubule），然后进入纵隔，相互吻合形成**睾丸网**（rete testis）（图 17-1）。

　　（一）生精小管

　　成人的**生精小管**是产生精子的场所，其直径 150～250 μm，管壁厚 60～80 μm，长 30～70 cm，两侧睾丸的生精小管总长度约为 500 m。管壁由能产生精子的特殊的复层**生精上皮**（spermatogenic epithelium）构成。生精上皮由支持细胞和 5～8 层**生精细胞**组成。生精上皮的基膜明显。基膜外侧有胶原纤维和梭形的**肌样细胞**（myoid cell），后者收缩有助于精子的排出（图 17-2）。

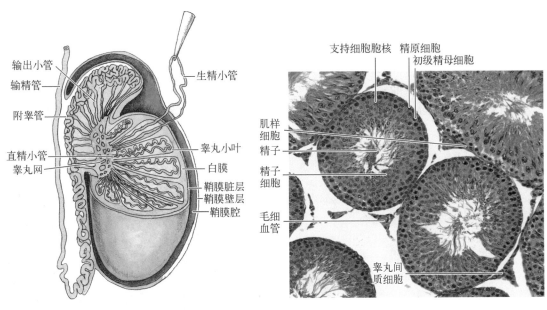

图 17-1　睾丸及附睾模式图　　　　　图 17-2　生精小管和睾丸间质光镜图

睾丸切片图

1. 生精细胞（spermatogenic cell）　　从生精小管基底部至腔面，依次有**精原细胞**、**初级精母细胞**、**次级精母细胞**、**精子细胞**和**精子**（表 17-1，图 17-6）。由精原细胞形成精子的过程称**精子发生**（spermatogenesis），此过程于青春期开始启动。人类精子发生需（64±4.5）d，经过精原细胞的增殖、精母细胞的成熟分裂和精子形成三个阶段。

（1）精原细胞（spermatogonium）：紧贴基膜，圆形或椭圆形，直径约 12 μm，进入青春期开始增殖。精原细胞分为 A、B 两型，染色质核型为 46，XY（2nDNA）。**A 型精原细胞**是生精细胞的干细胞，胞核呈卵圆形，染色质细小、浅染；或染色质细密、深染。A 型精原细胞不断增殖，一部分保留下来继续作为干细胞，以稳定精原细胞的数量和保持持续的生精能力；另一部分分化为 **B 型精原细胞**。B 型精原细胞胞核呈圆形，核周边有较粗的染色质颗粒，B 型精原细胞经数次分裂后，分化为初级精母细胞。

（2）初级精母细胞（primary spermatocyte）：位于精原细胞的近腔面，有 1～2 层，细胞大呈圆球形，直径约 18 μm。核大而圆，含粗细不等的染色质丝，核型为 46，XY。初级精母细胞经 DNA 复制后（4nDNA），进行**第一次成熟分裂，产生 2 个次级精母细胞**。由于第一次成熟分裂的分裂前期历时较长，故在生精小管的切片上常见到处于不同发育阶段的初级精母细胞。

（3）次级精母细胞（secondary spermatocyte）：位于初级精母细胞的近腔面，体积较小，直径约 12 μm。核圆形，染色较深，核型为 23，X 或 23，Y（2nDNA）。次级精母细胞无 DNA 复制，因此间期时间短，其迅速进入**第二次成熟分裂**，产生 2 个精子细胞。因第二次成熟分裂较快，存在时间短，故在切片中不易见到次级精母细胞。成熟分裂又称**减数分裂**，仅见于生殖细胞的发育过程中，经过 1 次 DNA 复制和 2 次细胞分裂，其染色体数目、DNA 含量均减少一半。

（4）精子细胞（spermatid）：位于次级精母细胞的近腔面，细胞小呈圆形，直径约 8 μm。核圆，染色质致密、深染，核型为 23，X 或 23，Y（1nDNA）。精子细胞不再分裂，而是经过复杂的**变态**后形成精子。

（5）精子（spermatozoon）：精子形态似蝌蚪，长约 60 μm，分为头、尾两部（图 17-3、图 17-4）。头部嵌入支持细胞顶部的胞质中，尾部游离于生精小管腔。头部正面观呈卵圆形，侧面观呈梨形，长 4～5 μm。精子头部的质膜上有**卵结合蛋白**，受精时它能与卵细胞周

精子发生的概念；从生精小管基底部至腔面，生精细胞依次有哪些发育阶段？

两次成熟分裂分别发生在哪个阶段？

精子的形态结构及其与功能的关系

围透明带的**精子受体**相结合。头内主要有一高度浓缩的细胞核，其前 2/3 有顶体覆盖。**顶体**（acrosome）内含多种水解酶，如透明质酸酶、顶体素、磷酸酯酶等，在受精过程中发挥重要作用。尾部又称**鞭毛**（flagellum），是精子的运动装置。构成尾部全长的轴心是**轴丝**，它由（9×2＋2）排列的微管构成。尾部又可分为**连接段**（或称颈段）、**中段**、**主段**和**末段**四部分。连接段很短，主要含有**中心粒**。中段的轴丝外分别有 9 根纵行的**外周致密纤维**和**线粒体鞘**，后者为精子运动提供能量。主段长，轴丝外有外周致密纤维和**纤维鞘**。末段短，仅有轴丝。

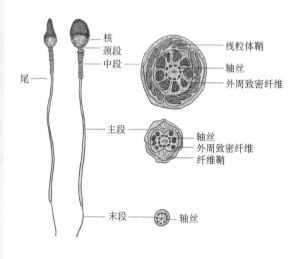

图 17-3　精子模式图

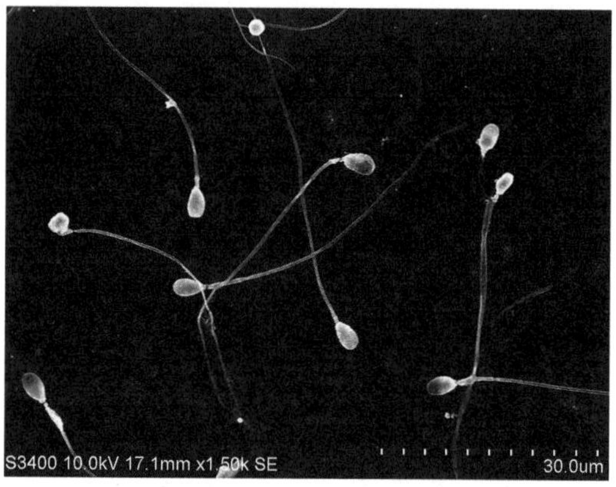

图 17-4　精子扫描电镜图

由圆形的精子细胞逐渐变态成为蝌蚪状精子的过程称**精子形成**（spermiogenesis）。其主要过程如下（图 17-5）。

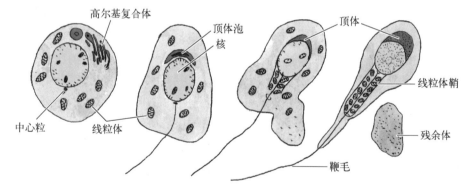

图 17-5　精子形成示意图

1）细胞核：染色质高度浓缩，细胞核由圆形变为扁平梨形，形成头部的主要结构。

2）高尔基复合体：在胞核附近形成一顶体泡，逐步覆盖于核前 2/3，形成**顶体**。

3）中心粒：移至顶体的对侧，近侧中心粒保留，远侧中心粒形成轴丝，成为精子尾部的主要结构。

4）线粒体：汇聚于轴丝近段的周围，盘绕形成**线粒体鞘**。

5）多余胞质汇集于尾侧，形成胞质残余体，最后脱落，被支持细胞吞噬。

在精子发生过程中，一个精原细胞增殖分化所产生的各级生精细胞，其胞质并未完全分开，而有胞质桥相连，作为细胞间信息交换的通道，使彼此形成同步发育的细胞群。因为在生精小管的不同节段，精子发育是不同步的。因此，在各段生精小管横切面上，可见不同发育阶段的生精细胞组合，人大约有 6 种不同的细胞组合，按一定顺序重复出现。将这种从某一特定的细胞组合开始，到下一次出现相同的细胞组合所经历的时程称为生精上皮周期。

各级生精细胞比较见表 17-1。

表 17-1　各级生精细胞比较

名　称	精原细胞	初级精母细胞	次级精母细胞	精子细胞	精　子
外　形	圆形	圆形	圆形	圆形	蝌蚪形（头和尾）
细胞核	圆或卵圆形，在不同类型细胞其染色质深浅及核仁位置不同	大而圆，含粗细不等的染色质丝，进行第一次成熟分裂	圆形，染色较深，进行第二次成熟分裂	小而圆，染色质致密深染	扁平梨形，位于头部，染色很深，核前 2/3 覆盖顶体
细胞质	细胞器不发达	细胞器较发达	细胞器较发达	少，含较多线粒体，有明显的高尔基复合体和中心体	尾部轴丝由（9×2+2）微管构成，部分节段外包线粒体鞘和外周致密纤维
核　型	46，XY（2n DNA）	46，XY（4n DNA）	23，X/Y（2n DNA）	23，X/Y（1n DNA）	23，X/Y（1n DNA）
功　能	一部分作干细胞，一部分发育成初级精母细胞	发育成次级精母细胞	发育成精子细胞	变态成为精子	有受精能力

支持细胞的光、电镜结构和功能

2. 支持细胞（sustentacular cell） 又称**塞托利细胞**（Sertoli cell）。细胞长锥体形，底部附在基膜上，顶部伸至腔面，侧面和游离面嵌有各级生精细胞，故光镜下细胞轮廓不清。胞核为不规则形或三角形，常有凹陷而呈分叶状，染色浅，核仁大而明显（图 17-6）。电镜下，胞质内有丰富的粗面内质网和高尔基复合体，发达的滑面内质网、线粒体和溶酶体，许多微丝、微管和糖原颗粒。在近基底部精原细胞的上方，相邻支持细胞的侧面胞膜形成紧密连接，将生精上皮分为**基底室**（basal compartment）和**近腔室**（abluminal compartment）两部分。基底室位于生精小管基膜与支持细胞紧密连接之间，其内含有精原细胞及细线前期精母细胞。近腔室位于紧密连接上方，与生精小管管腔相通，含有正在发育的精母细胞、精子细胞和精子（图 17-6）。以支持细胞之间的紧密连接为主，加上生精小管基膜、结缔组织和毛细血管基膜及内皮等结构，构成**血－生精小管屏障**（blood seminiferous tubule barrier），又称**血－睾屏障**（blood testis barrier）。此屏障可阻止大分子物质进出生精上皮，形成有利于生精细胞发育的微环境，防止精子抗原物质外逸而引起自身免疫反应（表 21-2）。

血－生精小管屏障的组成及作用

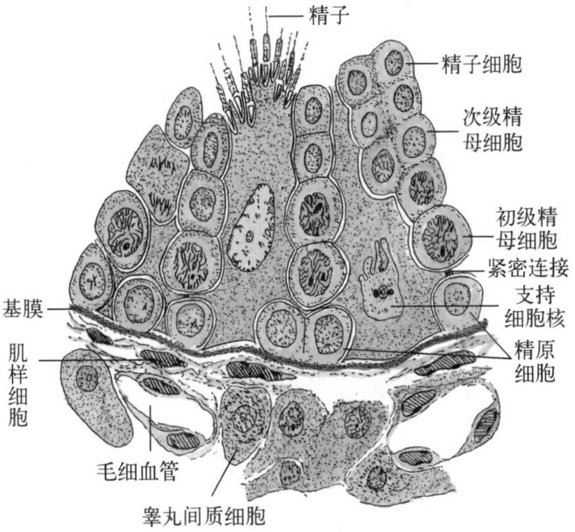

图 17-6　支持细胞与各级生精细胞及血－生精小管屏障模式图

支持细胞对生精细胞有支持、营养、保护等多方面的作用，并参与生精细胞向管腔面的移动及释放精子，能吞噬精子形成时脱落的残余体及变性或凋亡的生精细胞。另外还可合成并分泌**雄激素结合蛋白**（androgen binding protein，ABP）和**抑制素**（inhibin）等；前者可与雄激素结合，保持生精小管内较高的雄激素水平，促进精子发生；后者可反馈性地抑制垂体分泌FSH。在胚胎时期，支持细胞还分泌**抗中肾旁管激素**，使中肾旁管退化。

> **·小贴士·**
>
> 　　生精上皮易受多种理化因素影响，如射线、微波、药物、酒精、温度等。X线对某些敏感者可诱发广泛的生精细胞退化；越来越多地进入体内能与雌激素受体结合的环境雌激素，会产生雌激素效应，干扰精子发生；隐睾患者的睾丸位于腹腔或腹股沟管内，其温度高于阴囊2～3℃，也可影响精子发生；这些因素都能导致不育。

睾丸间质细胞的光、电镜结构和功能

（二）睾丸间质

生精小管之间为富含血管和淋巴管的疏松结缔组织，它们构成睾丸间质。其中含有**间质细胞**（interstitial cell），又称**莱迪希细胞**（Leydig cell）。它是一种内分泌细胞，常成群分布在血管周围；细胞呈圆形或多边形，直径15～20 μm；核圆形居中，浅染；胞质丰富，嗜酸性，含有脂滴和脂褐素（图17-2）。电镜下具有分泌类固醇激素细胞的结构特点；相邻细胞间有缝隙连接，是细胞间物质运输的重要通道，也是传递对激素合成起局部调节作用信号的部位。自青春期起，睾丸间质细胞在ICSH的作用下分泌**雄激素**，具有促进精子发生和生殖器官的发育，以及激发并维持第二性征和性功能的作用。

（三）直精小管和睾丸网

生精小管近睾丸纵隔处，变为短而细的直行管道，称**直精小管**，管壁为单层柱状上皮，无生精细胞。直精小管进入纵隔后分支吻合成网状管道，称**睾丸网**，由单层立方上皮围成，管腔大而不规则。

睾丸功能受下丘脑和垂体的调节。下丘脑弓状核的神经内分泌细胞分泌GnRH，促进腺垂体远侧部促性腺激素细胞分泌FSH和ICSH；后者作用于睾丸间质细胞合成和分泌雄激素；前者促进支持细胞合成雄激素结合蛋白并与雄激素结合，保持生精小管内高浓度的雄激素，以利于精子发生。支持细胞还分泌抑制素和激动素（activin），抑制素与睾丸间质细胞分泌的雄激素一起可反馈抑制下丘脑GnRH和垂体FSH及ICSH的分泌（负反馈），激动素与抑制素的作用相拮抗。此外，支持细胞能产生一种肽，可局部抑制睾丸间质细胞的功能。正常情况下，各种激素分泌保持相对恒定。若某种激素含量增多或下降，可影响精子发生，致第二性征改变及性功能障碍。

二、生 殖 管 道

生殖管道包括附睾、输精管、射精管和尿道，为精子成熟、贮存和运输提供有利的微环境。

（一）附睾

附睾（epididymis）位于睾丸后外侧，分头、体、尾三部分。头部主要由输出小管组成，体和尾由附睾管组成（图17-1）。附睾是贮存精子并使精子获得运动能力的主要部位。

1. 输出小管（efferent duct）　是与睾丸网连接的10～15条弯曲小管，末端与附睾管相连。管壁上皮由无纤毛的矮柱状细胞和有纤毛的高柱状细胞相间排列而成，故腔面高低不平。上皮有重吸收功能，改变睾丸液的含量和成分，与精子下移有关；此外，纤毛的摆动也可帮助精子向附睾管方向运送。上皮基膜外有少量平滑肌环绕（图17-7、表17-2）。

2. 附睾管（epididymal duct） 为一条长 4～6 m 高度蟠曲的管道，尾端与输精管相连。管腔较大且规则，腔内含有大量精子和分泌物。上皮为假复层柱状上皮，表面有密集细长的**静纤毛**，上皮具有分泌功能，分泌物参与精子成熟。上皮基部基膜明显，其外侧有少量的结缔组织和平滑肌围绕；平滑肌从管道的头端至尾端逐渐增厚，肌层的收缩有助于管腔内精子向输精管方向移动（图 17-7、表 17-2）。

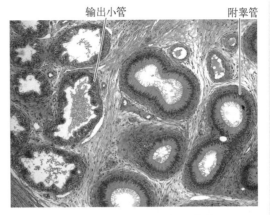

附睾切片图

图 17-7 输出小管和附睾管光镜图

生精小管产生的精子无运动能力，经直精小管、睾丸网进入附睾，精子在此平均停留 14 d。在雄激素及附睾上皮细胞分泌的肉毒碱、甘油磷酸胆碱和唾液酸等的作用下，经一系列成熟变化，获得运动能力，达到功能上的成熟。

· 小贴士 ·

　附睾功能异常，会影响精子成熟，导致不育；另外，精子在附睾成熟，并于附睾尾部贮存，但贮存时间过久，精子将逐渐趋向衰老而失去活性。

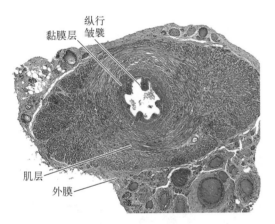

图 17-8 输精管光镜图

（二）输精管

输精管（ductus deferens）为一壁厚腔小的肌性管道，管壁分黏膜层、肌层和外膜三层（图 17-1、图 17-8）。黏膜形成数条纵行皱襞突向管腔内；其上皮为假复层柱状上皮，表面有静纤毛；固有层结缔组织中含弹性纤维较多。肌层厚，分内纵、中环、外纵三层平滑肌。外膜为结缔组织。射精时肌层强有力地收缩，有助于精子快速排出。

附睾输出小管和附睾管的组织学结构比较见表 17-2。

表 17-2 附睾输出小管和附睾管的组织学结构比较

名　称	输　出　小　管	附　睾　管
位　置	附睾头部	附睾体、尾部
数目、形态	10～15 条弯曲小管	1 条长约 6 m 的高度蟠曲管道
管　腔	腔面不规则，腔内有睾丸液	腔面规则，腔内有大量精子和分泌物
管壁上皮	高柱状（有纤毛）和矮柱状（无纤毛）细胞相间排列	假复层柱状上皮，表面有静纤毛
管壁平滑肌	少量	从管道头端至尾端逐渐增厚
功　能	重吸收，帮助精子向附睾管运送	分泌特定物质，帮助精子成熟

三、附属腺

附属腺包括**精囊**、**前列腺**和**尿道球腺**。附属腺和生殖管道的分泌物称为**精浆**。精浆和精子共同组成**精液**（semen）。精液呈乳白色，pH 7.2～7.4。每次射精量 3～5 mL，每毫升中含 0.2 亿～2 亿个精子。若每毫升精液中精子数量低于 400 万个、精子形态异常或精浆成分改变，常可导致不育。

（一）精囊

精囊（seminal vesicle）是一对高度盘曲的囊状器官，管壁由黏膜、肌层和外膜三层组成。黏膜向腔内突出形成高而薄的皱襞，常有分支连成网，其上皮为假复层柱状上皮。黏膜外有内环行、外纵行二层平滑肌。外膜为疏松结缔组织。精囊在雄激素刺激下，分泌淡黄色液体，内含较多的果糖和前列腺素，果糖为精子运动提供能量。另外，分泌物中含少量淡黄色色素，可使精液在紫外光下发出强烈的荧光，法医学利用此作为鉴定精液痕迹的有效方法。

（二）前列腺

前列腺（prostate）呈栗形，环绕尿道起始段。腺实质由 30～50 个复管泡状腺组成，有 15～30 条导管分别开口于尿道精阜的两侧。腺实质可分为三个带：①尿道周带（**黏膜腺**）：最小，位于尿道黏膜内；②内带（**黏膜下腺**）：位于尿道黏膜下；③外带（**主腺**）：包绕尿道最外周，占前列腺大部，导管最长，分支多（图 17-9）。腺泡形态不规则，大小不一；腺上皮由单层立方、单层柱状或假复层柱状上皮等交错构成；腺腔中分泌物常浓缩形成圆形或卵圆形的嗜酸性板层小体，称**前列腺凝固体**（prostatic concretion）（图 17-10），可随年龄增长而增多，亦可钙化形成结石。腺泡间有丰富的结缔组织和平滑肌。前列腺分泌物为稀薄的乳白色液体，其中富含酸性磷酸酶和纤维蛋白溶酶等，还有柠檬酸和锌等物质。

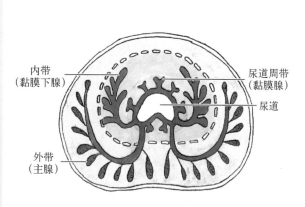

图 17-9　前列腺模式图

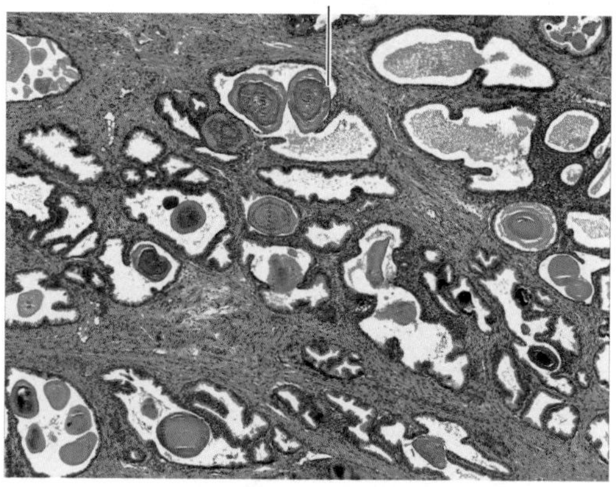

前列腺凝固体

图 17-10　前列腺凝固体光镜图

柠檬酸具有很强的缓冲功能，维持精液适宜的酸碱度。锌可维持膜结构的稳定性和通透性，使精子具有良好的活力，同时有杀菌作用。

> **·小贴士·**
>
> 前列腺癌主要发生在主腺，此时其分泌的酸性磷酸酶增多；取患者前列腺液和血液作酸性磷酸酶含量测定，有助于前列腺癌的诊断。
>
> 老年人前列腺肥大多发生在黏膜腺和黏膜下腺，会压迫尿道，造成排尿困难。
>
> 慢性前列腺炎时，纤维蛋白溶酶异常，引起精液不液化，影响精子的运动及受精能力。

（三）尿道球腺

尿道球腺（bulbourethral gland）位于尿道两侧，为一对豌豆大小的复管泡状腺，上皮为单层立方或单层柱状上皮。腺体分泌黏液，于射精前排出，以润滑尿道。

四、阴　　茎

阴茎（penis）由三条海绵体外包**筋膜**（白膜）和皮肤构成。**海绵体**由**小梁**和**静脉窦**（**海绵体腔**）组成，小梁为富含平滑肌的结缔组织，位于静脉窦之间。阴茎深动脉的分支螺旋动脉穿行于小梁中，与静脉窦相连，静脉则位于海绵体周边部白膜下方。螺旋动脉的内膜中含有纵行平滑肌，一般情况下，平滑肌收缩，螺旋动脉内膜形成螺旋状皱襞，突入腔内将管腔闭塞，因此流入静脉窦的血液很少，海绵体柔软；而勃起时，螺旋动脉和小梁内的平滑肌松弛，大量血液流入静脉窦，腔隙扩大，压迫静脉，血液回流一时受阻，海绵体变硬，阴茎勃起。

（祝　辉）

本章学习资源

第十七章名词英汉对照表

第十七章复习思考题

第十八章　女性生殖系统

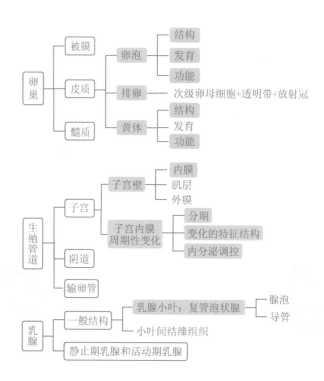

女性生殖系统（female reproductive system）由卵巢、输卵管、子宫、阴道和外生殖器组成。卵巢能产生卵子和女性激素。输卵管是输送生殖细胞的管道，也是受精的场所。子宫是孕育胎儿和产生月经的器官。此外，乳腺是分泌乳汁、哺育婴儿的器官，所以也在本章叙述。在生育期内，上述器官在结构和功能上，均随卵巢周期和妊娠而发生不同程度的周期性变化。绝经期后，这些生殖器官萎缩。

一、卵　巢

卵巢（ovary）为一对位于腹腔的扁椭圆形器官，表面被覆单层立方或扁平的**表面上皮**（superficial epithelium），上皮深面为一薄层致密结缔组织构成的**白膜**。卵巢实质由皮质和髓质构成，两者分界不明显。**皮质**较厚，位于周边，由不同发育阶段的卵泡、黄体、白体，以及富含基质细胞和网状纤维的结缔组织构成（图18-1、图18-2）。**髓质**狭小，位于中央，由疏松结缔组织构成，含较多的弹性纤维、血管、淋巴管和神经。血管进出卵巢处称门部，此处结缔组织中有少量结构和功能类似睾丸间质细胞的**门细胞**（hilus cell），可分泌雄激素。

（一）卵泡的发育和成熟

卵泡（ovarian follicle）由一个较大的圆形的**卵母细胞**（oocyte）和围绕其周围的一群**卵泡细胞**（follicular cell）组成。卵泡发育始于胚胎时期，其生长发育是连续的过程，一般可分为**原始卵泡**、**初级卵泡**、**次级卵泡**和**成熟卵泡**四个阶段（图18-1～图18-3），其中初级卵泡和

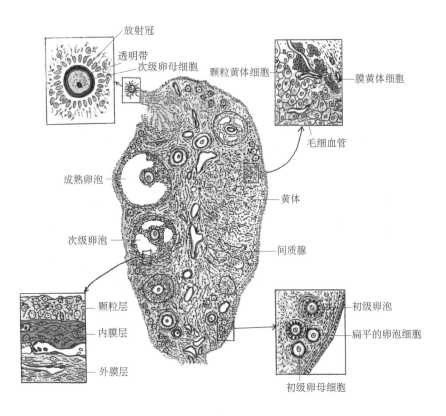

图 18-1　卵巢结构模式图

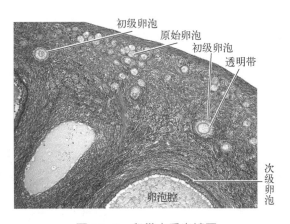

图 18-2　卵巢皮质光镜图

卵巢切片图

什么是生长卵泡?

卵泡发育分为哪四个阶段?它们的形态结构特征?什么是生长卵泡?

次级卵泡又合称为**生长卵泡**（表 18-1）。胎儿出生时，两侧卵巢有 70 万～200 万个**原始卵泡**，幼年时有 30 万～40 万个，青春期开始尚保留约 4 万个。从青春期开始，卵巢在垂体分泌的促性腺激素影响下，每 28 天有 15～20 个卵泡生长发育，但通常只有一个卵泡发育成熟并排卵。女性生育期为 30～40 年，卵巢可排卵 400～500 个，其余卵泡均在发育的不同阶段退化为闭锁卵泡。进入绝经期后，不再排卵。

1. 原始卵泡（primordial follicle）　位于皮质浅层，数量多，体积小，直径 40～50 μm。它由一个初级卵母细胞和周围一层扁平的卵泡细胞构成（图 18-1～图 18-3）。**初级卵母细胞**（primary oocyte）为圆形；核圆，染色浅，核仁明显；胞质嗜酸性。电镜下胞质内含较多线粒体、滑面内质网和高尔基复合体等。初级卵母细胞核型为 46，XX（4nDNA），在胚胎期时由**卵原细胞**（oogonium）分裂分化形成，随即进入第一次成熟分裂并一直停留在分裂前期，直至排卵前才完成分裂。卵泡细胞单层排列，细胞小呈扁平形，核扁圆，细胞外侧有一层薄的基膜。卵泡细胞具有支持和营养卵母细胞的作用。

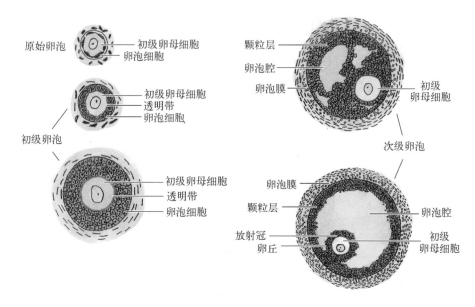

图 18-3　卵泡的发育和成熟模式图

透明带的结构和功能。透明带的主要成分是什么？其中，ZP3 是精卵结合一级受体

2. 初级卵泡（primary follicle）　　自青春期起，原始卵泡在 FSH 的作用下，陆续发育为初级卵泡。当卵泡生长时，初级卵母细胞逐渐长大，其胞质边缘出现由高尔基复合体产生的膜包致密颗粒，称**皮质颗粒**（cortical granule），颗粒内的酶在受精过程中有防止多精受精的作用。卵泡细胞由扁平变为立方或柱状，并迅速增殖，由单层变为多层。同时初级卵母细胞与卵泡细胞之间出现一层嗜酸性薄膜，称**透明带**（zona pellucida）（图 18-3、图 18-4）；电镜下可见卵母细胞表面的微绒毛和卵泡细胞的突起伸入其中，相互接触并可形成缝隙连接，便于卵泡细胞与卵母细胞之间进行物质交换和信息沟通（图 18-5）。透明带由透明带蛋白质（zona pellucida protein，ZP）构成，是卵母细胞和卵泡细胞共同分泌的糖蛋白，主要有 ZP1、ZP2、ZP3、ZP4，在精子和卵细胞的识别和特异性结合中发挥重要作用。初级卵泡周围结缔组织中的基质细胞增殖分化形成**卵泡膜**（follicular theca）。

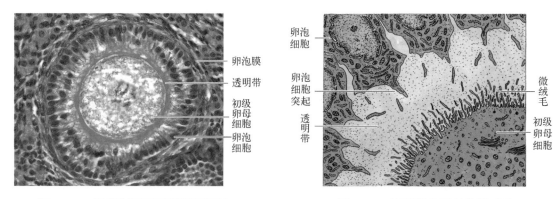

图 18-4　初级卵泡示透明带光镜图　　　　　　　图 18-5　透明带超微结构模式图

3. 次级卵泡（secondary follicle）　　由初级卵泡继续发育而来，初级卵母细胞进一步增大，达到最大体积，直径 125～150 μm。卵泡细胞不断增殖达 10 余层时，细胞之间出现一些不规则的小腔隙，并逐渐融合形成一个较大腔称**卵泡腔**，腔内充满**卵泡液**（图 18-3）。卵泡液由卵泡细胞分泌及周围结缔组织中血浆渗入而成，内含较多营养成分、生物活性物质及多种激素如促性腺激素、雌激素、抗中肾旁管激素，与卵泡的发育有关。随着卵泡腔扩大，初级卵母细胞、透明带及其周围部分卵泡细胞被挤到卵泡腔的一侧形成隆起，突向卵泡腔，称**卵丘**（cumulus oophorus）；紧靠透明带的一层柱状卵泡细胞呈放射状排列，称**放射冠**（corona radiata）。分布在卵泡腔周边较小的卵泡细胞构成卵泡壁，称**颗粒层**（stratum granulosum），这些卵泡细胞又称**颗粒细胞**。此时，卵泡膜逐渐分化为内外两层；**内膜层**（theca interna）含较多的毛细血管和多边形的膜细胞（theca cell），该细胞具有分泌类固醇激素细胞的结构特征，其合成的雄激素，透过基膜进入颗粒细胞，在芳香化酶系的作用下转变为雌激素；**外膜层**（theca externa）细胞和血管较少，有环形排列的胶原纤维和平滑肌纤维，与周围的结缔组织无明显分界（图18-1、图18-3）。

4. 成熟卵泡（mature follicle）　在FSH作用下由次级卵泡发育而来，直径可达20 mm以上，隆起于卵巢表面（图18-1）。卵泡液增多，卵泡腔变得很大；颗粒细胞不再增殖，故颗粒层变薄。排卵前36～48 h，初级卵母细胞完成第一次成熟分裂，形成一个大的**次级卵母细胞**（secondary oocyte）和一个小的仅含细胞核和少量细胞质的**第一极体**（first polar body），后者位于次级卵母细胞和透明带之间的**卵周隙**（perivitelline space）内；两者的染色体数目均减半，其核型为23，X（2nDNA）。接着次级卵母细胞立即进行第二次成熟分裂，但停留在分裂中期，至卵细胞受精时才能完成此次分裂。

（二）排卵

成熟卵泡在LH分泌高峰的作用下，在排卵前体积增至最大，卵泡液激增，卵泡进一步突向卵巢表面，该处的表面上皮、白膜和卵泡壁变薄、缺血，形成半透明状的**卵泡斑**（follicular stigma）。卵丘与卵泡壁逐渐分离，漂浮于卵泡液中。继而卵泡斑的结缔组织被胶原酶和透明质酸酶解聚，加之卵泡膜外层平滑肌收缩等因素的作用，导致卵泡斑破裂，次级卵母细胞连同透明带、放射冠与卵泡液一起从卵巢排出，该过程称**排卵**（ovulation）（图18-1、图18-6）。成人卵巢约每28 d排卵一次，排卵时间约在月经周期的第14 d前后。一般左右卵巢交替排卵，每次排出1个卵，偶尔也可能排出2个或3个卵。

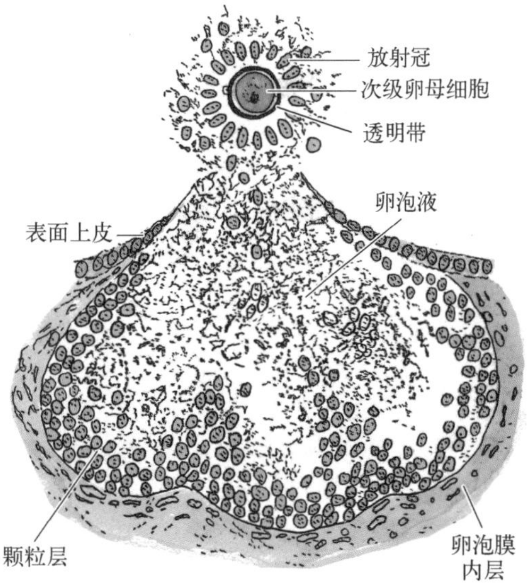

排出的次级卵母细胞如果未能在24 h内受精，即退化；如果受精，则继续完成第二次成熟分裂，形成一个大的成熟**卵子**（ovum）和一个小的**第二极体**（second polar body），核型为23，X（1nDNA）。

图18-6　排卵示意图

（图中标注）放射冠　次级卵母细胞　透明带　卵泡液　表面上皮　卵泡膜内层　颗粒层

卵泡的生长速度很慢，并不能在一个月经周期内完成发育全过程。一般认为从初级卵泡发育至成熟卵泡约需85 d。在一个月经周期内，有一批处于不同生长发育阶段的卵泡，但通常只有一个卵泡能发育至成熟并排卵。

（三）黄体的形成和退化

排卵后，残留的卵泡壁连同卵泡膜一起塌陷，在LH作用下逐渐发育成一个体积较大、富含血管的内分泌细胞团，新鲜时呈黄色，故称**黄体**（corpus luteum）（图18-7）。其中，颗粒细胞体积变大，呈多边形，染色浅，位于黄体的中央，此即**颗粒黄体细胞**（granulosa lutein cell）；卵泡膜内层的膜细胞分化为**膜黄体细胞**（theca lutein cell），体积较颗粒黄体细胞小，染色深，位于黄体的周边；电镜下可见这两种细胞均具有分泌类固醇激素细胞的结构特征。颗粒黄体细胞可分泌大量**孕酮**；同时该细胞与膜黄体细胞协同分泌**雌激素**，其分泌量与排卵前卵泡的分泌量相近似。卵排出后如果没有受精，所形成的黄体称**月经黄体**（corpus luteum of menstruation），维持约14 d退化。黄体退化后被结缔组织所替代，称**白体**（corpus albicans）。如果排出的卵受精，则黄体继续增大，直径可达4～5 cm，称**妊娠黄体**（corpus luteum of pregnancy），可维持

女性生殖细胞两次成熟分裂分别发生在哪个阶段?

排卵的定义、时间及排出成分

黄体的概念、形成、结构、功能和退化

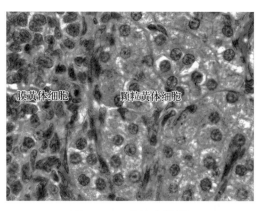

膜黄体细胞　　　颗粒黄体细胞

图 18-7　黄体光镜图

6 个月左右，然后退化为白体。

（四）闭锁卵泡

退化的卵泡称**闭锁卵泡**（atretic follicle）。卵泡闭锁自胚胎期就已开始，出生后一直持续于生育期，可发生于卵泡发育的任何阶段。早期较小的卵泡闭锁时，卵母细胞和卵泡细胞均自溶消失。较大的次级卵泡和成熟卵泡闭锁时，卵母细胞退化死亡；透明带起初增厚、皱缩，形成不规则的环状，随后碎裂消失；卵泡细胞凋亡、脱落；上述死亡细胞和结构碎片最终被巨噬细胞和中性粒细胞吞噬清除；膜细胞体积增大形似黄体细胞，形成散在的细胞团称**间质腺**。人的间质腺不发达，存留时间短。间质腺最后也退化，由结缔组织代替。

（五）卵巢分泌的激素

卵巢分泌的类固醇激素有雌激素、孕酮和少量雄激素。

雌激素可促进女性生殖器官和第二性征的发育，如乳腺发育，皮下脂肪增多，骨盆变宽等，也可使子宫内膜增厚。孕酮可使子宫内膜进一步增厚，子宫腺分泌，以便胚泡植入。卵巢分泌雄激素的量较少，由卵巢门细胞产生；在妊娠期和绝经期雄激素分泌相对增多。另外，妊娠黄体还可分泌松弛素（relaxin），能抑制子宫平滑肌的收缩，以维持妊娠；分娩时可使子宫颈扩张，耻骨联合松弛，便于胎儿娩出。

卵巢分泌哪些性激素？分别由什么细胞合成分泌？下丘脑－垂体轴在其中的作用是什么？

> ·小贴士·
>
> 卵巢功能受下丘脑和垂体等的调节，也受外界环境及精神因素的影响，如在任何环节发生问题，都会引起卵巢功能紊乱，甚至无排卵。此外，卵巢功能有明显的年龄变化，进入更年期（45～55 岁）后卵巢功能逐渐减弱；若在 40 岁之前出现卵巢功能减退则为卵巢早衰（premature ovarian failure, POF），发病原因包括遗传、自身免疫、环境因素、医源性损伤等，患者可面临不育、更年期综合征、精神和心理压力等健康问题。

各种卵泡的比较见表 18-1。

表 18-1　各种卵泡比较

名　称	原始卵泡	初级卵泡	次级卵泡	成熟卵泡	闭锁卵泡
卵母细胞	初级卵母细胞居中	初级卵母细胞居中，出现皮质颗粒和透明带	初级卵母细胞与透明带、放射冠共同位于卵丘内，直径可达125～150 μm	排卵前36～48 h，形成次级卵母细胞和第 1 极体	卵母细胞溶解消失，透明带弯曲、碎裂
卵泡细胞	一层，扁平形	由一层变为多层，由扁平变为立方或柱状	层数更多，出现卵泡腔，组成放射冠、颗粒层	卵泡腔极大，卵泡液激增，颗粒层变薄	溶解
卵泡膜	未形成	开始形成	分为内、外两层，膜细胞形成，与颗粒细胞协同分泌雌激素	更加明显，分泌高水平雌激素	晚期卵泡闭锁时，膜细胞增大形成间质腺

二、输卵管

输卵管（oviduct）分为漏斗部、壶腹部、峡部和子宫部。管壁由内向外分为黏膜、肌层和浆膜三层；黏膜向腔内突出，形成许多互相吻合的纵行皱襞，在壶腹部尤为发达（图18-8）。黏膜由上皮和固有层组成。上皮为单层柱状，由纤毛细胞和分泌细胞组成；前者占多数，纤毛向子宫方向摆动，可推动卵子往子宫方向运送；后者的分泌物构成输卵管液，可营养卵子和辅助合子的运行；输卵管液和纤毛协同作用可阻止病菌经输卵管进入腹膜腔。上皮在卵巢激素的作用下也发生周期性变化；在子宫内膜增生期（排卵前），上皮细胞变高，分泌细胞胞质内充满分泌颗粒；在子宫内膜分泌期，分泌细胞释放其分泌物，因而上皮细胞变低（图18-9）。固有层为薄层结缔组织，含较多血管。肌层为内环、外纵两层平滑肌，其收缩也有利于推动合子向子宫腔移动。最外层的浆膜由间皮和富含血管的结缔组织构成。

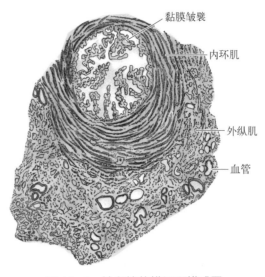

图 18-8　输卵管的横切面模式图

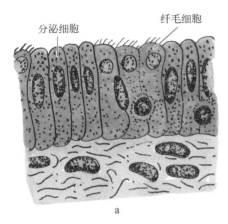
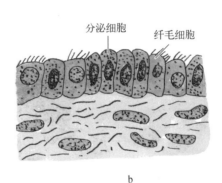

图 18-9　输卵管上皮模式图

a. 增生晚期；b. 分泌晚期

三、子　宫

子宫（uterus）是一个中空的肌性器官，腔窄壁厚，可分为底部、体部和颈部三部分。

（一）子宫壁的结构

子宫壁从内向外可分为**子宫内膜**、**子宫肌层**和**子宫外膜**三层。

1. 子宫内膜（endometrium）　由上皮和固有层构成（图18-10、图18-11）。上皮为**单层柱状上皮**，以**分泌细胞**为主，夹有少数**纤毛细胞**。固有层为结缔组织，含有较多的血管、腺体、网状纤维和大量梭形的**基质细胞**（stroma cell）。腺体是上皮向固有层内凹陷形成的单管状子宫腺，近肌层可有分支，腺上皮与内膜上皮相似，但纤毛细胞更少；基质细胞分化程度低，可随内膜周期性变化而增生分化。子宫底部和体部的内膜按其结构和功能特点可分为两层。靠近子宫腔的为**功能层**（functional layer），较厚，它受卵巢激素的作用而发生周期性的变化，也是胚泡植入的场所；靠近肌层的为**基底层**（basal layer），较薄，且纤维致密，此层在月经期不脱落，有较强的增生和修复能力，可产生新的功能层。

子宫动脉进入子宫壁后分支行走于肌层，由此发出分支进入子宫内膜；在基底层分出短而直的小支，称**基底动脉**，它不受卵巢激素的影响，营养基底层；主支弯曲呈螺旋状，垂直行走于功能层，称**螺旋动脉**（spiral artery），它对卵巢激素极为敏感。螺旋动脉至内膜浅层时分成几个终支，互相吻合成毛细血管网或静脉窦，再汇入小静脉（图 18-11），经肌层，最后汇合成子宫静脉。

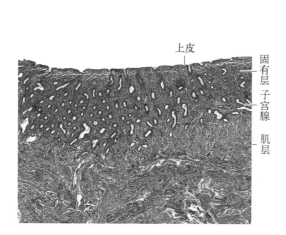

子宫切片图

图 18-10　子宫壁光镜图

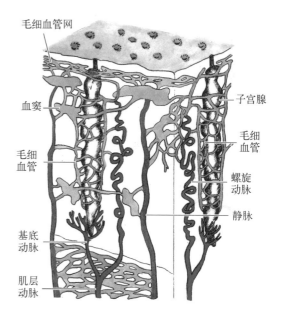

图 18-11　子宫内膜模式图

> **·小贴士·**
>
> 当子宫内膜组织增殖并生长到子宫外，如卵巢、腹膜或其他盆腔器官上，可引起疼痛、不孕等症状时，临床上称此为子宫内膜异位症，是一种常见的妇科疾病。

2. 子宫肌层（myometrium）　较厚，由平滑肌束和束间结缔组织组成；结缔组织中有**血管和较丰富**的未分化间充质细胞。肌层可分为黏膜下层、中间层和浆膜下层。浆膜下层和**黏膜下层较**薄，平滑肌呈纵行。中间层较厚，血管丰富，平滑肌可分为内环行和外斜行。子**宫平滑肌纤维**长约 50 μm，肌纤维受激素的影响而变化，雌激素可刺激肌纤维增生，孕酮能**使子宫平滑肌**体积增大。妊娠时，子宫的肌纤维体积可增大数十倍，而且肌纤维经分裂增生**使数量增多**，结缔组织中的未分化间充质细胞也可增殖分化为平滑肌纤维。分娩后，肌纤维恢复正常大小，部分肌纤维凋亡。子宫肌层的收缩有助于精子向输卵管运输、经血的排出和胎儿娩出。

孕酮和松弛素能抑制妊娠子宫肌的收缩，而催产素和前列腺素能加强妊娠子宫肌的收缩。

3. 子宫外膜（perimetrium）　除子宫颈为纤维膜外，其余均为浆膜。

（二）子宫内膜的周期性变化

月经周期的概念、分期、各期的时间、主要变化；下丘脑－垂体轴在其中的调控作用

从青春期开始，受卵巢分泌激素的影响，子宫内膜（宫颈除外）出现周期性变化，即每隔 28 d 左右，发生一次内膜剥脱、出血、修复和增生，称**月经周期**（menstrual cycle）。每个月经周期是从月经第 1 d 起至下次月经来潮的前 1 d 止，可分为三个时期。在典型的 28 d 周期中，第 1~4 d 为月经期，第 5~14 d 为增生期，第 15~28 d 为分泌期（图 18-12）。

1. 月经期（menstrual phase）　由于排出的卵未受精，月经黄体退化，血液中孕酮和雌

激素含量迅速下降，子宫内膜功能层中螺旋动脉持续性收缩，使内膜缺血，子宫腺也停止分泌，组织液流失，从而功能层萎缩坏死。随后螺旋动脉又短暂性扩张，血液的涌入，使毛细血管急性充血和破裂，血液流出与坏死的内膜组织一并进入子宫腔，经阴道排出，即为月经。月经期末，子宫内膜基底层中残留的子宫腺底部细胞增生，覆盖子宫表面，内膜开始修复，进入增生期。

2. 增生期（proliferative phase） 在增生期，卵巢内有一批卵泡正在迅速生长，由次级卵泡向成熟卵泡发育，并分泌雌激素，所以又称**卵泡期**。在雌激素作用下，上皮和基质细胞不断分裂增生。增生早期子宫腺较少，且细而短，随后逐渐增粗加长并弯曲。增生晚期，子宫内膜逐渐增厚到2~4 mm；腺上皮细胞内糖原颗粒聚集在核下区，使核移向顶端；基质细胞分裂增生，产生大量纤维

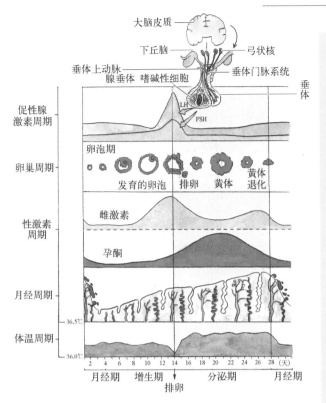

图 18-12　相关激素与子宫内膜的周期性变化关系示意图

和基质；螺旋动脉也增长和弯曲。增生期末，卵泡成熟并排卵，子宫内膜进入分泌期。

3. 分泌期（secretory phase） 此时卵巢已排卵，黄体逐渐形成并分泌孕酮和雌激素，故又称**黄体期**。子宫内膜在雌激素和孕酮的共同作用下，继续增厚达到5~7 mm。子宫腺进一步弯曲；腺细胞内糖原含量增多，并由核下区移至核上区，最后排入腺泡腔，腺腔扩大，充满分泌物。螺旋动脉更为弯曲并达到内膜浅层。固有层组织液增多而呈现水肿。分泌晚期，内膜的基质细胞继续增生，部分细胞增大变圆，胞质充满糖原和脂滴，称**前蜕膜细胞**（predecidual cell）；部分细胞较小，出现含有松弛素的颗粒，称**内膜颗粒细胞**（endometrial granulocyte）。

若妊娠，内膜在孕酮和雌激素的作用下继续发育增厚；前蜕膜细胞变为多边形的**蜕膜细胞**（decidua cell），为早期胚胎的发育提供良好的营养环境；内膜颗粒细胞释放的松弛素使局部内膜疏松，以利胚泡的植入。若未妊娠，月经黄体退化，内膜于第28 d再次脱落，转入新一轮的月经期。如此，周而复始，直至绝经期。

（三）子宫颈

子宫颈（cervix）为子宫体下端较窄的圆锥体部分，末端突入阴道内，其中央有直行的管腔，称子宫颈管。子宫颈壁也由三层构成（图18-13）。黏膜由上皮和固有层组成，向管腔突出形成许多高而分支的**皱襞**。上皮为**单层柱状上皮**；有较多分泌细胞，能分泌黏液；纤毛细胞较少，其游离面的纤毛向阴道方向摆动，帮助分泌物排向阴道。上皮陷入固有层形成约100条较长的分支管状腺，称**宫颈腺**（cervical gland），能分泌黏液。**肌层**由少量排列不规则的平滑肌和较多的致密结缔组织组成。**外膜**为纤维膜。子宫颈突入阴道的部分，称子宫颈阴道部，其外表面由复层扁平上皮覆盖，并与阴道上皮相连续。

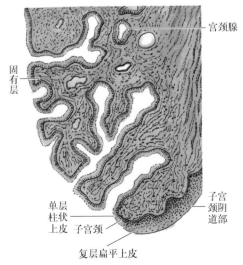

图 18-13　子宫颈模式图

宫颈黏膜无周期性剥落现象，但其分泌的黏液随卵巢活动周期发生变化。在子宫颈管外口附近，黏膜上皮由单层柱状上皮移行为复层扁平上皮，是宫颈癌的好发部位；人乳头瘤病毒（human papilloma virus，HPV）感染被认为与宫颈癌的发生密切相关。

四、阴　　道

阴道（vagina）壁由黏膜、肌层和外膜构成。黏膜形成许多环行皱襞，由上皮和固有层组成。上皮为非角化复层扁平上皮，其中有朗格汉斯细胞。在雌激素的作用下，上皮细胞内含有大量糖原。当浅层细胞脱落后，糖原在阴道乳酸杆菌作用下转变为乳酸，使阴道保持酸性，抑制致病菌的生长和侵入子宫。绝经期后由于雌激素水平下降，阴道上皮变薄、糖原减少，从而易受细菌感染。固有层为富有弹性纤维和血管的结缔组织。肌层为内环和外纵两层平滑肌。外膜为结缔组织，含有静脉丛和神经。

阴道上皮的浅层细胞不断脱落，而脱落上皮细胞的形态、类型和糖原含量与月经周期有密切关系。因此，观察阴道液涂片，可根据上皮细胞的形态和类型了解卵巢的功能状况。也可经阴道做宫颈刮片，以检出宫颈癌。

五、乳　　腺

女性乳腺自青春期开始发育，腺组织和脂肪组织显著增生，并随着卵巢周期而变化；妊娠和哺乳时变化更明显。性成熟期未孕女性的乳腺称**静止期乳腺**；妊娠和哺乳期乳腺称**活动期乳腺**。

（一）乳腺的一般结构

乳腺（mammary gland）的实质被结缔组织分隔成15～20个大叶，每个大叶又分隔成若干个小叶，每个小叶为一个复管泡状腺。腺泡上皮为单层立方或柱状细胞，腺上皮和基膜间有肌上皮细胞。导管包括小叶内导管、小叶间导管和叶导管（又称输乳管），分别由单层柱状上皮、复层柱状上皮和复层扁平上皮构成，每个叶导管分别开口于乳头。乳腺的间质包括两种结缔组织：一种为纤维性致密结缔组织，构成腺的大叶和小叶间隔，其中含有较多的脂肪细胞；另一种包围在小叶内导管周围或充填在腺泡之间，为疏松结缔组织，内含丰富的毛细血管和较多的淋巴细胞、浆细胞以及巨噬细胞。

（二）各期乳腺的结构特征

1. 静止期乳腺　　腺体不发达，腺泡和导管稀少。叶间脂肪细胞和结缔组织丰富。排卵前后，导管和腺泡略有增生（图18-14、图18-15）。

2. 活动期乳腺　　妊娠期时，导管和腺泡受雌激素和孕酮的作用迅速增生。在妊娠中期，随着腺泡增生，小叶扩展，腺细胞变成单层柱状。结缔组织和脂肪细胞变少，小叶间隔变薄，出现较多的巨噬细胞和浆细胞。妊娠后期在**催乳素**作用下，腺泡开始分泌初乳。

哺乳期间，乳腺在妊娠期基础上进一步发育。腺泡更为发达，由于腺细胞合成和分泌是交替进行的，所以小叶内有许多扩张的处于不同阶段的腺泡，腺泡大而形态不规则（图18-14、图18-15）。乳腺为顶浆分泌腺，分泌前腺上皮细胞为高柱状，细胞顶部胞质含有大的脂滴（HE切片中呈空泡状）；分泌时，顶部胞质及其分泌物一起排入腺泡腔；顶浆分泌后细胞呈扁平或立方状，腺泡腔和小叶内导管中充满分泌物，腺泡间结缔组织变薄，小叶间结缔组织内的脂肪细胞显著减少（图 18-15b）。

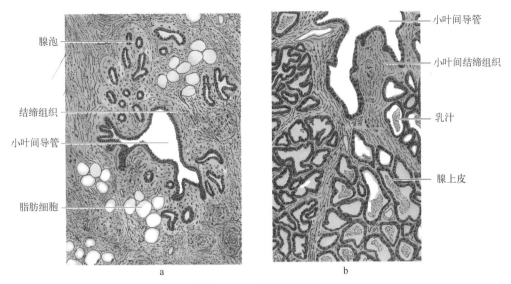

图 18-14　乳腺模式图

a. 静止期乳腺；b. 哺乳期乳腺

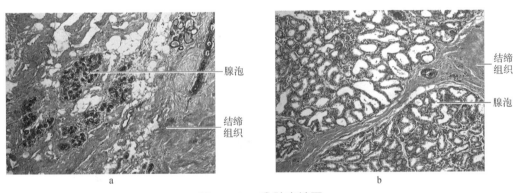

图 18-15　乳腺光镜图

a. 静止期乳腺；b. 哺乳期乳腺

　　停止哺乳后，催乳素的水平下降，乳腺迅速停止分泌。贮留在腺泡腔和导管内的乳汁被吸收，腺组织萎缩，结缔组织和脂肪细胞增多，乳腺组织又恢复到静止状态。

·小贴士·

　　第一次分泌给新生儿的乳汁叫初乳，为浅黄色液体，含有乳糖和乳蛋白，少量脂质，有较多抗体，哺育新生儿最为有利。初乳中常有吞噬脂肪的巨噬细胞，称初乳小体。

（祝　辉）

本章学习资源

第十八章名词英汉对照表

第十八章复习思考题

第十九章　眼　和　耳

第十九章
知识结构图

```
                        ┌─ 角膜
                 ┌─ 纤维膜 ─┼─ 巩膜
                 │        └─ 角膜缘
                 │        ┌─ 虹膜
          ┌─ 眼球壁 ─┼─ 血管膜 ─┼─ 睫状体
          │        │        └─ 脉络膜
          │        │        ┌─ 盲部
          │        └─ 视网膜 ─┴─ 视部
   ┌─ 眼 ─┤        ┌─ 房　水
   │      ├─ 内容物 ─┼─ 晶状体 ─┬─ 晶状体囊
   │      │        └─ 玻璃体   └─ 晶状体上皮
   │      │        ┌─ 眼　睑
   │      └─ 眼附属器 ┴─ 泪　腺
眼 ┤
   │      ┌─ 外耳
   └─ 耳 ─┼─ 中耳
          │        ┌─ 膜半规管和壶腹嵴
          └─ 内耳 ─┬─ 膜迷路 ─┼─ 膜前庭和位觉斑（球囊斑、椭圆囊斑）
                   │        └─ 膜蜗管和螺旋器
                   └─ 骨迷路
```

一、眼

眼（eye）是人体的感光装置，主要由眼球及眼附属器等构成。眼球近似球体，由眼球壁和眼内容物组成，眼附属器包括眼睑、眼外肌、结膜和泪腺等（图 19-1）。

（一）眼球壁

1. 纤维膜（fibrous tunic）　主要由致密结缔组织构成，质地坚硬，前面约 1/6 为角膜，后 5/6 为巩膜，两者交界处为角膜缘（图 19-2）。

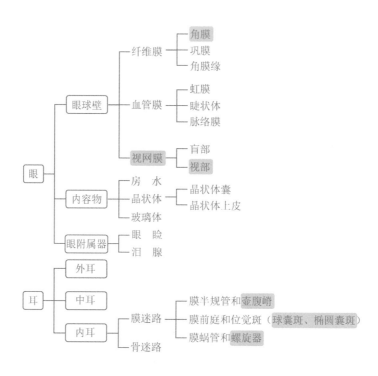

图 19-1　眼球结构模式图

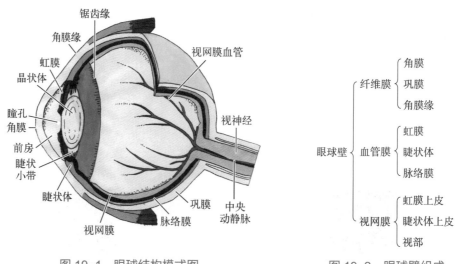

图 19-2　眼球壁组成

（1）角膜（cornea）：为无色透明的圆盘状结构，稍向前凸。中央较薄，平均 0.5 mm，周边较厚，平均 1.0 mm。角膜内无血管和淋巴管，营养由房水和角膜缘的血管以渗透的方式供应；有丰富的神经末梢，故感觉敏锐。角膜的结构由前向后分为五层（图 19-3）。

1）角膜上皮（corneal epithelium）：为非角化的复层扁平上皮，5~6 层细胞，基部平整。基底细胞呈矮柱状，有一定的分裂增殖能力，中间为 3 层多边形细胞，表面 1~2 层为扁平细胞。

2）前界层（anterior limiting lamina）：为一层不含细胞的均质透明膜，主要由胶原原纤维和基质构成，损伤后不可再生。

3）角膜基质（corneal stroma）：约占角膜全厚度的 90%，规则的致密结缔组织中大量胶原原纤维平行排列成板层状，相邻板层的纤维排列方向呈一定角度。胶原板层间的**角膜细胞**（keratocyte）有细长突起，是一种成纤维细胞，能产生纤维和基质，参与创伤的修复。此层含有较多水分。

4）后界层（posterior limiting lamina）：为一层透明的均质膜，但较前界层薄。由角膜内皮的分泌物形成，其厚度随年龄增长而增厚。

5）角膜内皮（corneal endothelium）：为单层扁平上皮，能合成分泌蛋白质，参与后界层的形成与更新。

角膜成分排列规则、富含水分、无血管、无黑素细胞，因而透明

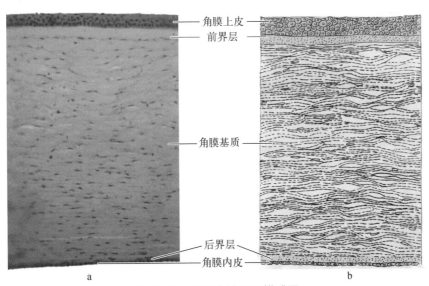

图 19-3　角膜光镜图与模式图

a. 光镜图；b. 模式图

角膜切片图

· 小贴士 ·

在眼科疾病中，约 80% 因角膜疾病致盲的患者可通过传统的角膜移植术脱盲。因为角膜处于一个相对免疫豁免状态，因此成功率较高。但对于严重化学伤、热烧伤、爆炸伤，以及一些患有自身免疫病等患者来说，成功率偏低，而且国内角膜供体紧缺，于是人工角膜的出现成为这些患者恢复视力的希望。所谓人工角膜是用异质成形材料制成的一种特殊屈光装置，通过手术移植入患眼后取代混浊病变的角膜组织以提高视力。人工角膜根据材料的不同可分为软性和硬性，软性以 AlphCor 人工角膜为代表；硬性人工角膜有波士顿人工角膜、骨－齿型人工角膜和俄罗斯 Moroz 人工角膜。种类不同，其适应证和并发症也各有差别。

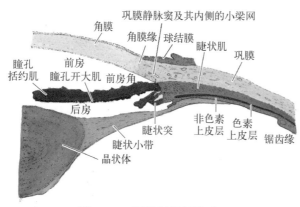

图 19-4　眼球前半部模式图

（2）巩膜（sclera）：呈瓷白色，质地坚韧，主要由粗大的胶原纤维交织而成，是眼球壁重要的保护层。与角膜交界处的内侧，巩膜向前内侧形成一环形突起，称巩膜距（scleral spur），是小梁网和睫状肌的附着部位。

（3）角膜缘（corneal limbus）：为角膜和巩膜的交界处，宽 1～2 mm。角膜缘内侧有环形的巩膜静脉窦（scleral venous sinus），其管壁由内皮、不连续的基膜和薄层结缔组织构成。巩膜静脉窦内侧为网格状的小梁网（trabecular meshwork），由小梁和小梁间隙组成。小梁表面覆以内皮，内部为胶原纤维，网孔即为小梁间隙，内含房水，与巩膜静脉窦相通（图 19-4），此两者均为房水的排出通道，可调节房水的排出量。

2. 血管膜（vascular tunic）　由富含血管和色素细胞的结缔组织构成。从前向后分为虹膜、睫状体和脉络膜三部分（图 19-1）。

（1）虹膜（iris）：位于角膜与晶体状之间的扁圆盘状薄膜，中央有圆形的瞳孔（pupil），周边与睫状体相连。虹膜将眼房分隔为前房和后房，前房和后房借瞳孔相通。虹膜的结构自前向后分三层（图 19-4）。

1）前缘层（anterior border layer）：为一层不连续的成纤维细胞和色素细胞，与角膜内皮相续。

2）虹膜基质（iris stroma）：较厚，为富含血管和色素细胞的疏松结缔组织。其中色素细胞的多少可影响虹膜的颜色。在靠近瞳孔缘的虹膜基质中有一束围绕瞳孔环行的平滑肌，称瞳孔括约肌（sphincter pupillae muscle），收缩时使瞳孔缩小。

3）虹膜上皮（iris epithelium）：由前后两层细胞构成。前层细胞为肌上皮细胞，以瞳孔为中心呈放射状分布，称瞳孔开大肌（dilator pupillae muscle），收缩时使瞳孔开大。后层细胞较大，呈立方形或柱状，胞质内充满色素颗粒。

（2）睫状体（ciliary body）：位于虹膜的后外方，前面与虹膜根部相连，后面延续为脉络膜。睫状体在眼球矢状切面上呈三角形，睫状体前内侧伸出 60～70 个呈放射状排列的睫状突（ciliary process），其表面发出许多辐射状纤维，止于晶状体囊，称睫状小带（ciliary zonule），后部渐平坦，止于锯齿缘。睫状体自外向内分为三层（图 19-4）。

1）睫状肌（ciliary muscle）：为平滑肌，排列成纵行、放射状和环行三种，受副交感神经支配。睫状肌收缩时，睫状体前突，睫状小带松弛；反之，则紧张，借此改变晶状体的位置和曲度，从而调节焦距。

·小贴士·

　　长时间看近物，睫状肌持续处于收缩状态，容易疲劳，久之不能复原，导致眼的中、远视力减退，成为近视眼。

2）血管层：为富含血管和色素细胞的疏松结缔组织。

3）睫状上皮（ciliary epithelium）：由两层细胞组成。外侧为立方形的色素上皮细胞，内层为立方形或矮柱状的非色素上皮细胞，能合成胶原蛋白，分泌房水。

（3）脉络膜（choroid）：为血管膜的后 2/3 部分，衬于巩膜与视网膜之间，为富含血管和色素细胞的疏松结缔组织（图19-1、图19-5）。脉络膜的最内层为玻璃膜，是由纤维和基质构成的均质透明的薄膜。

3. 视网膜（retina） 根据有无感光功能，分为两部分。衬于虹膜和睫状体内侧者，没有感光功能，称**视网膜盲部**；衬于脉络膜内侧者，有感光功能，为高度特化的神经组织，称**视网膜视部**，即通常所称的视网膜。两者交界处呈锯齿状，称锯齿缘（ora serrata）。

（1）细胞组成：视网膜由外向内分为四层，依次为色素上皮层、视细胞层、双极细胞层和节细胞层组成（图19-6）。

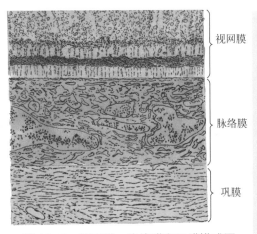

图19-5 视网膜、脉络膜和巩膜模式图

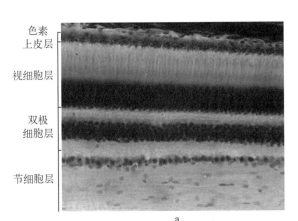

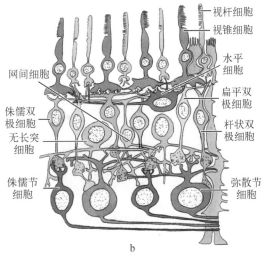

图19-6 视网膜结构光镜图与模式图

a.光镜图；b.模式图

1）色素上皮层：由色素上皮细胞构成的单层立方上皮，基底面紧贴玻璃膜。细胞顶部有突起伸入视细胞外节之间。色素上皮细胞的主要特点是胞质内含大量粗大的黑素颗粒和吞噬体，其中黑素颗粒可防止强光对视细胞的损害，吞噬体内通常为视细胞脱落的膜盘。色素上皮细胞还能储存维生素A，参与视紫红质的形成。细胞侧面有中间连接、紧密连接及缝隙连接等。色素上皮及其紧密连接对视网膜的内环境稳定起重要的保护作用。

2）视细胞层：视细胞是能感受光线的感觉神经元，又称**感光细胞**。细胞分为胞体、外突（树突）和内突（轴突）三部分。胞体略膨大，是细胞核所在部位。外突中段有一缩窄将外突分为**内节**（inner segment）和**外节**（outer segment）（图19-7），缩窄处为纤毛性结构，称连接纤毛。内节含丰富的线粒体、粗面内质网和高尔基复合体，是合成蛋白质的部位；外节是感光部位，含有大量平行层叠的扁平状**膜盘**（membranous disc），它们是由外节基部一侧的胞膜向胞质内陷形成（图19-7），膜盘上有能感光的镶嵌蛋白。内突末端主要与双极细胞形成突触联系。

根据外突形状和感光物质不同，视细胞分为视杆细胞和视锥细胞两种（表19-1）。

视杆细胞（rod cell）主要分布在视网膜的周围部，感受弱光。细胞细长，核小、染色深，外突呈杆状（视杆），内突末端膨大呈小球状（图19-7）。其膜盘与细胞表面细胞膜分

视网膜（黄斑）切片图

视杆细胞和视锥细胞的结构和功能

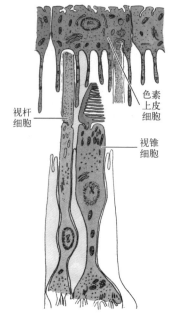

视杆细胞

色素上皮细胞

视锥细胞

图 19-7 视杆、视锥细胞模式图

离，形成独立的膜盘，且不断向外节顶端推移，顶端的膜盘则因老化而脱落，被色素上皮细胞吞噬。视杆细胞外节膜盘上的感光蛋白称**视紫红质**，由 11- 顺视黄醛和视蛋白组成。而维生素 A 是合成视紫红质的原料，因此当人体维生素 A 不足时，视紫红质缺乏，导致弱光视力减退，即为**夜盲症**。

视锥细胞（cone cell）主要分布于视网膜的中部，感受强光和颜色。细胞较视杆细胞粗，核较大，染色较浅，外突呈圆锥形（视锥），内突末端膨大呈足状（图 19-7）。其膜盘大多与细胞膜不分离，顶端膜盘也不脱落。视锥细胞外节膜盘上的感光物质称**视色素**，也是由 11- 顺视黄醛和视蛋白组成，但视蛋白的结构与视紫红质不同。人和绝大多数哺乳动物有三种视锥细胞，分别含感受蓝、绿、红三种颜色的视色素。如缺少某种视锥细胞，则导致相应的**色盲**。

视杆细胞与视锥细胞的比较见表 19-1。

表 19-1 视杆细胞与视锥细胞比较

名　称	视杆细胞	视锥细胞
分布特点	主要位于视网膜周边	主要位于视网膜中央
细胞核	小，染色深	大，染色浅
外　突	细长呈杆状（视杆）	粗短呈圆锥形（视锥）
内　突	小球状	足状
膜　盘	胞膜内陷形成，且与胞膜分离形成独立的膜盘，逐渐向上推移，顶端膜盘不断脱落	不与胞膜分离，顶端膜盘不脱落
感光特性	感受弱光	感受强光和色觉
相关疾病	夜盲	色盲

· 小贴士 ·

在色素上皮层与视细胞层之间，没有任何组织学上的连接与融合。故受到震动时两者易发生分离形成视网膜脱离症。

3）双极细胞（bipolar cell）：是连接视细胞和节细胞的纵向中间神经元（图 19-6）。其树突与视细胞的内突形成突触，轴突与节细胞形成突触。大多数双极细胞可与多个视细胞和节细胞形成突触联系，但在视网膜中央凹边缘的双极细胞只与一个视细胞和一个节细胞形成联系，称**侏儒双极细胞**（midget bipolar cell）。此外，还有水平细胞、无长突细胞和网间细胞等，细胞之间存在广泛的突触联系，构成局部环路，参与视觉信号的传导和调控。

4）节细胞：是具有长轴突的多极神经元，大多为单层排列，其树突主要与双极细胞轴突形成突触，轴突向眼球后极汇聚形成视神经穿出巩膜（图 19-1、图 19-6）。大多数节细胞胞体较大，与多个双极细胞形成突触联系，但有少数胞体较小的节细胞只与单个侏儒双极细胞联系，称**侏儒节细胞**（midget ganglion cell）。

视网膜上还有**放射状胶质细胞**（radial neuroglia cell），又称**米勒细胞**（Müller's cell）。细胞狭长，几乎贯穿除色素上皮外的视网膜全层。其胞核位于双极细胞层，叶片状突起伸展于神经元之间。细胞的内外两侧的突起分别参与内、外界膜的形成。对神经元起支持、营养、保护和绝缘作用。

（2）黄斑（macula lutea）：是视网膜后极正对视轴的一浅黄色区域，呈横向椭圆形，直径1～3 mm，中央有一浅凹，称**中央凹**（central fovea）。此处是视网膜最薄的部分，厚度仅0.1 mm，只有色素上皮和视锥细胞。此处的双极细胞和节细胞均斜向外周排列，其视锥细胞与侏儒双极细胞、后者再与侏儒节细胞之间形成一对一的联系，能精确地传导视觉信息。因此，中央凹处视觉是最精确敏锐的部位（图19-1）。

（3）视盘（optic disc）：又称**视神经乳头**，位于黄斑鼻侧，圆盘状，呈乳头状隆起，中央略凹。此处无视细胞、无感光能力，故又称**生理盲点**。视网膜所有节细胞的轴突在此汇集，并穿出眼球壁形成**视神经**（图19-8）。视网膜中央动、静脉也从该处通过。

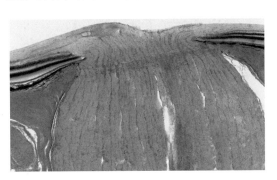

图 19-8　视盘光镜图

（二）内容物

包括房水、晶状体和玻璃体，均无色透明，与角膜共同组成眼的屈光系统。

1. 房水（aqueous humor）　为充满前房及后房的液体，无色透明，弱碱性，其中含有少量蛋白质。由睫状体的血管渗出和非色素上皮细胞分泌。首先进入后房，经瞳孔流入前房，再经前房角处的小梁间隙到巩膜静脉窦，最终由睫状前静脉导入血循环（图19-1、图19-4）。房水可营养晶状体和角膜以及维持眼压，并有屈光作用。在正常生理情况下，房水的生成和排出保持动态平衡。房水产生过多或排出通路受阻，均可使眼内压升高，形成青光眼。

2. 晶状体（lens）　为有弹性的扁圆形双凸透明体，借睫状小带悬挂于虹膜和玻璃体之间，是眼球中最重要的屈光装置。由晶状体囊、晶状体上皮和晶状体纤维组成。**晶状体囊**（lens capsule）包在晶状体表面，由基膜和胶原纤维构成。**晶状体上皮**（lens epithelium）位于晶状体前表面，为单层立方上皮，向赤道部移行过程中渐变为柱形，最后分化为晶状体纤维（lens fiber），构成晶状体的实质。晶状体表面的纤维幼稚，中央的纤维较成熟，胞核消失，构成晶状体核。晶状体内无血管和神经，其营养靠房水和玻璃体渗透（图19-1、图19-4）。

> **·小贴士·**
>
> 　　晶状体仅依赖房水及玻璃体渗透而获得营养，所以当人体老化时，机体的吸收及代谢功能均逐渐减退，可导致晶状体营养不佳，出现晶状体组织变性，最终形成老年性白内障。

3. 玻璃体（vitreous body）　位于晶状体、睫状体与视网膜之间，为无色透明的胶状体（图19-4）。其中水分占99%，其余为玻璃蛋白、透明质酸及少量胶原原纤维等。玻璃体损伤后不能再生。

（三）眼附属器

包括眼睑、眼外肌和泪腺等，对眼球起遮盖、保护和运动等作用。

眼睑（eyelid）是保护眼球的器官。其组织结构由外向内分为五层（图19-9）。

1. 眼睑

（1）皮肤：薄而柔软，睑缘处有睫毛。睫毛根部的皮脂腺称睑缘腺，又称蔡斯腺（Zeis gland），有炎症时可形成睑腺炎。睑缘处还有特殊的汗腺，称睫毛腺或莫尔腺（Moll gland），开口于睑缘或睫毛毛囊。

中央凹处是视觉最精确敏锐的部位

视盘无感光能力

视盘切片图

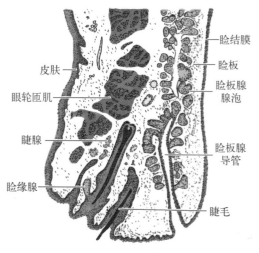

图 19-9　眼睑模式图

（2）皮下组织：由疏松结缔组织构成，易发生水肿和瘀血。

（3）肌层：由骨骼肌组成眼轮匝肌和提上睑肌；还有平滑肌构成的上、下睑肌，位于提上睑肌与结膜之间，收缩时使眼裂开大。

（4）睑板（tarsal plate）：由致密结缔组织构成，质地似软骨，是眼睑的支架。内有**睑板腺**（tarsal gland），为一种特化的分支管泡状皮脂腺，开口于睑缘，分泌的皮脂可润滑眼睑。如导管堵塞并发炎时，则形成睑腺炎。

（5）睑结膜（palpebral conjunctiva）：为薄层黏膜，上皮为复层柱状，其中夹有杯状细胞，分泌黏液，涂布于结膜和角膜上皮的表面。固有层为薄层结缔组织。

2. 泪腺（lacrimal gland）　为浆液性复管泡状腺。腺泡为单层柱状或立方上皮，腺泡周围有肌上皮细胞和基膜。泪腺分泌的泪液经导管排至结膜穹隆部，具有润滑、清洁角膜和结膜的作用。

二、耳

耳（ear）由外耳、中耳和内耳组成，外耳收集和传递声波，中耳将声波进一步传入内耳，内耳主要为位觉和听觉的感受器。本节着重叙述内耳。

内耳位于颞骨岩部，由**骨迷路**（osseous labyrinth）和**膜迷路**（membranous labyrinth）组成。骨迷路包括**半规管**、**前庭**和**耳蜗**，三部分相互通连，内壁衬以骨膜。膜迷路是悬于骨迷路内的膜性囊管，相应地分为**膜半规管**、**膜前庭**（椭圆囊和球囊）和**膜蜗管**三部分（图19-10）。膜迷路中充满内淋巴，膜迷路和骨迷路之间充满外淋巴，内、外淋巴互不相通。膜迷路中某些部位黏膜增厚特化为位觉和听觉感受器，经前庭神经和耳蜗神经传至中枢，感受位觉和听觉。

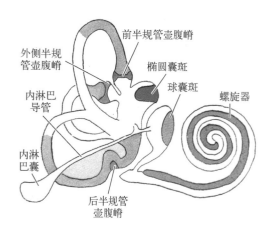

图 19-10　膜迷路及感受器位置模式图

（一）膜半规管和壶腹嵴

半规管位于内耳的后外侧，为三个互相垂直的骨管。与前庭相连处的每个半规管各有一个膨大称为**壶腹**。**膜半规管**（semicircular canal）及其壶腹套叠于骨半规管内。**膜性壶腹**一侧黏膜增厚并向腔内呈嵴状隆起，称**壶腹嵴**（crista ampullaris）。壶腹嵴的上皮由**支持细胞**

身体或头部的旋转运动由壶腹嵴感受

和**毛细胞**（hair cell）组成（图19-11）。

支持细胞呈高柱状，胞质顶部有分泌颗粒，细胞分泌的糖蛋白形成圆锥形胶质的**壶腹帽**（cupula）（图19-11），覆盖于嵴的表面。支持细胞对毛细胞有支持、营养作用。毛细胞是感受位觉刺激的细胞，位于支持细胞之间，一般分为Ⅰ型和Ⅱ型两种（图19-12）。

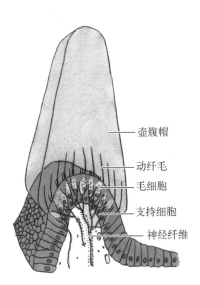

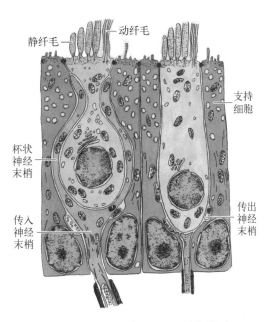

图 19-11　壶腹嵴结构模式图　　　　　图 19-12　前庭毛细胞超微结构模式图

　　Ⅰ型细胞呈长颈烧瓶状，细胞除顶部外均被一个呈高脚酒杯形的前庭神经末梢包绕，后者称**神经杯**（nerve chalice）。Ⅱ型细胞为长圆柱状，细胞基部无神经杯形成。两种毛细胞的游离面有 50～100 根**静纤毛**（stereocilia），按纤毛长短不同有规则地排列成阶梯状，在最长的静纤毛一侧有一根动纤毛（kinocilium），均伸入壶腹帽内。壶腹嵴是位觉感受器，感受身体或头部旋转变速运动。当身体或头部发生旋转时，膜半规管内淋巴流动使壶腹帽倾斜，从而刺激毛细胞产生兴奋，经前庭神经传入中枢。

（二）膜前庭和位觉斑

　　膜前庭包括椭圆囊和球囊。椭圆囊和膜半规管相连，球囊和膜蜗管相连（图 19-10）。椭圆囊的外侧壁和球囊的前壁局部黏膜增厚，呈斑块状，形成**椭圆囊斑**（macula utriculi）和**球囊斑**（macula sacculi），两个斑均为位觉感受器，故又统称**位觉斑**（macula acoustica）。斑的基本结构似壶腹嵴，也由支持细胞和毛细胞组成。毛细胞顶部的动纤毛和静纤毛伸入耳石膜内。**耳石膜**（otolithic membrane）又称位砂膜，由支持细胞分泌的胶质膜和其表面的位砂组成（图 19-13）。位觉斑感受直线变速运动的刺激以及头部在静止时的位觉。由于两个斑的位置互成直角，且耳石的比重大于内淋巴，有较大的惯性，故无论头处于任何位置，耳石膜都受重力的作用而刺激毛细胞，经前庭神经传入纤维传入中枢。

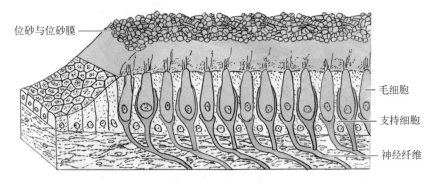

图 19-13　位觉斑结构模式图

梅尼埃病（Ménière's disease），是一种原因不明的以发作性眩晕、波动性耳聋和耳鸣为主要症状，膜迷路积水为主要病理特征的内耳病。多发于青壮年，发病高峰为 40～60 岁。一般单耳发病，随着病程延长可出现双耳受累。

（三）膜蜗管和螺旋器

1. 膜蜗管 　　**耳蜗**（cochlea）形如蜗牛壳，由骨蜗管和套叠其内的膜蜗管围绕中央的蜗轴盘旋两周半而成。膜蜗管将骨蜗管分隔成上方的**前庭阶**和下方的**鼓室阶**，两者均含外淋巴，以蜗孔相通。中间即膜蜗管又称**中阶**，内含内淋巴，其顶部为盲端。膜蜗管的横切面呈三角形，上壁为**前庭膜**；外侧壁为**螺旋韧带**，由耳蜗外侧壁的骨膜增厚形成，其表面上皮内有固有层伸入的毛细血管，称**血管纹**（stria vascularis），与内淋巴的产生有关；下壁由**骨螺旋板**和**基底膜**共同构成。骨螺旋板是蜗轴的骨组织向外伸出的螺旋形薄板。基底膜由两层上皮加中间一层基膜组成，内侧与骨螺旋板相连，外侧与螺旋韧带相连。基底膜的上皮增厚形成螺旋器。骨螺旋板起始处骨膜增厚并突进膜蜗管，形成螺旋缘，其表面的细胞分泌糖蛋白形成**盖膜**（tectorial membrane），覆盖在螺旋器的上方（图 19-14）。

声波由螺旋器感受

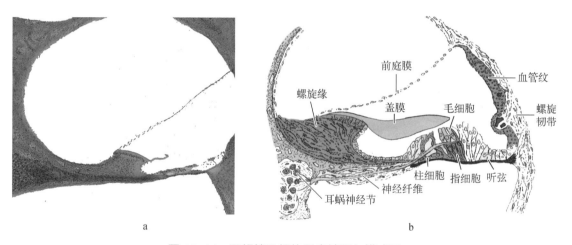

图 19-14　耳蜗管及螺旋器光镜图与模式图

a. 光镜图；b. 模式图

耳蜗切片图

2. 螺旋器 　　螺旋器（spiral organ）又称**柯蒂氏器**（organ of Corti），为听觉感受器，是基底膜上呈螺旋状的膨隆结构，由支持细胞和毛细胞组成（图 19-15）。

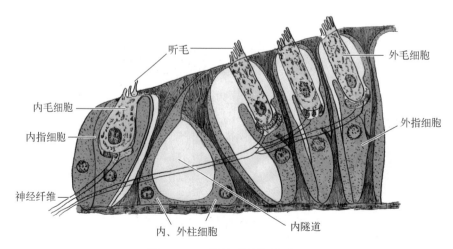

图 19-15　螺旋器结构模式图

（1）支持细胞：主要有柱细胞和指细胞。

1）柱细胞（pillar cell）：柱细胞排列为内外2行，分别称内柱细胞和外柱细胞。细胞基底较宽，中部细长，内、外柱细胞在基底部和顶部彼此连接，中部分离，围成一条三角形的内隧道（inner tunnel）。胞质含有大量张力原纤维，起支持作用。

2）指细胞（phalangeal cell）：指细胞根据位置的不同也分为内指细胞和外指细胞。内指细胞1行，位于内柱细胞内侧。外指细胞3～5行，位于外柱细胞外侧。指细胞呈高柱状，顶部凹陷内托着一个毛细胞，一侧向游离面伸出指状突起并扩展形成薄板状结构，与邻近的细胞形成薄板连接。

（2）毛细胞：毛细胞是感受听觉的细胞，位于指细胞顶部的凹陷内，也分内毛细胞和外毛细胞2种：内毛细胞为一行，胞体呈烧瓶形，其游离面有30～60根短而宽的静纤毛，为听毛，根据长短不同依次呈阶梯状排成3～4行。扫描电镜观察呈"U"形或弧形排列。外毛细胞为3～5行，胞体呈高柱状（图19-15），顶端从指细胞的指状突起形成的网孔中伸出，游离面细而长的静纤毛呈"W"形或"U"形排列。毛细胞的基底部与螺旋神经节内的双极神经元的树突形成突触。

螺旋器基底膜的基膜中含有大量的胶原样细丝，称听弦，听弦自内向外呈放射状排列。从蜗轴底至蜗轴顶，基底膜由窄变宽，听弦由短变长。蜗顶的长听弦和蜗底的短听弦分别对低频率和高频率的声波起共振作用。

声波由外耳道传至鼓膜，使之振动，经听骨链传至前庭窗，引起前庭阶外淋巴振动，再经前庭膜使膜蜗管内的内淋巴发生振动，从而引起基底膜振动。前庭阶外淋巴的振动还可以经蜗孔传至鼓室阶，引起基底膜及螺旋器的共振。由于基底膜内听弦的长度和直径不同，因此，根据振动频率的高低，引起相应听弦发生共振，从而使与盖膜接触的毛细胞的静纤毛受到一定方向力的作用而弯曲，毛细胞受刺激而产生兴奋，经耳蜗神经将冲动传入中枢，产生听觉。其中任何一个环节发生障碍均可引起耳聋。

·小贴士·

人工耳蜗是一种替代生理耳蜗感音功能的电子装置，主要适用于中重度感音神经性聋患者。由植入体和体外言语处理器两部分组成。其中植入体是一种接收器，或称为刺激器，从言语处理器接收信号，并将其转换成电脉冲嵌入人工耳蜗的电极阵列，直接刺激听神经后再通过听觉中枢产生听觉。作为非植入部分，言语处理器对于人工耳蜗的实际应用效果具有较大影响。随着技术的不断更新，人们更加注重处理器性能的优化处理，如声音智能收集、降噪、环境识别等功能。

（李　奕）

本章学习资源

第十九章名词英汉对照表

第十九章复习思考题

下篇

胚 胎 学

第二十章 胚胎学绪论

一、胚胎学的定义和定位

胚胎学（embryology）是研究生物个体从受精卵发生、发育成新生个体的过程及其相关机制的科学。如果研究对象为人体则称为**人体胚胎学**（human embryology）。

从受精卵开始，人的新生个体历时 38 周（约 266 d）细胞增殖、分化和多种复杂的生物学过程发育为一个成熟胎儿，随后从母体子宫分娩而出。这一阶段分为 3 个时期：①胚前期（preembryonic period），从受精至第 2 周末，包括受精、卵裂、胚泡形成及二胚层胚盘形成；②胚期（embryonic period），从第 3 周至第 8 周末，包括三胚层形成与分化，各器官原基建立和外形发育初具雏形；③胎期（fetal period），从第 9 周至出生，胎儿（fetus）逐渐长大，各器官与系统继续发育并初步建立一定的功能活动。此外，从第 26 周到出生后 7 天新生儿的发育阶段被称围生期（perinatal stage），有关这一时期的母体、胎儿及新生儿的保健医学称为围生医学。胎儿出生后，还需历经相当长的时期继续生长、发育、成熟和完善，然后稳定一段时期，再逐渐衰老死亡。这一过程可分为婴儿期、儿童期、少年期、青年期、成年期和老年期。**人体发育学**（development of human）就是研究从受精卵到成熟胎儿以及人体从新生到衰老的整个生命过程的形态和功能变化的科学。

学习胚胎学的重要性

胚胎学同样是一门重要的医学基础课，是医学生的必修课程。首先，通过学习人体的各组织、器官的胚胎发生和发展过程，进一步加深对正常人体中的组织、器官形态、位置、毗邻关系、各器官的联系等理解，达到真正完整地了解人的目的；其次，通过学习个体的发生与演变过程，为进一步理解产科学的知识打下基础；再者，通过学习人体胚胎发育异常而引起的各种畸形及产生机理，为进一步理解儿科中常见的先天性疾病诊断、治疗等提供方便；最后，通过对生命个体的发生与演变及个体与环境的联系学习，可帮助学生建立辩证看待事物发展的方法论，培养大家的动态空间思维能力。

二、胚胎学的发展简史

胚胎学是一门人类在长期的科学探索过程中逐步形成和发展起来的科学。古希腊时代的希波克拉底（Hippocrates）就曾对胚胎发育进行过观察，推测人胚胎来源于月经血与精液的混合，提出了生命的自然发生学说。1651 年，英国学者哈维（Harvey）在《论动物的生殖》中，描述了多种鸟类与哺乳动物胚胎的生长发育，提出"一切生命皆来自卵"的假设。随着显微镜的发明，荷兰学者列文胡克（Leeuwenhoek）与格拉夫（Graaf）分别发现了精子与卵泡。但这时人们仍臆测精子或卵子内存在一个微小个体，在卵子提供营养或精子的刺激下，逐渐发育生长成胎儿，此即为 17 世纪流行的"先成论"学说。

发现了生殖细胞：精子和卵子

直到 18 世纪中叶，以德国学者沃尔夫（Wolff）在性能不断提高的显微镜下观察精子和卵泡后，否定了"先成论"，主张胚胎的各器官结构是逐步从无到有、由简单到复杂的渐变分化过程；同时，爱沙尼亚学者贝尔（Baer）也观察了人和各种脊椎动物的早期胚胎，发现彼此极为相似，随着发育的进行才逐渐出现纲、目、科、属、种的特征（此规律称为 Baer 法则）。这

贝尔被称为"近代胚胎学之父"

些研究结果逐步产生了"渐成论"学说，这是胚胎学发展史上的一个里程碑。"细胞学说""细胞遗传定律"和"进化论"等的创立和问世，对胚胎学的快速发展起着重要的推动作用。1855年，德国学者雷马克（Remark）提出了胚胎发育的三胚层学说，这是描述胚胎学起始的重要标志。1897年，德国学者穆勒（Müller）与海克尔（Haeckel）进而提出了"个体发生是种系发生的简短而迅速的重演"学说，简称"重演定律"。"Baer法则"和"重演定律"为动物界分类的依据，它们促使了比较胚胎学的创立。

自19世纪末，人们开始探讨胚胎发育的机制，逐步发展出"实验胚胎学"和"化学胚胎学"两个分支学科。德国学者斯佩曼（Spemann）利用显微外科移植技术进行了两栖动物胚胎分离、切割、移植、重组等实验，提出了胚胎组织能影响邻近组织分化和器官形成的"诱导学说"。继而细胞分化决定、胚区定位、胚胎场与梯度等学说的提出，逐步丰富了"实验胚胎学"的内容。1931年，英国学者李约瑟（Joseph Needham）在总结应用化学分析技术，研究胚胎发育时细胞与组织内的化学物质变化、能量变化、新陈代谢特点及这些化学物质与胚胎形态演变的关系，出版了《化学胚胎学》。布拉舍（Bracher）于20世纪40年代起研究胚胎发育中核酸与细胞生长、分化及蛋白质合成的关系，并于60年代出版了《发育的生物化学》，进一步推动了化学胚胎学的发展。

20世纪50年代以来，电子、光学、计算机等高新技术的不断涌现和提高，为胚胎学的快速发展提供了契机，相继出现了分子胚胎学和生殖工程学，成为现代胚胎学的理论和技术进步的两大标志。人们根据DNA分子结构和中心法则，采用分子生物学的理论和技术研究胚胎发育过程中遗传基因表达的时空顺序和调控机制，同时发现这一结果也受环境因素的影响。细胞生物学、遗传学、生物化学与分子生物学等生命科学和胚胎学互相渗透建立了发育生物学（developmental biology）。为了进一步深入了解受精和人体胚胎发育的机制，并为治疗不孕、不育症及预防遗传病提供新的途径，应用实验胚胎学的理论和技术逐步实现人类对生殖过程的改善和调控，由此形成了生殖工程学。20世纪70年代，英国学者爱德华兹（Edwards）和斯特普托（Steptoe）开创了"试管婴儿"的研究，并于1978年7月25日诞生了世界首例"试管婴儿"；威尔默特（Wilmut）等于1997年将取自成年羊的乳腺细胞核去分化并转移至去核卵子内，该卵子单个细胞孤雌生殖并发育成克隆羊"多莉"。

我国的胚胎学研究始于20世纪20年代，朱洗（1900~1962）、童第周（1902~1979）、张汇泉（1899~1986）、王有琪（1899~1995）等学者在这一领域的研究和教学中，均做出了卓越贡献。朱洗对卵子成熟及受精的研究，童第周对卵质与核的关系、早期胚胎分化和调整等的研究，使他们成为我国实验胚胎学研究的开创者；张汇泉对畸形学的研究，王有琪对人体胚胎发育和组织分化的研究，都开创和推动了我国胚胎学的发展。近三十年是我国胚胎学快速发展的最佳时期，1988年我国首例"试管婴儿"成功诞生，人类精子的发生及相关基因调控、节育与不育、胚胎干细胞的分化、人胚胎的组织发生与分化等方面的研究均取得了长足的进步，与国际胚胎学研究水平差距已明显缩小。

三、胚胎学的分支学科

胚胎学最初是以观察胚胎外形的演变、器官演变和系统的形成等形态手段来描述胚胎发生发展的规律，随着胚胎学研究的不断深入，其他相关学科的不断发展和渗透，新的生物技术方法不断出现，加速推进了胚胎学向纵深发展，从而出现了多个胚胎学的分支学科。

1. 描述胚胎学（descriptive embryology）　　主要应用形态学的方法（包括光镜、电镜等技术）对胚胎发生、各种器官结构发生及其形态演变规律等进行全面观察和系统描述，是胚胎学的基础内容。

2. 比较胚胎学（comparative embryology）　　比较不同种系动物（包括人类）的胚胎发生过程的异同，寻找生物进化过程及其内在规律，为加深对人体的发育机制的理解提供依据。

3. 实验胚胎学（experimental embryology）　　用实验的方法观察物理或化学因素，或施加显微外科手术等，对胚胎或体外培养的胚胎组织发育的影响，探讨胚胎发育的内在规律与机制。

4. 化学胚胎学（chemical embryology）　　应用化学与生物化学技术揭示胚胎生长发育过程中诸多化学物质的质、量和分布等的变化及代谢过程。

5. 分子胚胎学（molecular embryology）　　用分子生物学的理论和方法了解胚胎细胞分化过程中基因表达的时间顺序、空间分布与调控作用，探讨基因调控与各器官结构的形态发生及演变关系的分子过程和机制，是目前乃至今后胚胎学发展中最为活跃的领域。

分子胚胎学是胚胎学最具发展前景的领域

6. 畸形学（teratology）　　在胚胎发育过程中，由于遗传因素或环境有害因素的影响，可导致胚胎异常发育，引起先天畸形。为此形成了研究各种先天畸形发生的病因、发病机制及其预防、诊断和治疗的分支学科。

7. 生殖工程学（reproductive engineering）　　通过人工干预早期自然生殖过程，以获得人们期望的新生个体。主要技术包括体外受精、早期胚胎培养、胚胎移植、卵细胞质内单精子或细胞核注射、配子和胚胎冻存等。该分支学科是胚胎学新兴的研究领域，为人们更深入了解受精及人体胚胎发育机制、治疗不孕不育症以及预防遗传病等提供了新途径，其中试管婴儿和克隆动物是该领域中最著名的成就。

生殖工程学是胚胎学最具应用前景的领域

本篇的胚胎学内容，主要以人体发生的描述胚胎学为基础，适当介绍畸形学及其他分支学科的研究成果。

随着生物医学技术的飞速发展，胚胎学的研究手段也越来越多，它们涉及生物医学中的形态学、细胞生物学、遗传学、生物化学、分子生物学、免疫学等多学科的技术，其中许多形态学的研究方法已在本书第一篇"组织学绪论"中论述，这里不再重复。这里主要介绍在胚胎学研究中最常用的新技术，如示踪技术、显微操作技术和基因敲除技术等。

示踪技术（tracer technique）：用于研究胚胎发育过程中细胞增殖、迁移和分化等变化。常用的示踪物有：①放射性核素标记的胸腺嘧啶，作为合成 DNA 的原料，进入新增殖的胚胎细胞 DNA 中，然后用放射自显影术显示其存在部位，以揭示细胞的增殖、迁移和分化等变化状态。②绿色荧光蛋白（green fluorescent protein，GFP）是水母等腔肠动物的生物发光蛋白，可在普通的荧光显微镜下看到。将该蛋白编码基因导入所要研究的细胞；或与所要研究的基因融合，形成能够同时表达的融合基因后再导入细胞，这样可以跟踪观察标记细胞的空间位置变化，或某基因表达状态的变化，也能了解该细胞的分化情况。

显微操作技术（micromanipulation technique）：又称**显微外科术**（microsugery），由于生殖细胞或胚胎很小，许多实验胚胎学的操作必须在显微镜下进行。如早年进行的早期胚胎切割、移植等实验，近些年来发展了在显微镜下向卵母细胞注入单个精子（用于试管婴儿技术 test tube baby）、体细胞核（用于动物克隆技术 animal cloning）或外源性基因［用于转基因技术（transgene technology）］，所以也称显微注射法，这些均需要极其精密的注射仪器。

基因敲除技术（gene knockout）：是借助分子生物学、细胞生物学和动物胚胎学的方法，通过胚胎干细胞这一特殊的环节将实验动物的正常功能基因的编码区破坏，使特定基因失活，以了解该基因在细胞增殖、迁移或分化等过程中的功能；或者通过外源基因来替换宿主基因组中相应的部分，以便测定它们是否具有相同的功能。这种作用如果针对的是胚胎干细胞，并且将这些胚胎干细胞注射到动物（如小鼠）胚胎中，可能会发育成各种类型的细胞（包括生殖细胞）；如果再将这种动物进行配种，其生殖细胞是来源于该作用过的胚胎干细胞后代，会将该基因突变传到后代；最后经过常规回交获得纯合子型突变，成为基因敲除小鼠。基因敲除常采用基因打靶技术和 RNA 干扰技术等方法。

四、胚胎学的学习方法

动态空间思维能力是学习胚胎学的必备

胚胎学属于生物医学中的形态学科范畴，但它不同于组织学，因为前者是介绍从一个受精卵开始经连续发育形成一个复杂个体的过程，在胚胎发育的各个阶段不同时间都一直发生着质和量、连续而复杂的形态结构变化。因此，在观察、理解、描述和记忆胚胎发生、各器官的形态结构、位置时，除了三维概念外，还要有时间概念，掌握胚胎各部分结构发育的来龙去脉，以便全面了解胚胎的时间与空间的相互关系。充分发挥动态空间思维能力，紧密联系解剖学和组织学的知识，逐步建立起胚胎的动态立体概念。由于胚胎学也是形态学科，所以在学习中应同样注意观察，包括观察胚胎发育的标本、模型和图谱，观看幻灯片、录像片和电影等泛在学习体系中的相关资源，并结合书本的描述，借助动态空间思维，达到学好胚胎学的目的，为真正完整地理解人体自身结构打下坚实基础。

（陈　罡）

本章学习资源

第二十章名词英汉对照表

第二十章复习思考题

第二十一章　人体胚胎早期发生

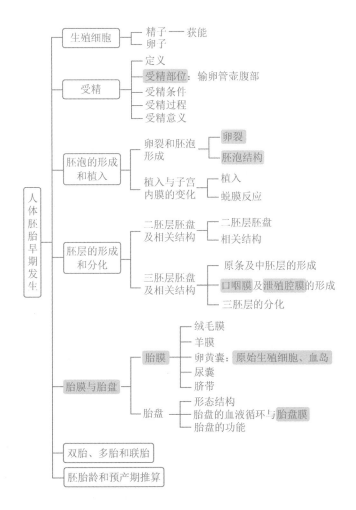

一、生殖细胞和受精

（一）生殖细胞

生殖细胞（germ cell）又称**配子**（gamete），包括精子和卵子。

精子的发生从青春期开始，并持续于整个成年期。精子在睾丸生精小管内产生，从精原细胞开始，经过增殖、减数分裂和形态变化，历时 64 d 左右，最终形成蝌蚪形的**精子**（图 21-1）。

精子在附睾中受其分泌的甘油磷酸胆碱和肉毒碱等的作用，达到功能上的成熟。但是由于精液中的含唾液酸的糖蛋白（去能因子）覆盖在精子头部的外表面，具有抑制其**顶体酶**（acrosomal enzyme）释放的作用，此时精子虽能运动，但尚不能穿越卵外放射冠及透明带。只有当精子在子宫和输卵管中运行时，该糖蛋白被此处分泌物中的唾液酸酶、α 和 β 淀粉酶等降解，才能使精子获得受精的能力，此过程称为**获能**（capacitation）。精子在女性生殖管道内的受精能力一般可维持 24 h。

卵子的发生开始于胎儿期。胎儿出生前，其卵巢中的卵原细胞全部变成了初级卵母细胞（primary oocyte），并停止在第一次成熟分裂的前期。青春期开始，受垂体促性腺激素的调节，初级卵母细胞分期分批发育。两侧卵巢通常每月仅有一个卵泡发育成熟并排卵，并在排卵前完成第一次成熟分裂，形成次级卵母细胞，随后很快进入第二次成熟分裂，并停留在分裂中期。当卵子进入输卵管壶腹部时与精子相遇，受精后激发卵子完成第二次成熟分裂，变为成熟卵子（图 21-1）。若排出的卵未受精，则于排卵后 12～24 h 退化。

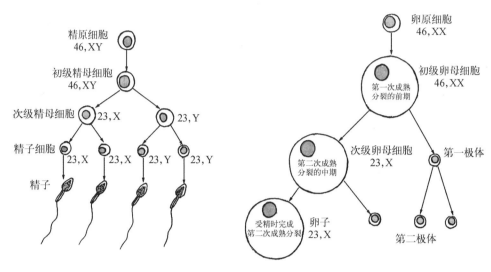

图 21-1　精子与卵子发生示意图

（二）受精

受精（fertilization）是指精子穿入卵子，相互融合形成**受精卵**（fertilized ovum）的过程。受精一般发生在输卵管壶腹部，要完成这一复杂的过程，必须具备一定的条件，否则，就会导致受精失败，引起不孕或不育症。

1. 受精的条件

1）精子的成熟和获能。

2）精子的质和量：正常时每次射精 3～5 mL，平均每毫升精液中含 0.2 亿个精子。当精子密度降低至 400 万 /mL 时，常可导致不育，此外，当精液中畸形精子、不能运动或运动异常的精子超过总数的 30% 时，也可导致男性不育。

3）卵子的正常发育和成熟。

4）精子和卵子排出的时限：精子在女性生殖管道中可存活 1～3 d，但受精能力仅可维持约 1 d，如精子在射出 24 h 内与排出 12 h 内的卵子相遇方能受精。

5）生殖管道必须通畅，必须具备适宜的内环境。

> ·小贴士·
>
> 若用避孕套、输卵管黏堵、输精管结扎等措施，阻止精子和卵子相遇，可达到节育的目的。

2. 受精的过程　　受精的过程大约需要 24 h，包括精子和卵子的接触和识别；精子穿越放射冠和透明带；次级卵母细胞完成第二次成熟分裂；雌原核、雄原核融合形成合子（图 21-2）。

获能的精子接触到卵子周围的放射冠时，开始释放顶体酶，解离放射冠的卵泡细胞，精子直接接触透明带，与透明带中的精子受体结合。精子继续释放顶体酶，在透明带中形成一条孔道，精子头部进入并接触到卵子。精子释放顶体酶，溶蚀放射冠及透明带的过程，称为**顶体反应**（acrosome reaction）。

精子穿过透明带后到达**卵周隙**，随即精子头侧面的细胞膜与卵细胞膜融合，精子的细胞核和细胞质进入卵子内。精子穿入后，卵子浅层胞质内的**皮质颗粒**向卵周隙释放蛋白酶，这一过程称

受精的位置通常在输卵管壶腹部，精子穿入卵子，与卵子相互融合形成受精卵

为**皮质反应**（cortical reaction）。

皮质反应引起透明带精子受体的构型发生变化，从而阻止其他精子释放顶体酶和穿越透明带，保证了正常的**单精受精**。透明带的这种变化称为**透明带反应**（zona reaction），同时卵子迅速完成第二次成熟分裂，排出一个第二极体。

此时精子和卵子的核分别称为**雄原核**（male pronucleus）和**雌原核**（female pronucleus）。两个原核逐渐在细胞中部靠拢，核膜消失，染色体混合而恢复 23 对，组成二倍体的**合子**，即**受精卵**（图 21-2），完成受精过程。

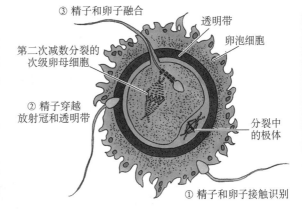

图 21-2 受精过程示意图

3. 受精的意义

（1）新个体生命的开端：受精激活了代谢缓慢、功能相对静止的卵子，启动细胞不断分裂及分化，发育成新的个体。

（2）遗传与变异的统一：受精使单倍体的精子和卵子结合，形成二倍体的合子。染色体恢复 46 条，合子中来自配子的染色体交换部分片断，双亲的遗传基因随机组合，使新个体既具有双亲的遗传性，又具有与双亲不完全相同的性状。

（3）性别的决定：胚胎的性别取决于受精时精子所含的性染色体。若带 X 染色体的精子与卵子结合，则胚胎发育为女性；若带 Y 染色体的精子与卵子结合，则胚胎发育为男性。

· 小贴士 ·

试管婴儿是采用人工方法将卵子与精子取出后使其受精，然后将早期胚胎移植回母体子宫内继续发育而诞生的婴儿。1978 年 7 月 25 日，全球首位试管婴儿在英国诞生。几十年来，试管婴儿技术不断发展，目前已发展到第四代。

第一代，称为"体外受精——胚胎移植技术"（简称 IVF-ET），是将卵子和精子取出后使二者自由结合实现受精，然后将体外受精的胚胎移植到患者子宫内。主要适合于输卵管堵塞、排卵障碍、子宫内膜异位症等患者。

第二代，称为"卵胞质内单精子显微注射技术"（简称 ICSI），是选取单个质量好的精子，在显微镜下注入卵子的细胞质内，使之发育成胚胎后移植到患者子宫内。主要适合于男性免疫性不育、严重少弱精子症、生理功能障碍等患者。

第三代，称为"胚胎植入前遗传学诊断技术"（简称 PGD），该技术是将体外受精获得的胚胎在移植前取遗传物质分析，筛取健康胚胎移植，防止遗传病传递，达到优生的效果。

第四代，称为"卵浆置换"（简称 GVT），首先取得女性的卵细胞核，并将其移植入优质的去核卵细胞内，使两者重组成活力较强的卵细胞；重组的卵细胞在体外受精形成胚胎后移植入母体子宫，并完成后续发育。主要适用于一些年龄偏大、卵子质量不佳的女性或卵子老化的年轻女性。

二、胚泡的形成和植入

（一）卵裂及胚泡形成

1. 卵裂　　受精后，受精卵即开始不断进行有丝分裂，这一过程称为**卵裂**（cleavage），卵裂产生的细胞称**卵裂球**（blastomere）。在受精后的第一周内，由于卵裂时外有透明带包裹，随着卵裂球数目增加，细胞体积不断变小。受精卵进行卵裂的同时，逐渐向子宫方向移动。受精后第 3 d，卵裂球达到 12～16 个，成为一个实心的细胞团，形似桑葚，称**桑葚胚**（morula）（图 21-3）。

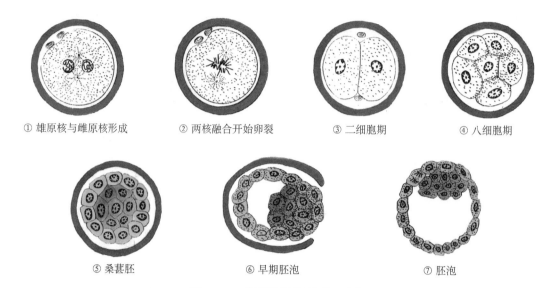

① 雄原核与雌原核形成　　② 两核融合开始卵裂　　③ 二细胞期　　④ 八细胞期

⑤ 桑葚胚　　　　　　⑥ 早期胚泡　　　　　　⑦ 胚泡

图 21-3　卵裂及胚泡形成示意图

受精后第 1 周，发生卵裂和形成胚泡

2. 胚泡形成　　桑葚胚的细胞继续分裂和分化，于受精后第 4 d 进入子宫腔。随后细胞之间出现一些小的腔隙，然后逐渐融合形成一个大腔，称**胚泡腔**（blastocyst cavity），腔内充满液体。胚泡腔的一侧有一群细胞，称**内细胞群**（inner cell mass），是胚体形成的基础；其余的呈单层排列在胚泡腔周围，称**滋养层**（trophoblast），以后分化成与吸收营养和保护胚体有关的结构；覆盖在内细胞群外侧的滋养层称**极滋养层**（polar trophoblast），此时，整个胚呈囊泡状，故称**胚泡**（blastocyst）。随着胚泡的增大，透明带逐渐变薄，最后溶解消失（图 21-3）。胚泡于受精后第 4 d 进入子宫腔并与子宫内膜相贴，开始植入（图 21-4）。

内细胞群是胚体形成的基础

> ·小贴士·
>
> 诱导多能干细胞（induced pluripotent stem cell，iPSCs）是指提取的体细胞通过体外重编程后转化为类似干细胞的一类细胞，其在形态、基因和蛋白表达、表观遗传修饰状态、细胞倍增能力、类胚体和畸形瘤生成能力、分化能力等方面都与胚胎干细胞相似。iPSCs 具有无限的自我更新和多向分化潜能，从而为受损或功能不全的细胞和组织提供功能替代或营养支持。

（二）植入与子宫内膜的变化

胚泡埋入子宫内膜的过程称为**植入**（implantation），又称**着床**（imbed）。植入于受精后的第 5～6 d 开始，至第 11～12 d 完成。植入时透明带已消失（图 21-4）。

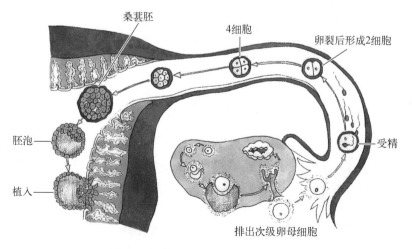

图 21-4　排卵、受精和植入示意图

1. 植入过程　　植入时，内细胞群外侧的极滋养层细胞紧贴子宫内膜并分泌蛋白水解酶，溶蚀子宫内膜，形成一个缺口，胚泡由此缺口处陷入并逐渐被埋入子宫内膜中。当胚泡完全埋入子宫内膜后，植入所形成的缺口周围子宫内膜上皮细胞迅速增生，修复缺口，植入完成（图21-5）。

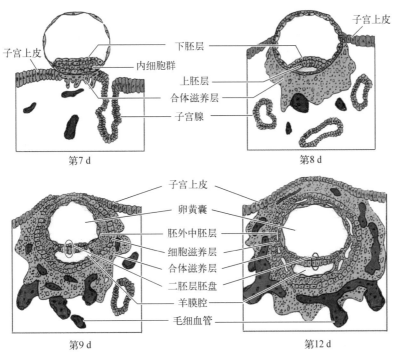

图 21-5　胚泡植入过程示意图

在胚泡植入过程中，滋养层细胞也迅速分裂增生，并分化为内、外两层。外层细胞互相融合，细胞界限消失，称为**合体滋养层**（syncytiotrophoblast）；内层细胞立方形，排列成单层，仍保持明显的细胞界限，称为**细胞滋养层**（cytotrophoblast）。细胞滋养层细胞具有分裂能力，可不断形成新的细胞补充和融合到合体滋养层中（图21-5）。

2. 植入部位　　胚泡通常的植入部位在子宫底部或体部，最多见于子宫后壁。如果植入在邻近子宫颈处，并在此形成胎盘，称**前置胎盘**（placenta praevia），分娩时由于胎盘堵塞产道，可导致胎儿娩出困难造成难产，或因胎盘早期剥离而引起大出血。若植入在子宫以外的部分，称**异位妊娠**或**宫外孕**（ectopic pregnancy）（图21-6）。

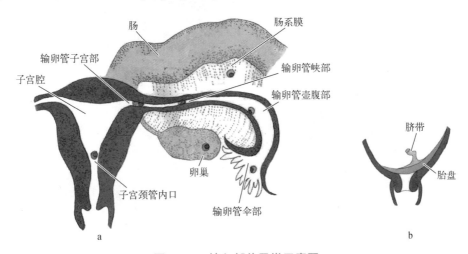

图 21-6　植入部位异常示意图

a. 异位植入；b. 前置胎盘

3. 植入后子宫内膜的变化

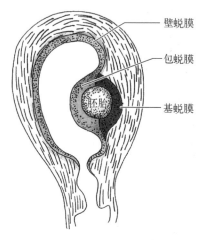

图 21-7　胚泡与子宫蜕膜的关系示意图

胚泡植入时子宫内膜必须处于分泌期。胚泡植入后，子宫内膜会进一步增厚，血液供应更加丰富，腺体分泌更加旺盛，基质细胞更加增大，胞质中糖原和脂滴增多，改称为**蜕膜细胞**（decidua cell）。子宫内膜的这一系列变化称为**蜕膜反应**。此时的子宫内膜也改称为**蜕膜**（decidua）。根据蜕膜与胚胎的位置关系，可将其分为三个部分（图 21-7）：①**基蜕膜**（decidua basalis）：位于胚泡植入处深层；②**包蜕膜**（decidua capsularis）：覆盖在胚泡表面；③**壁蜕膜**（decidua parietalis）：其余部分的蜕膜（图 21-7）。

随着胚胎的发育，基蜕膜不断增殖，参与胎盘的形成。包蜕膜与壁蜕膜之间为子宫腔，包蜕膜随胚胎的长大逐渐向壁蜕膜靠近，至第 3 个月末与壁蜕膜相贴，子宫腔消失。

三、胚层的形成和分化

（一）二胚层胚盘及相关结构的形成

在受精后第 2 周胚泡植入过程中，内细胞群的细胞增殖分化为两层细胞，邻近极滋养层的一层柱状细胞称为**上胚层**（epiblast），面向胚泡腔一侧的一层立方形细胞称为**下胚层**（hypoblast）。上、下两个胚层之间隔有基膜相互紧贴，形成椭圆形的盘状结构，称为**二胚层胚盘**（bilaminar germ disc），是胚体发生的原基（图 21-5、图 21-8）。

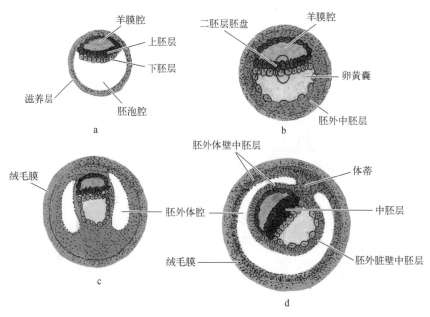

图 21-8　二胚层胚盘及卵黄囊、羊膜腔、胚外中胚层形成示意图

a. 二胚层胚盘；b. 羊膜腔、卵黄囊；c. 胚外中胚层；d. 胚外体腔、体蒂

随后，上胚层细胞增殖，细胞之间出现一个充满液体的腔，称为**羊膜腔**（amniotic cavity）。腔内的液体称为**羊水**（amniotic fluid），靠近滋养层的部分细胞形成扁平的成羊膜细胞，并形成**羊膜**（amniotic membrane），和上胚层共同围成**羊膜囊**（amnion），上胚层构成羊膜囊的底。同时，下胚层周缘的细胞向腹侧生长迁移，形成由单层扁平上皮细胞围成的囊，称为**卵黄囊**（yolk sac），下胚层构成卵黄囊的顶。羊膜囊和卵黄囊对胚盘起保护和营养作用（图21-8）。

此时期胚泡腔内出现松散分布的星形细胞和细胞外基质，充填于细胞滋养层与卵黄囊和羊膜囊之间，形成**胚外中胚层**（extraembryonic mesoderm）（图21-8）。继之，在胚外中胚层中出现

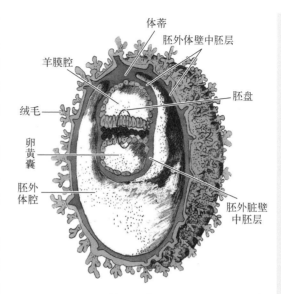

图21-9　第3周初胚立体示意图

现一些小的腔隙，并逐渐融合形成一个大腔，称为**胚外体腔**（extraembryonic coelom）。胚外体腔将胚外中胚层分成两部分，一部分衬在滋养层内面和羊膜囊的外表面，称为**胚外体壁中胚层**（extraembryonic somatopleuric mesoderm）；另一部分覆盖在卵黄囊外表面，称为**胚外脏壁中胚层**（extraembryonic splanchnopleuric mesoderm）。

随着胚外体腔扩大，仅有少部分胚外中胚层把羊膜囊的顶部尾侧和滋养层连在一起，构成**体蒂**（body stalk）。体蒂将胚盘和其背腹两侧羊膜囊、卵黄囊悬吊在胚外体腔中，将来发育成脐带的主要成分（图21-8）。

此时，原先的滋养层发育成3层，从外向内依次为合体滋养层、细胞滋养层和胚外体壁中胚层，并向外形成许多不规则的突起，称为**绒毛**（图21-9），滋养层随之改名为**绒毛膜**（chorion）。绒毛膜从子宫内膜摄取营养，供应胚胎发育。

（二）三胚层胚盘及相关结构的形成

1. 原条及中胚层的形成　胚胎发育至受精后第3周初，上胚层细胞迅速增殖并不断向尾侧中轴处迁移，形成一条增厚的细胞索，称**原条**（primitive streak）。原条的头端膨大，称**原结**（primitive node），随后在原条的背侧中线出现一条浅沟，称**原沟**（primitive groove）。原结的背侧中心出现浅凹，称**原凹**（primitive pit）。原沟深部的细胞在上、下两胚层之间向周边扩展迁移，一部分细胞在上、下两胚层之间形成一个夹层，称为**中胚层**（mesoderm），中胚层在胚盘边缘与胚外中胚层衔接；另一部分细胞进入下胚层，并逐渐取代原下胚层的细胞，形成一层新的细胞，称为**内胚层**（endoderm）。而原下胚层细胞迁移至卵黄囊。在中胚层和内胚层出现以后，原上胚层改称为**外胚层**（ectoderm），由此可见，三个胚层均起源于上胚层。到第3周末，由内、中、外三个胚层构成倒梨形的盘状结构，称为**三胚层胚盘**（trilaminar germ disc），三胚层胚盘是人体发生的原基（图21-10）。

2. 脊索的形成　原条的出现也决定了胚体的中轴，从此可区分出头、尾两端与左右两侧。出现原条的一端为胚体的尾端。原结细胞陷向深面，并在内、外胚层之间向头端伸展，形成一条单独的细胞索，称**脊索**（notochord）（图21-10、图21-11）。脊索在胚胎早期起一定的支架和诱导作用，随着胚体的发育，脊索向头端生长、延长，最后完全占据了胚盘的中轴位置。

受精后第3周末形成三胚层胚盘：内胚层、中胚层和外胚层，三个胚层均起源于上胚层

三胚层胚盘是人体发生的原基

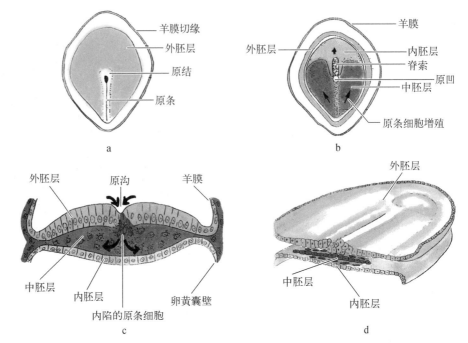

图 21-10　第 16 d 胚盘示意图

a. 胚盘背面观；b. 切除上胚层，示中胚层和脊索；

c. 通过原条的胚盘横切面，示中胚层形成；d. 三胚层胚盘横切面立体观

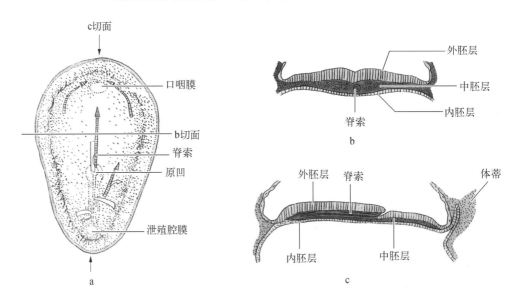

图 21-11　第 18 d 胚盘示意图（示中胚层和脊索形成）

a. 背面观；b. 胚盘横切面；c. 胚盘正中纵切面

在人类，脊索将大部分退化，仅在椎间盘内残留，形成**髓核**。在脊索生长的同时，原条则相对缩短，最终消失。如果原条残留，在未来人体骶尾部可分化形成由多种组织构成的畸胎瘤。

3. 口咽膜及泄殖腔膜的形成　在脊索头端和原条尾端各有一块椭圆形的狭小区域，此处无中胚层，内、外胚层直接紧贴，分别称为**口咽膜**（oropharyngeal membrane）和**泄殖腔膜**（cloacal membrane）（图 21-11）。

（三）三胚层的分化

第 4 周至第 8 周，三个胚层逐渐分化并形成各种组织和器官的原基。

1. 外胚层的分化 第3周末，外胚层的中轴背侧细胞在脊索诱导下，增厚呈板状，称**神经板**（neural plate），构成神经板的这部分外胚层，又称为**神经外胚层**，而其余部分称为**表面外胚层**。神经板随脊索生长而加长，且头侧宽于尾侧，随后，神经板沿中轴向脊索方向凹陷，形成**神经沟**（neural groove）。神经沟两侧隆起形成**神经褶**（neural fold）。至胚胎发育的第4周，随着神经沟的深陷，两侧神经褶首先在中段逐渐靠拢并互相融合，且向头尾方向延续，形成一条中空的**神经管**（neural tube）（图21-12、图21-13）。此时，神经管的头尾两端尚且各有一开口，分别称为**前神经孔**（anterior neuropore）和**后神经孔**（posterior neuropore）。前、后神经孔在第4周封闭。神经管两侧的表面外胚层在其背侧靠拢融合，使神经管位居于表面外胚层的深面。

神经外胚层分化为神经系统，表面外胚层主要分化为表皮及其附属器等

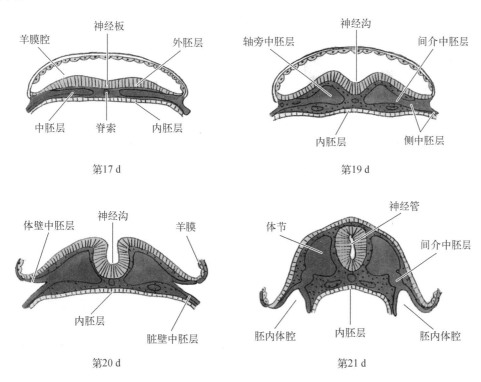

第17 d

第19 d

第20 d

第21 d

图 21-12 中胚层分化和神经管形成示意图

神经管是中枢神经系统的原基，其头端较膨大，将来形成脑；尾端细长，将来形成脊髓。此外，还分化成松果体、神经垂体、视网膜等。如果前、后神经孔未闭合，将分别导致无脑畸形和脊髓裂。

当神经沟闭合时，沟缘一部分细胞迁移到神经管的背外侧，形成两条与神经管和外胚层脱离的纵行细胞索，称为**神经嵴**（neural crest）。神经嵴是周围神经系统的原基，将来主要分化为神经节及周围神经，也分化为肾上腺髓质嗜铬细胞、黑素细胞、甲状腺滤泡旁细胞等。表面外胚层主要分化为**表皮及其附属器**，以及牙釉质、角膜、晶状体、内耳膜迷路、外耳道上皮、口、鼻腔、肛管下段及腺垂体的上皮等（图21-14）。

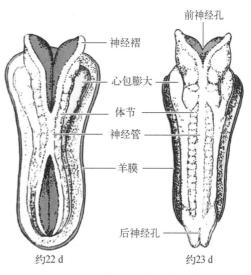

约22 d

约23 d

图 21-13 神经管形成立体示意图

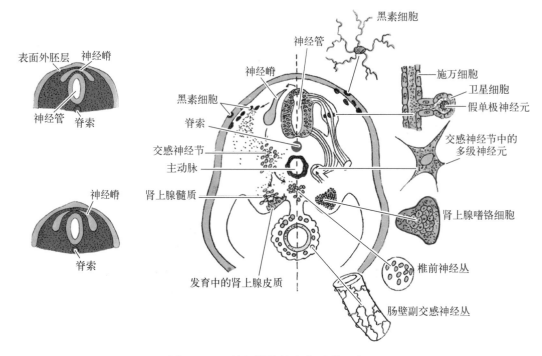

图 21-14　神经嵴的演变和迁移示意图

2. 中胚层的分化　　中胚层形成后，在脊索两侧由内向外依次分化为**轴旁中胚层**、**间介中胚层**和**侧中胚层**三部分（图 21-12）。中胚层的细胞往往先形成**间充质**，然后参与各种结缔组织、肌组织和血管等的发生。

（1）轴旁中胚层（paraxial mesoderm）：紧邻脊索的中胚层细胞增殖迅速，形成一对纵行排列的细胞索，称**轴旁中胚层**，很快横裂为左右成对的块状细胞团，称**体节**（somite）（图 21-12、图 21-13）。体节左右成对，从颈部向尾端依次形成，随着胚龄的增长而增多。从第 20 d 左右开始，每天形成 3 对，至第 5 周共有 42～44 对。故可以根据体节的数量来推测早期胚胎龄。体节分化为**生骨节**（sclerotome）、**生肌节**（myotome）和**生皮节**（dermatome）三部分，它们主要参与背侧的皮肤真皮、骨骼肌和中轴骨骼（如脊柱）的发生。

（2）间介中胚层（intermediate mesoderm）：位于轴旁中胚层与侧中胚层之间，为一狭窄的细胞索，是泌尿系统和生殖系统主要器官发生的原基（图 21-12）。

（3）侧中胚层（lateral mesoderm）：位于间介中胚层外侧，胚盘的边缘。其内部出现许多小的腔隙，然后逐渐融合成一个大腔，称为**胚内体腔**（intraembryonic coelom），又称原始体腔。胚内体腔将侧中胚层分成背腹两部分，背侧与外胚层紧贴，称**体壁中胚层**（somatic mesoderm）；腹侧与内胚层紧贴，称**脏壁中胚层**（splanchnic mesoderm）。体壁中胚层主要分化成胸、腹部和四肢的骨骼、骨骼肌、皮肤真皮、肌腱、韧带和血管等；脏壁中胚层分化为**消化系统**、**呼吸系统的肌组织**、**血管**、**结缔组织**和**间皮**等。胚内体腔从头至尾，将依次形成心包腔、胸膜腔和腹膜腔（图 21-12、图 21-15）。

其余中胚层中的间充质参与分化为心脏、血管、淋巴管、平滑肌、结缔组织、软骨与骨等结构。

综上所述，中胚层主要分化为**结缔组织**、**肌组织**、**循环系统**和**泌尿生殖系统**的大部分器官。

3. 内胚层的分化　　内胚层早期原为扁平盘状，以后随着胚体卷褶而在腹侧融合，形成一长圆筒形结构，称为**原始消化管**（primitive gut）。原始消化管头端起自口咽膜，中部借

卵黄蒂（yolk stalk）与卵黄囊相连，尾部止于泄殖腔膜，其头段称**前肠**，尾段称**后肠**，与卵黄囊相连的中段称**中肠**。内胚层主要分化为**消化管、消化腺**及喉以下的**呼吸道**和**肺的上皮**，以及**甲状腺、甲状旁腺、胸腺、中耳、膀胱、尿道、前列腺、阴道**等器官的上皮组织（图21-15）。

第3周初，卵黄囊尾侧内胚层向体蒂内突出生长，形成一个盲管，称**尿囊**（allantois）（图21-15），尿囊壁上的胚外中胚层分化形成脐血管。

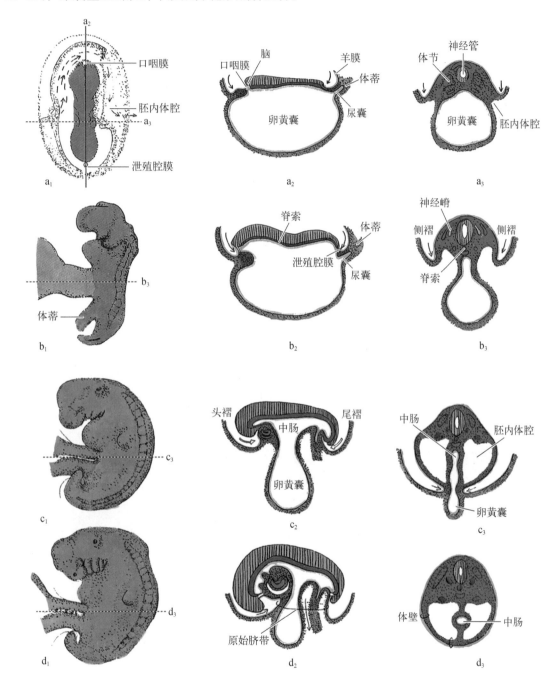

图 21-15　第4周胚体外形和内部结构的演变示意图

a_1. 约20 d人胚背面观；b_1. 约23 d人胚侧面观；c_1. 约26 d人胚侧面观；d_1. 约28 d人胚侧面观；

$a_2 \sim d_2$ 为 $a_1 \sim d_1$ 相应的纵切面；$a_3 \sim d_3$ 为 $a_1 \sim d_1$ 相应的横切面

从受精至三胚层的形成和分化过程如下所示。

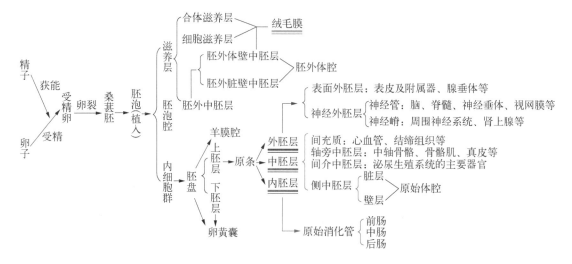

（四）胚体的形成及其外形变化

人胚第 2 周时，胚体为圆盘形，继而不断伸长变成头端宽尾端窄的倒梨形，以后伴随三胚层的分化，由于胚体各部分生长发育的速度不均衡，胚盘中轴处因神经管、脊索和体节等出现，其头尾方向的生长速度比左右方向快，胚盘中部的生长速度比边缘部快，外胚层的生长速度比内胚层快，而且头端由于脑和颜面器官的发生，其生长速度又快于尾端，胚盘边缘向腹侧卷折形成**头褶**、**尾褶**和左右**侧褶**，胚体向背侧隆起，逐渐向腹侧卷曲（图 21-15）。

最终，原来扁平的胚盘被卷曲成头大尾小的圆柱形胚体，并弯曲如弓，呈"C"字形，凸向羊膜腔。随着胚胎的进一步发育，胚体腹侧的四个卷褶越来越靠近，卵黄囊缩窄，称为卵黄蒂。最终**体蒂**、**尿囊**和卵黄蒂一起合并，外包羊膜，在腹侧中部形成一条圆索状的结构，称为**原始脐带**（图 21-15）。此时，胚体凸入羊膜腔，外胚层包于胚体外表，口咽膜、泄殖腔膜分别转至胚体头、尾的腹侧，内胚层被卷折入胚体内部，形成头尾方向纵行的原始消化管，原来位于口咽膜头端的生心区移至口咽膜尾侧、前肠腹侧。至第 8 周末，胚体外表已可见眼、耳、鼻的原基和肢芽等结构，并初具人形，各器官原基已初步形成（图 21-16）。

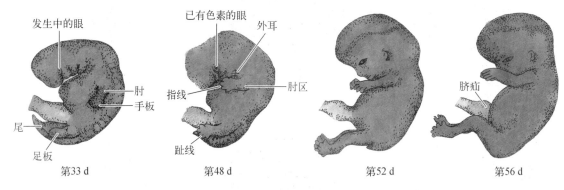

图 21-16　胚体外形的形成示意图

四、胎膜与胎盘

胎膜和胎盘是对胚胎起保护、营养、呼吸和排泄等功能的附属结构，有的结构还有内分泌功能。胎膜和胎盘并不参与形成胚体本身的结构，当胎儿分娩后，它们也从子宫排出。

（一）胎膜

受精卵分裂分化所形成的胚体以外的附属结构统称**胎膜**（fetal membrane）。包括**绒毛膜**、**羊膜**、**卵黄囊**、**尿囊**和**脐带**（图 21-17、表 21-1）。

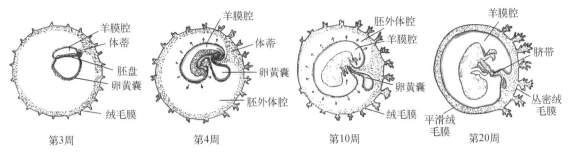

图 21-17　胎膜演变示意图

1. 绒毛膜　　随着胚泡的植入，滋养层细胞迅速向外增生并分化为合体滋养层和细胞滋养层。胚胎发育至第 2 周，合体滋养层和细胞滋养层向外伸出大量不规则的指状突起，称为**绒毛**（图 21-9）。到第 2 周末，绒毛中仅有外表的合体滋养层和内部的细胞滋养层，称**初级绒毛干**（primary stem villus）（图 21-18）；第 3 周时，胚外中胚层伸入绒毛干轴心，形成**次级绒毛干**（secondary stem villus）；到第 3 周末，绒毛干中轴的胚外中胚层分化出结缔组织和血管，并与胚体血管相通，此时称**三级绒毛干**（tertiary stem villus）（图 21-18）。这种表面有突起的滋养层和衬在其内壁的胚外中胚层共同构成**绒毛膜**，直接与子宫蜕膜接触。

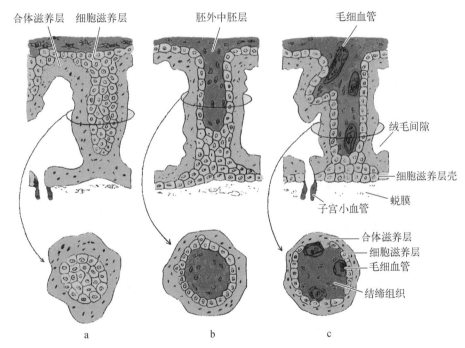

图 21-18　绒毛干的分化发育示意图

a. 初级绒毛干；b. 次级绒毛干；c. 三级绒毛干

　　绒毛干表面还发出许多分支，形成许多细小游离的绒毛。绒毛干末端的细胞滋养层增生并穿出合体滋养层，伸至蜕膜组织，将绒毛干固定在蜕膜上。这些穿出的滋养层细胞在蜕膜表面扩展，形成一层**细胞滋养层壳**（cytotrophoblastic shell），使绒毛膜与子宫蜕膜牢固相连（图 21-18），并将合体滋养层与蜕膜组织分隔开来。

　　胚胎发育的前 6 周，整个绒毛膜表面的绒毛发育均匀，以后由于与包蜕膜相贴的绒毛膜供血不足，缺乏营养，绒毛逐渐退化消失，绒毛膜表面光滑平坦，称为**平滑绒毛膜**（chorion leave）；而与基蜕膜相贴的绒毛膜血供充分，绒毛生长茂密，称为**丛密绒毛膜**（chorion frondosum）（图 21-17）。此后，随着胚胎的发育生长，羊膜、平滑绒毛膜和包蜕膜进一步凸向子宫腔，最终与壁蜕膜融合，子宫腔消失（图 21-19）。丛密绒毛膜和基蜕膜共同形成**胎盘**。

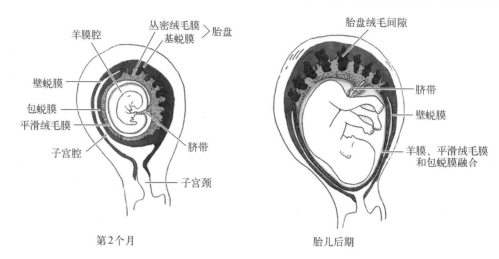

图 21-19　胎膜、蜕膜与胎盘示意图

　　绒毛浸浴在绒毛间隙内的母体血液中，在绒毛膜的发生过程中，绒毛干轴心的血管互相连接并与胚体血管接通，从而使胚体能够从母血中获取营养和氧气，排出代谢产物。若血管未接通，胚胎可因缺乏营养而不能正常发育甚至死亡。若滋养层细胞过度增生，绒毛内结缔组织变性水肿，血管消失，胚胎发育受阻，胎儿死亡，绒毛呈大小不等的水泡状结构，形似串串葡萄，称为**葡萄胎**或**水泡状胎块**（hydatidiform mole）。若滋养层细胞过度增生并发生癌变，则称为**绒毛膜癌**（choriocarcinoma）。此外，由于绒毛组织来自胚泡，具有与胚体相同的遗传特性，故可在妊娠早期经阴道和宫颈吸取少量胚胎绒毛，进行遗传学分析。

　　2. 羊膜　　**羊膜**由羊膜上皮及胚外中胚层组成，是半透明无血管的薄膜，构成羊膜囊的壁。羊膜囊最初位于胚盘的背侧，羊膜附着在胚盘边缘。以后随着胚体形成，羊膜向腹面包卷，包在体蒂表面，形成原始脐带（图 21-15），胚体凸入羊膜腔内。由于胚胎不断发育增大，羊膜囊也不断扩大，使羊膜与绒毛膜相贴，胚外体腔消失（图 21-17、图 21-19）。

　　羊膜腔内充满**羊水**。羊水来自羊膜上皮的分泌及母体血液的渗透，妊娠后期还有胚体排泄的尿液加入。羊水不断被羊膜上皮及胎儿体表吸收或被胎儿吞饮，故羊水不断更新。

　　分娩时，羊水量一般为 1 000～1 500 mL。某些先天畸形常可导致羊水含量异常。若少于 500 mL，为羊水过少，常见于胎儿无肾或尿道闭锁；若多于 2 000 mL，为羊水过多，常见于消化道闭锁或中枢神经发育不良，如无脑畸形。

　　胚胎在羊水中生长发育。羊水为胎儿提供了一个适宜的发育环境，使胎儿在液体环境中自由活动，保护胎儿免受外部的压迫和震荡，并能防止胚体与羊膜之间的粘连；在分娩时，羊水可帮助扩张子宫颈口及冲洗、润滑产道，以利于胎儿娩出。妊娠初期，羊水还有一定的营养作用。

　　羊水中含有来自胎儿的脱落上皮细胞和代谢产物。在妊娠 4～5 个月时，可经腹壁穿刺抽取羊水进行细胞染色体检查、DNA 分析或测定羊水中某些物质的含量，进行某些先天性疾病的早期诊断。

　　3. 卵黄囊　　人胚第 4 周时，卵黄囊的顶部内胚层被卷入胚体中，形成原始消化管，其余部分形成**卵黄蒂**与原始消化管相通。约在胚胎第 5 周，卵黄蒂逐渐退化萎缩（图 21-17）。

　　鸟类胚胎的卵黄囊中含有大量卵黄，为胚胎发育提供所需的营养。人胚胎的卵黄囊内没有卵黄，而成为种系发生和进化过程的遗迹器官。人胚第 2 周末，卵黄囊壁的胚外脏壁中胚层内发生**血岛**（blood island）。血岛是胚胎最早的造血场所，也是**造血干细胞**和**原始血管**发生的地点。此外，**原始生殖细胞**（primordial germ cell）的发源处在卵黄囊尾侧壁的内胚层，并由此迁移至生殖腺嵴，形成**精原细胞**或**卵原细胞**。

4. 尿囊　从原始消化管尾段向体蒂内伸出的一个盲管称为**尿囊**（allantois）（图21-15）。鸟类的尿囊具有呼吸和排泄作用，人类的尿囊也是种系发生和进化过程的遗迹器官。尿囊壁上的胚外中胚层形成尿囊动脉和静脉，当尿囊被卷入脐带后，尿囊动脉及静脉演变为**脐动脉**和**脐静脉**。尿囊的根部参与形成**膀胱**顶部，尿囊成为连接膀胱顶部与脐的一条细管，即**脐尿管**，脐尿管将闭锁，成为脐中韧带。

5. 脐带　脐带是起自胎儿的脐部，止于胎盘胎儿面的索状结构。随着胚体头褶及尾褶的包卷、羊膜腔的不断扩大，羊膜把体蒂、尿囊、卵黄蒂均包绕在一起，形成一根圆柱形的**脐带**（umbilical cord）（图21-15、图21-17）。脐带表面为光滑的羊膜，内含黏液性结缔组织，其中除了有闭锁的卵黄蒂和尿囊外，还有两根脐动脉及一根脐静脉（图21-20）。脐动脉及脐静脉扭曲盘绕，成为胎儿与胎盘之间进行物质转运的唯一血流通道。胎儿出生时，脐带长40～60 cm，粗1～2 cm。若脐带过短，分娩时会造成胎盘早期剥离，引起出血过多；若脐带过长，则易缠绕胎儿颈部或肢体，影响胎儿正常发育，甚至可造成胎儿窒息死亡。

五种胎膜的比较见表21-1。

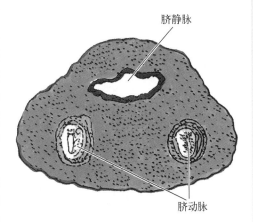

图21-20　脐带示意图

表21-1　五种胎膜比较

名　称	结构特点	功　能	病理异常
绒毛膜	由合体滋养层、细胞滋养层和胚外中胚层构成，表面有指状绒毛突起	发育成丛密绒毛膜和平滑绒毛膜，丛密绒毛膜参与构成胎盘	绒毛变性形成囊泡：葡萄胎 绒毛恶变：绒毛膜上皮癌
羊　膜	由羊膜上皮及胚外中胚层组成，构成羊膜腔的壁，腔内含有羊水	分娩时羊水冲洗产道，扩展子宫颈；产前羊水检查可诊断某些先天性疾病	羊水过多（多于2 000 mL）提示无脑畸形或胎儿食管闭锁；羊水过少（少于500 mL）提示胎儿肾发育不全或尿道闭锁
卵黄囊	下胚层周缘细胞向腹侧延伸形成的囊	卵黄囊壁胚外中胚层发生血岛，卵黄囊尾侧壁内胚层发生原始生殖细胞	卵黄囊未退化：脐粪瘘 卵黄蒂根部未退化：麦克尔憩室
尿　囊	原始消化管尾段向体蒂伸出的盲管，尿囊壁胚外中胚层形成尿囊动、静脉	尿囊动、静脉演变为脐动、静脉，尿囊根部参与形成膀胱顶部	尿囊未退化：脐尿瘘
脐　带	羊膜包裹体蒂、尿囊、卵黄蒂和脐动、静脉	连接胎儿与胎盘，是物质转运的通道	脐带过短易造成胎盘过早剥离脐带过长易发生脐带绕颈

（二）胎盘

1. 胎盘的形态结构　足月娩出的**胎盘**（placent）呈圆盘状，直径15～20 cm，厚2～3 cm，重约500 g。胎盘中央较厚，边缘较薄。胎盘由胎儿的**丛密绒毛膜**和母体的**基蜕膜**共同组成，具有两个面，即母体面和胎儿面。**母体面**为胎盘与子宫壁相连的一面，表面粗糙不平，为剥离后的基蜕膜，其上有不规则的浅沟，将其分割成15～30个微凸的小区，称为**胎盘**

胎儿的丛密绒毛膜和母体的基蜕膜共同组成胎盘

小叶；**胎儿面**为胎盘与胎儿相对的面，表面光滑平整，中央或稍偏处有脐带附着，其上有羊膜覆盖，透过羊膜，脐血管呈放射状行走（图21-21）。

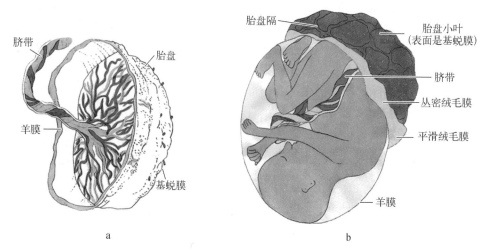

图21-21　胎儿与胎盘示意图

a.胎盘外形；b.胎儿、胎膜和胎盘的关系

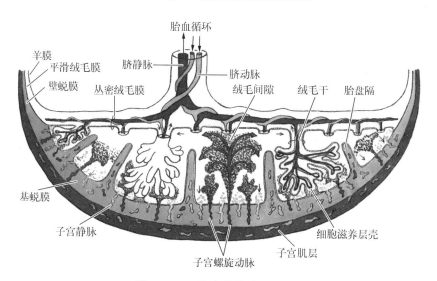

图21-22　胎盘的构造示意图

红色示动脉血，蓝色示静脉血，箭头表示血流方向

从密绒毛膜上共有40～60个绒毛干，绒毛干的分支呈树枝状，可深入基蜕膜。每1～4个绒毛干及其分支组成一个胎盘小叶。各胎盘小叶之间有未被溶解的蜕膜组织形成不完全的隔，称为**胎盘隔**（placental septum）（图21-22）。合体滋养层细胞溶解邻近的蜕膜组织，在绒毛干之间形成间隙，称为**绒毛间隙**（intervillous space）（图21-22）。子宫螺旋动脉开口于绒毛间隙，血液流入间隙内，呈游离状的大量绒毛分支浸浴于母血之中，绒毛内有丰富的毛细血管，与胎儿的脐动脉及脐静脉相连，有利于胎血与母血之间进行物质交换。

2. 胎盘的血液循环与胎盘膜　　胎盘内有母体和胎儿两套独立的血液循环系统，两者的血液互不相混，但可进行物质交换。胎儿脐动脉的血液中含有较多的代谢产物和二氧化碳，随其分支流入绒毛内毛细血管，母体的动脉血从子宫螺旋动脉的开口流入绒毛间隙，在此处与绒毛内毛细血管中的胎儿血进行物质交换，胎儿血得到营养物质和氧气后，经脐静脉流回胎儿体内；而母体血经物质交换后，带走较多的代谢产物和二氧化碳，经基蜕膜中的小静脉回流到母体。

在胎儿和母体的两套血循环之间，通过一层极薄的结构进行频繁的物质交换，这层结构称为**胎盘膜**（placental membrane），又称**胎盘屏障**（placental barrier）。早期胎盘膜的组成依次为：①合体滋养层；②细胞滋养层及其基膜；③绒毛内薄层结缔组织；④绒毛内毛细血管的基膜及内皮。妊娠后期，细胞滋养层大多退化消失，合体滋养层也明显变薄，内皮与滋养层之间的结缔组织大部分消失，故胎盘膜变薄，仅由①**合体滋养层**，②**毛细血管内皮**，③两者之间的**基膜**构成，此时，物质通透能力得到很大提高（表21-2）。

3. 胎盘的功能

（1）物质交换：妊娠期间，胎儿生长发育所需要的氧和营养物质等都来自母体，而代谢产物也需经母体及时排出，这一获取和排出的过程是通过胎盘的物质交换功能来实现的。因此，胎盘既是胎儿吸收营养的器官，又是胎儿呼吸和排泄的器官，具有成体肺、小肠和肾的功能。

胎盘屏障对胎儿具有重要的保护作用，母体血中的大分子致病微生物被阻挡不能通过，维持胎儿正常发育的微环境。但此种防御保护作用并不完善，大多数药物和激素均可通过胎盘屏障进入胎儿体内，影响胎儿发育，甚至导致胎儿畸形。故妊娠期间要谨慎用药，不可服用能引起胎儿发育不良的药物。有些致病微生物，特别是病毒，如风疹病毒、流感病毒、巨细胞病毒、乙肝病毒和艾滋病毒等可穿过胎盘屏障而感染胎儿，甚至导致胎儿畸形；梅毒螺旋体也可透过胎盘，引起胎儿先天性梅毒。母体血液中的IgG是唯一能通过胎盘屏障的抗体，在初生婴儿抵抗感染中起重要作用。

（2）内分泌功能：胎盘是妊娠期间母体和子体共同形成的一个特殊的内分泌器官。合体滋养层可分泌多种激素，对于维持正常妊娠发挥着不可替代的重要作用。其分泌的激素包括：①**人绒毛膜促性腺激素**（human chorionic gonadotropin, HCG）：受精后第2周便可出现在母体血液中并逐渐增多，至第8周达高峰。随后，HCG水平逐渐下降，第20周时降至最低，直至分娩。HCG具有类似垂体前叶黄体生成素的作用，能维持黄体继续生长发育，以保证妊娠正常进行。孕妇尿中的HCG浓度变化曲线与血中的浓度变化曲线相平行，且能在妊娠的较早期测到，故临床上常通过检查早期尿中有无此激素来确定是否妊娠。②**人胎盘催乳激素**（human placental lactogen, HPL）：妊娠第2个月开始分泌，第8个月达高峰，直到分娩。此激素既促进母体乳腺的生长发育，又促进胎儿的代谢和生长发育。③**人胎盘孕激素**（human placental progesterone, HPP）和**人胎盘雌激素**（human placental estrogen, HPE）：妊娠第4个月开始分泌，以替代开始退化的妊娠黄体的功能，继续维持妊娠直至分娩。

各种屏障的比较见表21-2。

表21-2　各种屏障比较

名　称	分　布	组　成	功　能
血-脑屏障	脑内	连续毛细血管内皮、基膜和神经胶质膜	阻止血液中多种物质进入神经组织，但允许营养物质和代谢产物的通过，维持脑内的稳定性
血-胸腺屏障	胸腺皮质内	连续毛细血管内皮、基膜、血管周隙（含巨噬细胞）、胸腺上皮基膜、连续的胸腺上皮细胞突起	阻止血液中一般抗原物质和药物进入胸腺内部，维持胸腺内环境，保证胸腺细胞的正常发育
气-血屏障	肺泡上	毛细血管内皮及基膜、结缔组织（部分没有）、肺泡上皮基膜、Ⅰ型肺泡细胞、肺泡表面活性物质	有利于血液与肺泡间的气体迅速交换

胎盘有物质交换和内分泌功能

（续表）

名　称	分　布	组　成	功　能
滤过屏障（滤过膜）	肾小体内	有孔毛细血管内皮、基膜和足细胞裂孔膜	允许分子量7万以下，直径4 nm以下的带正电荷物质通过，形成原尿
血－生精小管屏障	睾丸内	毛细血管内皮、基膜、结缔组织、生精上皮基膜、支持细胞间的紧密连接	阻止血液中某些物质进入生精小管近腔室，维持精子发生的内环境；同时也能防止精子的抗原物质外逸，引起自身免疫反应
胎盘屏障（胎盘膜）	胎盘内	早期胎盘膜：绒毛内毛细血管内皮、基膜、绒毛内结缔组织、滋养层基膜、细胞滋养层、合体滋养层；后期胎盘膜：毛细血管内皮、合体滋养层、两者间的基膜	阻止母体血中微生物进入胎儿体内，维持胎儿正常发育的微环境；但早期胎盘膜此种防御保护作用并不完善

五、双胎、多胎和联胎

（一）双胎

一次妊娠产生两个胎儿称**双胎**（twins），又称**孪生**，发生率占新生儿的1%。双胎有以下两种。

1. 双卵孪生（dizygotic twins）　又称假孪生，是母体一次排出两个卵，且分别受精后发育形成两个胚胎。两个新个体的遗传性状、性别及生理特征如同一般兄弟姐妹，每个胚胎各自有自己的胎膜和胎盘。

2. 单卵孪生（monozygotic twins）　又称真孪生，由一个受精卵发育为两个胚胎。此种孪生儿遗传性状完全一致，性别一致，且相貌和生理特征也极为相似，血型及组织相容性抗原均相同，其组织器官可相互移植而不被排斥。单卵孪生发生原因有下列几种（图21-23）。

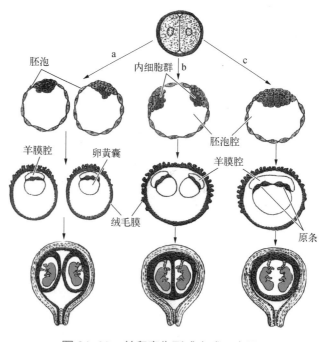

图 21-23　单卵孪生形成方式示意图

a.形成两个胚泡；b.形成两个内细胞群；c.形成两个原条

（1）形成两个胚泡：第一次卵裂形成的两个卵裂球分离，形成两个胚泡，分别植入，各自形成一个胎儿，且具有各自的胎盘和胎膜。

（2）形成两个内细胞群：一个胚泡内出现两个内细胞群，各发育为一个胚胎，二者的羊膜腔互相分隔，但共有胎盘和绒毛膜。

（3）形成两个原条：一个胚盘上出现两个原条和脊索，诱导发育成两个胚胎，二者有共同的胎盘和绒毛膜，位于同一个羊膜腔内。在这种情况下，当两者分离不完全时，就会出现**连体双胎**。

（二）多胎

一次妊娠娩出两个以上的新生儿称**多胎**（multiplets），发生原因可为单卵性、多卵性或混合性，以混合性为多。多胎发生率低，如三胞胎约万分之一，四胞胎约百万分之一，四胞胎以上更为罕见。近年来随着临床促性腺激素应用的增加和试管婴儿技术的发展，多胎的发生率有所提高。

（三）连体双胎

在单卵孪生中，当一个胚盘出现两个原条并分别发育为两个胚胎时，若两原条靠得较近，胚胎分离不完全，发生局部相连，称为**连体双胎**（conjoined twins）。连体双胎有对称型和不对称型两类，对称型指两个胚胎一样大小，例如，头连体、颜面连体、胸部连体、胸腹连体、腹部连体、臀部连体等。两胎儿的内脏器官可以各自一套或某些器官共有，不对称型是指两个胚胎一大一小，小者常发育不完全，形成**寄生胎**（parasitus）；若小而发育不良的胚胎被包裹在大的胚胎体内，则称为**胎内胎**（fetus in fetus）（图 21-24）。

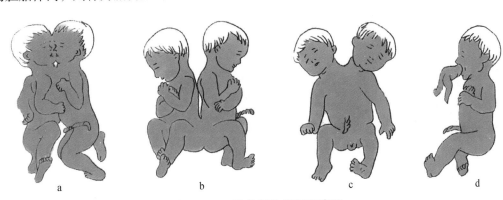

图 21-24　连体双胎类型示意图

a.颜面和胸腹连体；b.臀部连体；c.胸腹连体；d.寄生胎

六、胚胎龄和预产期推算

胚胎龄和预产期的推算，通常有两种方式：一是通过**月经龄**；二是通过**受精龄**。临床上常用月经龄推算受精龄以确定预产期。即从孕妇末次月经第 1 d 起计算胎龄，至胎儿发育成熟的分娩之日为最后 1 d，约需 40 周（共 280 d）。推算预产期的公式是年加 1，月减 3，日加 7；若月不够减，则月加 9，日加 7。例如某孕妇末次月经是 2009 年 4 月 7 日，其预产期则是 2010 年 1 月 14 日。

胚胎学中常用受精龄来推算胚胎龄。受精一般发生在末次月经第 1 d 后的两周左右，从月经龄减去 2 周即为受精龄，这样从受精至胎儿娩出约经 38 周（共 266 d）。由于女性月经常有个体差异，确切的排卵时间难以确定，故推算结果有时会出现一些误差。

观察和研究了大量不同发育时期的胚胎标本以后，胚胎学工作者总结归纳出各种时期胚胎的外形特征和相关参数，并以此作为推测胚胎龄的依据。常用以下三种方法测量胚胎长度（图 21-25 ）。

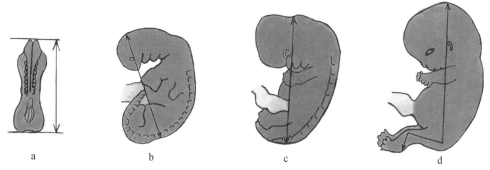

图 21-25 胚胎长度测量示意图

a.最长值；b、c.顶臀长；d.顶跟长

1. 最长值（greatest length，GL） 又称全长，适用于测量第 1 周至第 3 周的胚胎。此时胚胎外形较直，测得的是胚胎全长。

2. 顶臀长（crown-rump length，CRL） 又称坐高，适用于测量第 4 周至第 8 周的胚胎。测量是从头部的最高点到臀部的最低点。

第 2～8 周胚胎龄和外形特征及长度对照见表 21-3。

表 21-3 第 2～8 周胚胎龄和外形特征及长度对照

胚胎受精龄（周）	外 形 特 征	最长值 GL（mm）	顶臀长 CRL（mm）
1	受精、卵裂、胚泡形成、开始植入		
2	圆形二胚层胚盘，植入完成，绒毛膜形成	0.1～0.4	—
3	梨形三胚层胚盘，神经板、神经褶、体节初现	0.5～1.5	—
4	神经管形成，体节 3～29 对，鳃弓 1～2 对，眼耳鼻始基初现，脐带胎盘形成	—	1.5～5.0
5	胚体曲向腹侧，鳃弓 5 对，肢芽出现，手板明显，体节 30～40 对	—	4～8
6	肢芽分为两节，足板明显，视网膜出现色素，耳郭突出现	—	7～12
7	手足板相继出现指趾初形，体节不见，颜面形成，乳腺嵴出现	—	10～21
8	手指足趾明显并出现分节，眼睑开放，尿生殖膜和肛膜破裂，外阴可见，脐疝明显，性别不分	—	19～35

注：词表主要参照 Jirásek JE. Atlas of human prenatal morphogenesis. Boston: Martinus Nijhoff Publishers, 1983。

3. 顶跟长（crown-heel length，CHL） 又称立高，适用于测量第 9 周及以后的胎儿。测量是从颅顶量至坐骨结节，再从坐骨结节量至膝盖，再从膝盖量至足跟，三者之和为顶跟长。

第 9 周后胎儿外形主要特征及身长、足长与体重见表 21-4。

表 21-4 第 9 周后胎儿外形主要特征及身长、足长与体重

胎龄（周）	外 形 特 征	身长 CRL（mm）	足长（mm）	体重（g）
9	眼睑闭合，外阴性别不可辨	50	7	8
10	肠襻退回腹腔，指甲开始发生	61	9	14
12	外阴可辨性别，颈明显	87	14	45
14	头竖直，下肢发育好，趾甲开始发生	120	20（22.0）	110
16	耳竖起	140	27（26.3）	200
18	胎脂出现	160	33（32.9）	320
20	头与躯干出现胎毛	190	39（37.9）	460
22	皮肤红、皱	210	45（43.2）	630
24	指甲全出现，胎体瘦	230	50（49.8）	820
26	眼睑部分打开，睫毛出现	250	55（54.0）	1 000
28	眼重新打开，头发出现，皮肤略皱	270	59（61.9）	1 300
30	趾甲全出现，胎体平滑，睾丸开始下降	280	63（63.4）	1 700
32	指甲平齐指尖，皮肤浅红光滑	300	68（67.4）	2 100
36	胎体丰满，胎毛基本消失，趾甲平齐趾尖，肢体弯曲	340	79（73.4）	2 900
38	胸部发育好，乳腺略隆起，睾丸位于阴囊或腹股沟管，指甲超过指尖	360	83（77.1）	3 400

注：足长括弧内数据是应用 B 超测量国人妊娠胎儿足长所得均数，其他数据均参照 Moore（2015）直接测量胎儿结果。

（李 奕）

本章学习资源

第二十一章名词英汉对照表

第二十一章复习思考题

第二十二章　颜面和四肢的发生

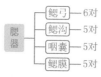

鳃器
├─ 鳃弓 ─ 6对
├─ 鳃沟 ─ 5对
├─ 咽囊 ─ 5对
└─ 鳃膜 ─ 5对

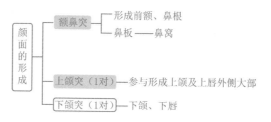

颜面的形成
├─ 额鼻突
│　├─ 形成前额、鼻根
│　└─ 鼻板 ─ 鼻窝
├─ 上颌突（1对）─ 参与形成上颌及上唇外侧大部
└─ 下颌突（1对）─ 下颌、下唇

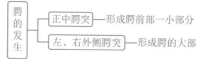

腭的发生
├─ 正中腭突 ─ 形成腭前部一小部分
└─ 左、右外侧腭突 ─ 形成腭的大部

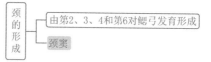

颈的形成
├─ 由第2、3、4和第6对鳃弓发育形成
└─ 颈窦

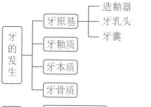

牙的发生
├─ 牙原基
│　├─ 造釉器
│　├─ 牙乳头
│　└─ 牙囊
├─ 牙釉质
├─ 牙本质
└─ 牙骨质

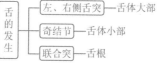

舌的发生
├─ 左、右侧舌突 ─ 舌体大部
├─ 奇结节 ─ 舌体小部
└─ 联合突 ─ 舌根

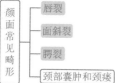

颜面常见畸形
├─ 唇裂
├─ 面斜裂
├─ 腭裂
└─ 颈部囊肿和颈瘘

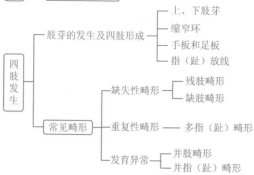

四肢发生
├─ 肢芽的发生及四肢形成
│　├─ 上、下肢芽
│　├─ 缩窄环
│　├─ 手板和足板
│　└─ 指（趾）放线
└─ 常见畸形
　　├─ 缺失性畸形
　　│　├─ 残肢畸形
　　│　└─ 缺肢畸形
　　├─ 重复性畸形 ─ 多指（趾）畸形
　　└─ 发育异常
　　　　├─ 并肢畸形
　　　　└─ 并指（趾）畸形

一、颜面的发生

人胚第 4 周时，扁平状的胚盘已向腹侧卷折为圆柱体。前、后神经孔逐渐闭合，神经管头端迅速膨大形成脑泡。由于脑泡发育较大，覆盖在脑泡周围的间充质增生，使胚体头端弯向腹侧，并形成一个位于口咽膜上方的圆形隆起，称为**额鼻突**（frontonasal prominence）（图22-2）。与此同时，口咽膜尾侧的原始心脏发育增大并突起，称**心隆起**（heart bulge），又称**心突**（cardiac bulge）。

（一）鳃器的发生

鳃器（branchial apparatus）包括鳃弓、鳃沟、咽囊和鳃膜（图 22-1）。

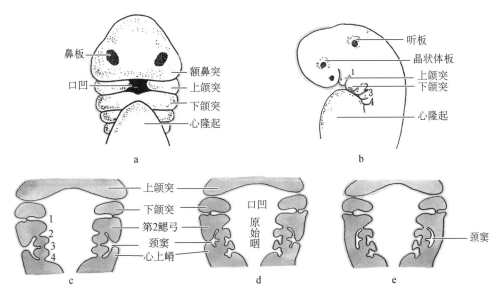

图 22-1　鳃弓和咽囊示意图

a. 4～5 周胚腹侧面观；b. 4～5 周胚侧面观，1～4 分别为第一至第四鳃弓；

c～e. 鳃弓与咽囊的演变，c1～4 分别为第一至第四咽囊

人胚第 4～5 周，伴随额鼻突和心隆起的出现，头部两侧的间充质增生，从头侧向尾侧相继形成 6 对背腹方向、左右对称的圆柱形隆起，称为**鳃弓**（branchial arch）。相邻鳃弓之间的 5 对凹沟称为**鳃沟**（branchial groove）（图 22-1）。人胚前 4 对鳃弓明显，第 5 对出现不久即消失，第 6 对很小，不明显。在鳃弓发生的同时，胚体内部的原始消化管头端膨大，腹背变扁，形成上宽下窄的三角形原始咽。原始咽侧壁的内胚层向外膨出形成左、右 5 对囊状结构，称为**咽囊**（pharyngeal pouch）（图 22-1）。分别与 5 对鳃沟相对应，鳃沟底壁的外胚层与咽囊顶壁的内胚层及其间少量的间充质构成的薄膜状结构，称为**鳃膜**（branchial membrane）。

鳃器在鱼类和两栖类幼体演化为具有呼吸功能的鳃等器官。人胚的鳃器存在时间较短，但鳃弓将分化成面、颈部的重要结构；其间充质分化为肌组织、血管、软骨和骨；咽囊内胚层则是多种器官发生的原基。因此，人胚早期鳃器的出现是重演种系发生的现象，也是物种进化和人类起源的佐证。

（二）颜面的形成

人胚第 4 周时，第 1 鳃弓腹侧分成上下两支，分别称**上颌突**（maxillary process）和**下颌突**（mandibular process）（图 22-2）。左右下颌突很快向中线愈合，将口咽膜与心隆起隔开。此时胚体正面观，额鼻突、左右上颌突及愈合的左右下颌突围成**口凹**（stomodeum），即原始口腔。口凹底有口咽膜与原始咽相隔，约在第 4 周口咽膜破裂，口凹与原始咽相通。

颜面由额鼻突、左右上颌突、左右下颌突及这 5 个隆起围绕的口凹构成

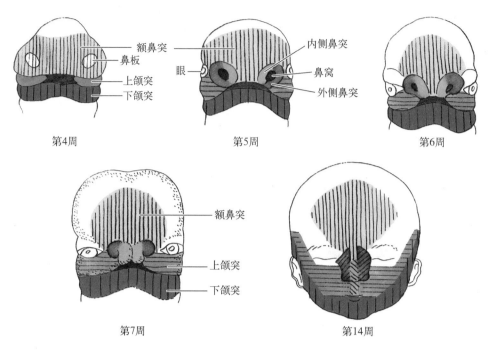

第4周　　　　　　　　　第5周　　　　　　　　　第6周

第7周　　　　　　　　　　　　　第14周

图 22-2　颜面的发生示意图

第 5 周时，在额鼻突下缘两侧外胚层局部细胞增生变厚，形成左右 1 对**鼻板**（nasal placode），继而中央凹陷，成为**鼻窝**（nasal pit），其下缘以一细沟与口凹相通。鼻窝边缘的间充质增生形成马蹄铁形隆起，内侧称为**内侧鼻突**（median nasal process），外侧称为**外侧鼻突**（lateral nasal process），早期两个突起上部是相连续的。

颜面的形成从两侧向中央方向发展。首先左右下颌突向中线生长并愈合成下颌及下唇。继而左右上颌突向中间生长，分别与同侧外侧鼻突和内侧鼻突愈合，形成上颌和上唇的外侧大部分。与此同时，左右内侧鼻突向中线生长愈合，其下缘向下延伸，形成人中和上唇的正中部分。内侧鼻突向下迁移时，额鼻突的下部正中组织呈嵴状隆起形成鼻梁和鼻尖，其上部则发育为前额。外侧鼻突形成鼻翼和鼻的外侧部分。随着鼻梁、鼻尖等鼻外部结构的形成，原来向前方开口的鼻窝逐渐转向下方，即外鼻孔。鼻窝向深部扩大形成原始鼻腔，与原始口腔之间隔以口鼻膜，该膜约于第 7 周破裂，遂与原始口腔相通。

最初原始口腔开口宽大，随着两侧上、下颌向中线生长汇合及同侧口角处上、下颌突逐渐融合，在形成颊的同时，使口逐渐变成正常大小。眼发生的原基最初是位于额鼻突下缘外侧，由于脑的发育和颜面的形成，眼相对向中线靠近并转向前方。第一对鳃沟形成外耳道，鳃沟周围的间充质增生形成耳郭。最初，耳郭位置很低，后来由于下颌与颈的发育，将外耳向上、向后推到最终的位置。至第 8 周末时，胚胎颜面初具人貌。

（三）腭的发生

胚胎早期原始鼻腔与原始口腔相通，后来被**腭**所分隔。腭来源于两部分：①**正中腭突**（median palatine process），由愈合的内侧鼻突向原始口腔内生长的短小突起，形成腭前部的一小部分（图 22-3）；②**外侧腭突**（lateral palatine process），是左、右上颌突的内侧面向原始口腔内伸出的一对扁平突起。起初外侧腭突是在舌的两侧斜向下方，以后随着口腔的扩大及舌变扁平并位置下降，左、右外侧腭突在前方与正中腭突相愈合，向后亦彼此在中线处愈合，共同形成腭的大部分。正中腭突和左右外侧腭突三者交会处留有一小孔即切齿孔。以后，腭前部间充质骨化为硬腭，后部则为软腭。软腭后缘左右融合形成悬雍垂（图 22-3）。

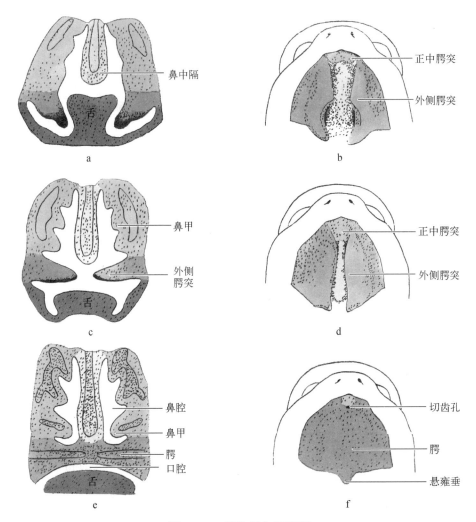

图 22-3　腭的发生示意图

　　腭的形成将原始口腔与原始鼻腔分隔为永久的口腔与鼻腔。在腭的后缘，鼻腔与咽相通，该部位即为后鼻孔。伴随腭的形成，额鼻突中部在原始鼻腔内垂直向下延伸，形成板状的鼻中隔，并与腭在中线愈合，鼻腔即被一分为二。同时，鼻腔两外侧壁上各发生三个嵴状皱襞，分别形成上、中、下三个鼻甲。

　　（四）颈的形成

　　人胚第 4～5 周时，颈部由第 2、3、4 和第 6 对鳃弓发育形成。第 2 对鳃弓增大并向尾侧延伸，越过第 3、4、6 对鳃弓覆盖在其表面，并与心隆起上缘愈合。第 2 对鳃弓与其下面的其他三对较小鳃弓间的间隙称颈窦（cervical sinus），它很快便闭锁。此后，颈部逐渐延长成形（图 22-1）。

　　（五）牙的发生

　　牙由两个胚层分化形成。牙釉质来源于外胚层，其余部分来源于中胚层。

　　1. 牙原基的形成　　造釉器、牙乳头和牙囊共同构成乳牙的原基（图 22-4）。

　　胚胎第 6 周时，口凹边缘的外胚层上皮增生，沿上、下颌形成"U"形的唇板。唇板的细胞向深部中胚层陷入并裂开形成唇沟，唇沟外方形成唇，内方形成牙龈。牙龈上皮增厚形成**牙板**（dental lamina）。牙板向深部中胚层内生长，在上、下颌内先后各形成 10 个圆形突起，称**牙蕾**（tooth bud）。牙蕾发育增大，间充质从其底部进入，形成**牙乳头**（dental papilla），牙蕾的外胚层内陷为帽状的**造釉器**（enamel organ），造釉器和牙乳头周围的间充质形成**牙囊**（dental sac）。

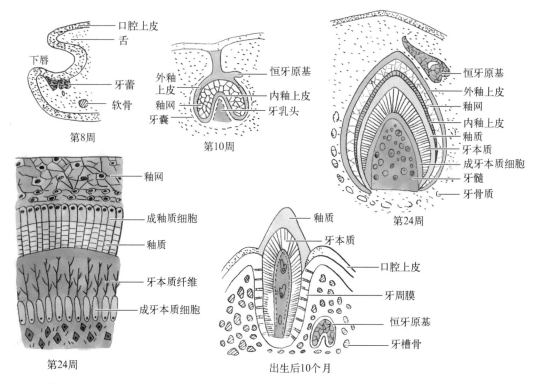

图 22-4　牙的发生示意图

2. 牙釉质的形成　造釉器分化为三层：外层为单层立方或扁平细胞组成的外釉上皮；内层为单层柱状细胞组成的内釉上皮，该柱状细胞称为**成釉质细胞**（ameloblast）；中层为有突起的星状细胞组成的**釉网**（enamel reticulum）。

成釉质细胞具有造釉质作用，细胞不断分泌基质，基质钙化后形成釉柱。釉质的形成是从牙冠尖部向牙颈部，且由内向外扩展。随着釉质增厚，成釉质细胞渐向浅部迁移，最后与外釉上皮相贴，共同组成牙小皮（dental cuticle），釉网则退化消失。牙小皮在胎儿出生时退化消失。

3. 牙本质的形成　人胚第 10 周时，牙乳头靠近内釉上皮的间充质细胞分化为一层柱状的成牙质细胞。该细胞与内釉上皮相邻面有突起，并在此不断分泌基质，基质钙化后即为牙本质。

随着牙本质的增厚，成牙质细胞的胞体渐向深部迁移，其突起则增长，存留于牙本质小管内，称为牙本质纤维。牙乳头的其余部分分化为牙髓。

4. 牙骨质的形成　人胚第 8 周后，牙囊的内侧分化为牙骨质，外侧分化为牙周膜。

在乳牙原基发生的同时，牙板还形成恒牙原基，其体积小，分化发育晚。恒牙的形成过程与乳牙相同。出生后约 6 年，恒牙开始生长，其上方的乳牙脱落，恒牙萌出。

（六）舌的发生

人胚第 4 周末，在口腔与咽的头端底部，左、右下颌突内侧面的间充质增生，形成三个隆起，即左、右一对**侧舌突**和尾侧一个较小的居中隆起**奇结节**。左、右侧舌突生长快，向中线愈合，成为舌体大部分。奇结节生长慢，只形成舌体的一小部分（图 22-5）。

第 2、3、4 对鳃弓腹侧间的间充质增生凸向咽腔，形成联合突和会厌突，前者发育为舌根，后者发育为会厌。舌根与舌体的愈合线呈"V"字形界沟，沟顶点即舌盲孔。

舌的表面上皮来自咽壁内胚层，舌肌由头端体节的生肌节细胞迁移分化而来，舌的结缔组织来自原始咽周围的间充质。

舌体来源于一对侧舌突和奇结节，舌根来自联合突

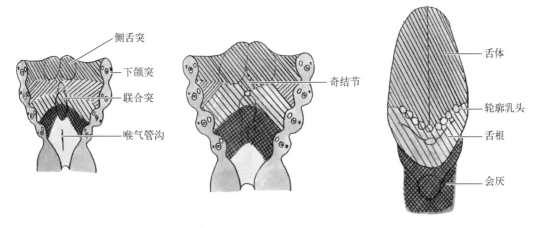

图 22-5　舌的发生示意图

（七）常见畸形

1. 唇裂（cleft lip）　因上颌突与同侧内侧鼻突未愈合所致，表现为人中外侧的垂直裂隙，多为单侧，也可见双侧唇裂者（图 22-6）。如果内侧鼻突发育不良，导致人中缺损，则出现正中宽大唇裂。唇裂可伴有牙槽骨裂和腭裂。

颜面发生的
常见畸形及形
成原因

> **·小贴士·**
>
> "一次一个微笑，改变一个孩子命运。""微笑行动（operation smile）"成立于 1982 年，是全球最具规模的以医疗和非医疗志愿者为基础的国际慈善机构之一。1991 年，"微笑行动"进入中国。"微笑行动"致力于为贫困地区的唇腭裂及其他面部畸形患者提供专业免费的医疗救助。截至 2023 年，微笑行动已经在中国累计救助超过 30 000 名唇腭裂患者，并与全国范围内的 150 多家医院合作开展了手术治疗项目。

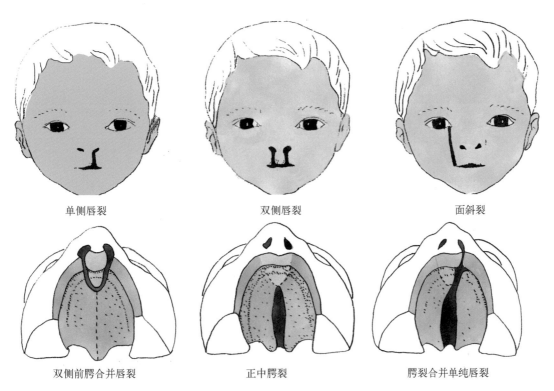

单侧唇裂　　　　　　　双侧唇裂　　　　　　　面斜裂

双侧前腭合并唇裂　　　正中腭裂　　　　　　　腭裂合并单纯唇裂

图 22-6　颜面和腭发生的畸形示意图

2. 面斜裂（oblique facial cleft） 因上颌突与同侧外侧鼻突不愈合所致，从而形成从眼内眦到口角间的裂隙（图 22-6）。

3. 腭裂（cleft palate） 因两侧外侧腭突之间以及与正中腭突之间愈合不良所致（图 22-6）。若外侧腭突未能与正中腭突愈合，称前腭裂；若左右外侧腭突未能在中线愈合，称正中腭裂，表现为从切齿孔至腭垂间的矢状裂隙。如果前腭裂和正中腭裂同时存在，称全腭裂。

4. 颈囊肿（cervical cyst）和颈瘘 颈部囊肿因颈窦未完全消失，在出生后仍留有一封闭的囊泡；如颈窦未闭锁，形成瘘管，则为颈瘘。

二、四肢的发生

（一）肢芽的发生及四肢的形成

人胚第 4 周末，由于体壁中胚层的局部增生，在胚体左右外侧壁上先后出现两对小突起，即**上肢芽**和**下肢芽**（upper and lower limb buds）。最初，肢芽由深部增殖的中胚层组织和表面的外胚层构成。肢芽逐渐增长、增粗并先后出现近端和远端两个**缩窄环**，将每一肢芽分为 3 段，上肢芽将分别发育为上臂、前臂和手，下肢芽将分别发育为大腿、小腿和足。手和足的原基均为扁平状的**手板**和**足板**（hand and foot plates），而后其顶端细胞局部性凋亡，形成 4 条凹沟，凹沟间出现 5 条增厚的放射状**指（趾）放线**（digital ray）；随着指（趾）放线间的细胞不断凋亡而消失，至第 8 周，形成游离的指或趾（图 22-7）。四肢中轴的间充质先分化为软骨，再以软骨内成骨方式形成骨；周围的间充质分化形成肢体的肌群，脊神经向肢体内长入，支配肢体的感觉和肌肉运动。

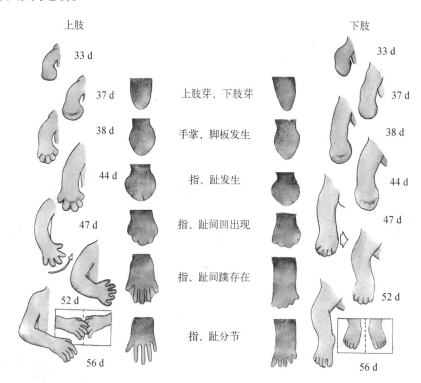

图 22-7 四肢发生示意图

（二）常见畸形

四肢的畸形种类甚多，可发生在肢体的上、中、下各段。一般可分为以下三类。

1. 缺失性畸形 如表现为肢体某一部分的缺失称残肢畸形（meromelia）；如手、脚直接连于躯干的称短肢畸形（phocomelia）；也可表现为整个肢体的缺失，称无肢畸形（amelia）。

2. 重复性畸形　　表现为肢体某一部分的重复发生，如多指（趾）畸形（polydactyly）。

3. 发育异常　　如并肢畸形（sirenomelia）和并指（趾）畸形（syndactyly）。

四肢畸形有些是遗传因素所致，如多指（趾）畸形，有些则与环境因素有关，如药物沙利度胺（反应停）可导致短肢畸形。

（林巍巍）

本章学习资源

第二十二章名词英汉对照表

第二十二章复习思考题

第二十三章　消化系统和呼吸系统的发生

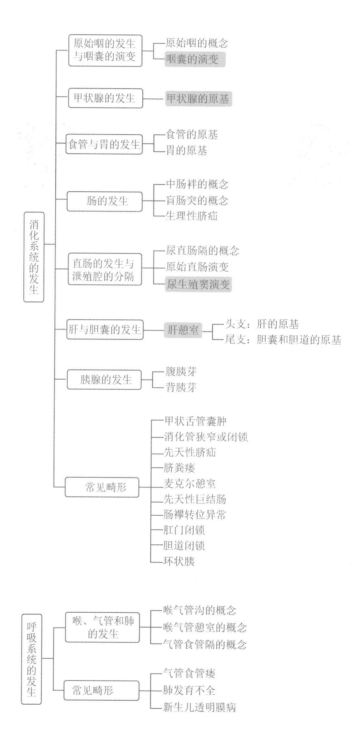

第二十三章
知识结构图

人胚第3～4周时，由于胚盘各部分不均等生长，产生头褶、尾褶及侧褶，使扁平的胚盘卷折成圆柱形胚体，同时把卵黄囊顶部内胚层也卷入胚体内，形成**原始消化管**（primitive digestive tube）（图23-1）。其头段称**前肠**（foregut），尾段称**后肠**（hindgut），与卵黄囊相连的中段称**中肠**（midgut）。前肠的头端由**口咽膜**封闭、后肠的尾端由**泄殖腔膜**封闭。随着胚体不断发育，中肠与卵黄囊相连处变狭窄，形成卵黄蒂，中肠也随之逐渐伸长。

前肠主要分化为咽、食管、胃和十二指肠大乳头开口以上的十二指肠、肝、胆、胰以及喉以下的呼吸系统；中肠分化为十二指肠大乳头以下至横结肠的右2/3部的肠管；后肠主要分化为从横结肠左1/3部至**肛管**上段的肠管。

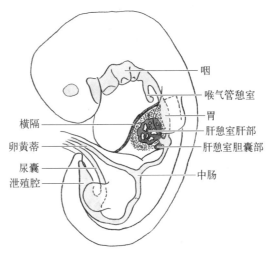

图23-1　原始消化管（约30 d）的分化示意图

原始消化管的**内胚层**分化为消化管和呼吸道的上皮及腺上皮，而上皮以外的结缔组织、肌组织及浆膜等则由脏壁中胚层发育而来。

一、消化系统的发生

（一）原始咽的发生与咽囊的演变

原始咽为前肠头端膨大的部分，呈腹背较扁、左右较宽的漏斗状，其头端被口咽膜封闭，尾端与食管相通。第4周口咽膜破裂，咽与原始口腔和原始鼻腔相通。在原始咽的侧壁出现5对分别与其外侧的鳃沟相对的囊状突起，称为**咽囊**。随着胚胎的发育，咽囊演化出一些重要的器官（图23-2、表23-1）。

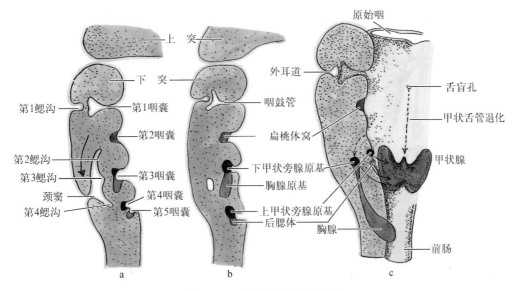

图23-2　咽囊的演变示意图

1. 第1对咽囊　　外侧份扩大形成中耳鼓室，内侧份伸长形成咽鼓管。**第1对鳃沟**形成外耳道，第1鳃膜分化为鼓膜。

2. 第2对咽囊　　外侧份退化，内侧份演变为腭扁桃体和隐窝。其内胚层细胞分化形成扁桃体表面上皮和隐窝上皮。

3. 第 3 对咽囊　　腹侧份细胞增生形成一对细胞索，向胸腔迁移并向中线靠近，细胞索上端退化，与咽囊分离，下端在未来胸骨柄后相互愈合形成**胸腺原基**。背侧份上皮细胞增生向胚体尾端延伸至甲状腺原基背侧下方，分化为下一对甲状旁腺。

4. 第 4 对咽囊　　背侧份上皮细胞增生并迁移至甲状腺原基背侧上方，分化形成上一对甲状旁腺，腹侧份退化。

5. 第 5 对咽囊　　发育成**后鳃体**（ultimobranchial body），其中部分细胞迁至甲状腺内，分化为**滤泡旁细胞**。也有人认为滤泡旁细胞是由神经嵴细胞迁入甲状腺内形成。

原始咽的其余部分形成咽，尾端与食管相通。

咽囊的分化见表 23-1。

表 23-1　咽囊的分化

名称	对	分 化 器 官
咽囊	1	外侧份膨大形成中耳鼓室 内侧份伸长形成咽鼓管
	2	外侧份退化 内侧份残留的浅窝形成腭扁桃体上皮和隐窝
	3	腹侧份向下迁移，左右合并形成胸腺 背侧份形成下一对甲状旁腺
	4	腹侧份退化 背侧份形成上一对甲状旁腺
	5	形成一细胞团称后鳃体，后鳃体迁入甲状腺，分化为滤泡旁细胞

（二）甲状腺的发生

人胚第 4 周时，在第 1 对咽囊之间的咽底壁正中线处，内胚层细胞增生，向间充质内下陷，形成一盲管，称**甲状舌管**（thyroglossal duct），即甲状腺的原基，它沿颈部正中向尾端方向生长、延伸，末端向两侧膨大，形成甲状腺的侧叶，中间部成为峡部。第 7 周时，甲状舌管的上段退化消失，仅在起始处残留一浅凹，称舌盲孔（图 23-2），第 11 周，甲状腺滤泡出现，不久即开始分泌甲状腺素。

（三）食管与胃的发生

1. 食管　　人胚发育第 4 周，咽以下的前肠随着颈的形成和原始横隔的下降而变长，并演变成为食管。在演变过程中，其上皮由单层增生为复层，使管腔变窄闭锁，至第 8 周，过度增生的上皮细胞凋亡，食管腔重新出现，上皮仍保持为复层。

2. 胃　　人胚发育第 4~5 周，食管尾端前肠的梭形膨大为胃的原基（图 23-3），由于背腹生长速度不一，其背侧生长快，膨大成胃大弯，腹侧生长慢，形成胃小弯，胃大弯头端膨大形成**胃底**。又由于胃背系膜生长较快，并向左侧扩展膨出形成网膜囊和大网膜，导致胃大弯由背侧转向左侧，胃小弯由腹侧转向右侧。胃腹系膜生长慢，形成小网膜。同时，因肝在胃的右侧迅速发育增大，把胃的头端推向左侧；而胃的尾端已被十二指肠固定于腹后壁，导致胃由垂直方位变为由左上至右下的斜行方位。

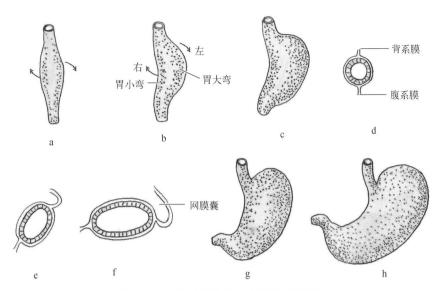

图 23-3　胃的发生和方位变化示意图

（四）肠的发生

1. 肠的转位　　肠发生于前肠尾段、中肠和后肠，起初为一条与胚体平行的直管，以背系膜连于腹后壁。第 5 周时，由于肠的增长速度较胚体快，十二指肠以下的肠管向腹侧弯曲，形成"U"形肠襻，称**中肠襻**（midgut loop），肠襻顶部与**卵黄蒂**相连（图 23-4），将肠襻分为**头支和尾支**。第 5 周末，尾支上出现一囊状突起，称**盲肠突**，是大、小肠的分界线，也是盲肠和阑尾的原基。第 6 周，由于肠管生长迅速，但腹腔容积较小，肠襻逐渐突入到脐带的胚外体腔（脐腔）内，形成生理性脐疝。此时肠襻开始旋转，以位于背系膜内的肠系膜上动脉为轴作逆时针方向旋转 90°（从胚胎的腹侧面观），即头支从头端转向胚体右侧，尾支从尾端转向胚体左侧。**头支**在脐腔内生长迅速，弯曲成襻状，将来形成空肠与回肠大部。第 10 周时腹腔增大，肠襻依次从脐腔退回腹腔，脐腔闭锁。在退回腹腔时，肠襻头支在先，尾支随后，并继续沿逆时针方向再旋转 180°，使头支转至胚体左侧，尾支转至胚体右侧。头支所形成的空肠及回肠居于腹腔的中间，盲肠突位于肝下方，以后下降至右髂窝。尾支所形成的升结肠与横结肠的右 2/3，后肠被推向左侧，形成横结肠左 1/3 和降结肠，其尾端移向中线形成乙状结肠（图 23-4）。盲肠突近侧部分膨大成**盲肠**，远侧部分仍保持狭窄，成为阑尾。第 6 周时，**卵黄蒂**退化闭锁，肠与卵黄囊分离。

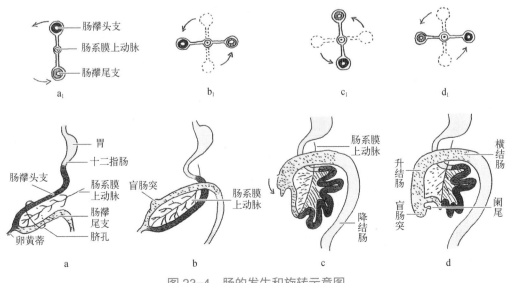

图 23-4　肠的发生和旋转示意图

2. 直肠的发生与泄殖腔的分隔　　后肠末端膨大的部分称泄殖腔（cloaca），其末端由泄殖腔膜封闭，腹面与尿囊相连。第 4 周时，尿囊与后肠交界处的间充质形成楔状的**尿直肠隔**（urorectal septum）（图 23-5），自头端向尾端生长，至第 7 周时，尿直肠隔将泄殖腔分为背侧的**原始直肠**和腹侧的**尿生殖窦**（urogenital sinus），原始直肠分化为直肠和肛管上段。泄殖腔膜也相应被分为背侧的**肛膜**（anal membrane）和腹侧的**尿生殖膜**（urogenital membrane）。肛膜外周隆起，中间凹陷，形成**肛凹或原肛**（proctodeum）。第 8 周末，肛膜破裂，肛管相通，肛凹形成肛管下段，其上皮来源于外胚层；肛管上段由直肠末端形成，上皮来源于内胚层，两者之间以肛管的齿状线为界。

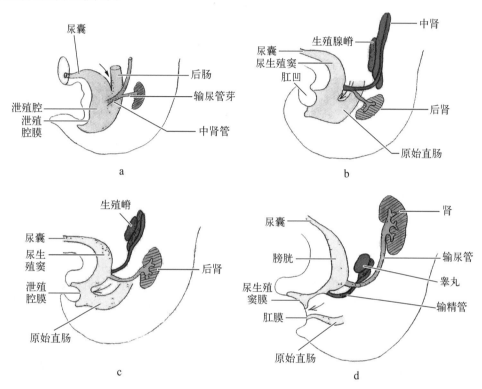

图 23-5　泄殖腔的分隔示意图

箭头为尿直肠隔

（五）肝与胆囊的发生

人胚第 4 周初，前肠末端肠管腹侧壁的内胚层增生，形成一个向外突出的囊，称**肝憩室**（hepatic diverticulum），为肝和胆的原基。肝憩室迅速增大并长入**原始横隔**内继续发育（图 23-1）。不久，肝憩室的末端膨大并分成头、尾两支。头支称**肝部**，是肝的原基；尾支称**胆囊部**，是胆囊和胆道的原基。头支细胞增生快并形成索状，其远侧部分进一步发育成肝板，近侧部分分化为肝管和小叶间胆管。肝板之间为**卵黄静脉**和**脐静脉**的分支，它们互相吻合成血管网，分化为肝血窦。肝板和肝血窦围绕中央静脉，共同形成肝小叶。第 5 周时，肝从原始横隔降入腹腔。第 2 个月，肝细胞之间形成胆小管，第 3 个月开始分泌胆汁。肝憩室尾支的近端伸长形成胆囊管，远端扩大形成胆囊。肝憩室基部与十二指肠相连的部分发育成胆总管，与胰腺导管合并开口于十二指肠（图 23-6）。同时胚胎肝在第 6 周开始造血，至出生时基本停止。

胚胎肝的功能十分活跃，胎肝早期就开始合成并分泌多种血浆蛋白和甲胎蛋白（α-fetal protein，αFP 或 AFP）。第 5～6 个月几乎所有肝细胞都能合成甲胎蛋白，此后，合成功能逐渐减弱，至出生后不久停止。

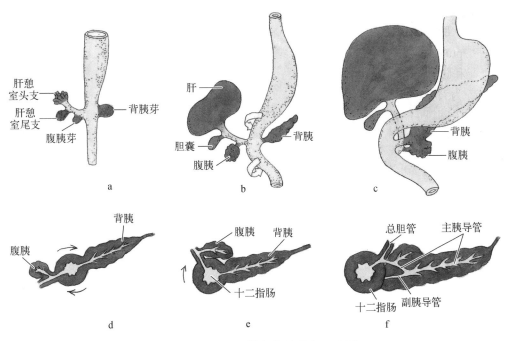

图 23-6　肝、胆管和胰的发生示意图

·小贴士·

　　当胎儿异常（特别是患神经管缺损）时，孕妇血和羊水中的 αFP 含量均可明显高于同孕期的正常孕妇。因此，根据 αFP 测定结果可以诊断神经管缺损胎儿。另外，正常成人血清中 αFP 的含量尚不到 20 μg/L。但当肝细胞发生癌变时，却又恢复了产生这种蛋白质的功能，而且随着病情恶化它在血清中的含量会急剧增加，因此，αFP 就又成了诊断原发性肝细胞癌的一个特异性临床指标。

（六）胰腺的发生

　　人胚第 4 周，前肠末端腹侧肝憩室的尾缘内胚层增生，形成向外的芽状突起，称为**腹胰芽**（ventral pancreatic bud）；其对侧的另一个突起称**背胰芽**（dorsal pancreatic bud），均是形成胰腺的原基（图 23-6）。背胰芽生长较快，腹胰芽生长慢，它们分别形成背胰和腹胰。第 6～7 周时由于胃和十二指肠向右转位以及肠壁本身生长速度不同，使腹胰从十二指肠腹侧经右侧转向背侧，背胰则由背侧转向左侧，进而腹胰又转向背胰的下方并与之融合。**腹胰形成胰头**的下份，背胰形成**胰头**的上份及**胰体和胰尾**。**腹胰管**全部与**背胰管**的远侧段形成**主胰导管**，开口于十二指肠，背胰管近侧段退化消失，如不消失则形成副胰导管，开口于十二指肠副乳头。腹胰和背胰的细胞不断增生，分支形成各级导管及腺泡，在此过程中一些上皮细胞游离进入间充质形成胰岛，人胚发育第 5 月开始行使内分泌功能。

（七）常见畸形

　　1. 甲状舌管囊肿（**thyroglossal cyst**）　　如果甲状舌管在发育过程中没有闭锁，局部残留小的腔隙，或全部残留成为细长的管道。当上皮细胞分化为黏液性细胞的时候，黏液聚集会在颈部形成小囊肿，称为甲状舌管囊肿。如囊肿过于胀大可发生穿孔，开口于皮肤或舌盲孔处，成为甲状舌管瘘。

　　2. 消化管狭窄或闭锁　　因部分消化管在其发生过程中，曾一度出现上皮细胞过度增生而使管腔狭窄或闭锁；随后过度增生的细胞凋亡，上皮变薄，管腔恢复正常。如果后一过程没有发生或发生不完全，则引起消化管狭窄或闭锁。主要见于食管和十二指肠。

消化系统各器官发生中的常见畸形及形成原因

先天性肥厚性幽门狭窄（congenital hypertrophic pyloric stenosis）是较常见的畸形，可能与遗传有关，发生率为 1‰～3‰，男胎多于女胎 4 倍，表现为幽门括约肌增生肥厚，尤其是环形肌，增厚的肌层突入管腔使幽门狭窄，生后 2～4 周会出现呕吐现象。

3. 先天性脐疝（congenital umbilical hernia） 因肠襻未退回腹腔，或脐腔未闭塞，退回的肠管又因腹压而被推入其中，形成脐疝（图 23-7a）。

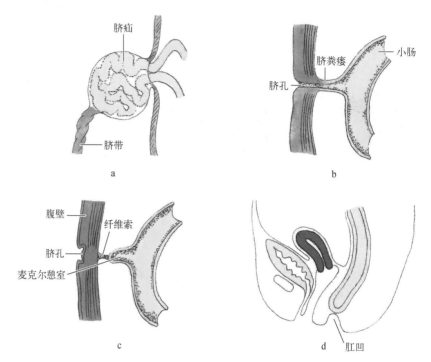

图 23-7　消化管畸形示意图

a. 先天性脐疝；b. 脐粪瘘；c. 麦克尔憩室；d. 肛门闭锁

4. 脐粪瘘（umbilical fistula） 又称**脐瘘**，因卵黄蒂未退化闭塞，使肠管与脐之间残留一管道，腹内压升高时，粪便可通过瘘管从脐部漏出（图 23-7b）。

5. 麦克尔憩室（Meckel diverticulum） 又称**回肠憩室**，因卵黄蒂根部未退化，在距回盲部 40～50 cm 的回肠壁上残留一指状盲囊（1～5 cm）。有时在憩室远端还残留与脐连接的纤维索。此憩室易于发生炎症，需与阑尾炎相鉴别（图 23-7c）。

6. 先天性巨结肠（congenital megacolon） 因躯干部神经嵴细胞未迁移至该段肠壁内，使肠壁内副交感神经节细胞缺如，缺失神经节的病变肠管狭窄，而邻近正常肠管代偿性扩张，并充满粪便。

7. 肠襻转位异常 因肠襻返回腹腔时未旋转或旋转不完全，甚至作反向旋转所致，可表现为左位阑尾和肝、右位胃和乙状结肠等，并可影响胸腔器官的位置，形成右位心。这类异常又统称为内脏反位。

8. 肛门闭锁（imperforate anus） 因肛膜未破或直肠与肛凹未接通致两者之间隔有较厚的结缔组织（图 23-7d），并常因尿直肠膈发育不全而伴有直肠尿道瘘。

9. 胆道闭锁（biliary atresia） 因肝胆发生过程中，肝内或肝外胆管未形成管腔，胆汁不能排出，可出现新生儿先天性阻塞性黄疸。

10. 环状胰（annular pancreas） 因腹胰与背胰合并异常，胰腺环绕十二指肠，可使十二指肠狭窄或压迫胆总管。

二、呼吸系统的发生

（一）喉、气管和肺的发生

呼吸系统上皮，除鼻腔一部分上皮来源于外胚层外，其余均来源于内胚层。人胚第 4 周时，原始咽尾端腹面正中发生一条纵行沟，称**喉气管沟**（laryngotracheal groove）（图 23-8）。随着喉气管沟不断加深，形成一长形盲囊，称**喉气管憩室**（laryngotracheal diverticulum）。喉气管憩室位于食管腹侧，两者之间的间充质隔称**气管食管隔**（tracheo-esophageal septum）（图23-8、图 23-9a）。喉气管憩室开口于咽，其上部发育为喉，中、下部发育成气管，末端膨大并分为左、右两支，称**肺芽**（lung bud），是支气管和肺发生的原基（图 23-9b）。肺芽反复分支形成左、右支气管和肺内支气管树（图 23-9c、d）。支气管树末端分化形成**肺泡**，肺芽表面的中胚层则分化为软骨、肌肉、结缔组织间质以及浆膜。第 7 个月时，肺泡上皮分化成**Ⅰ型肺泡细胞**和**Ⅱ型肺泡细胞**。此时Ⅱ型肺泡细胞开始分泌**表面活性物质**，以防止出生后呼吸开始时肺泡的塌陷。与此同时，肺内血液循环系统也基本发育完全。

> **·小贴士·**
>
> 对早产儿而言，肺的发育状态是决定他能否存活的首要因素。如早产儿出生在 32 周至足月之间，则存活的可能性较大。如出生在 28 周之前，因肺泡尚未发育，或因其分泌的表面活性物质不足，其存活的可能性不大，即使有强力的辅助呼吸也常常死亡。

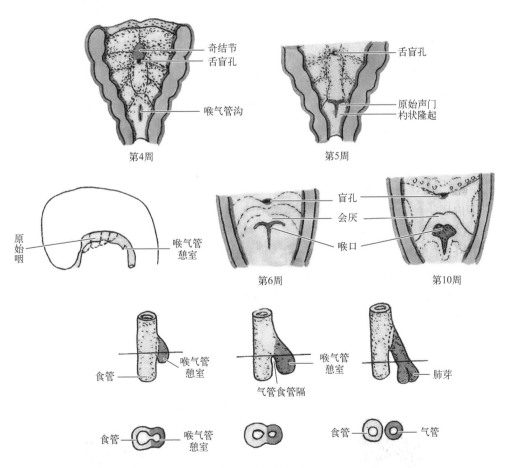

图 23-8　喉气管憩室的发生和演变示意图

在出生之前的 2 个月内，尤其是分娩前几天，肺的形态结构发生一系列快速改变，以准备执行呼吸功能。这包括：①填充在肺泡的液体很快被吸收；②抗病原体和抗氧化的防御机制

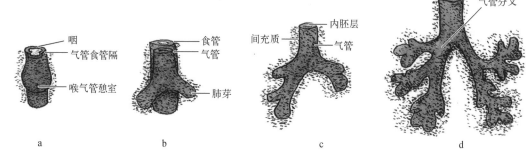

图 23-9 气管与肺的发生示意图

被激活；③气体交换的面积极大地增加；④出生前数周，肺泡的Ⅱ型细胞开始分泌表面活性物质，以降低肺泡的表面张力，有利于呼吸等。

（二）常见畸形

1. 气管食管瘘（tracheo-esophageal fistula） 因气管食管隔发育不良，导致气管与食管之间没有完全分隔，两者之间有瘘管相通（图 23-10）。

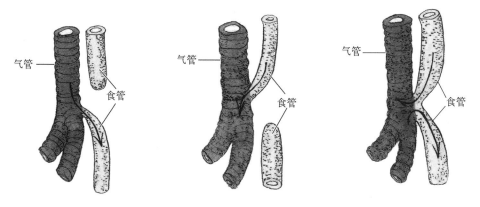

图 23-10 气管食管瘘示意图

2. 肺发育不全（pulmonary hypoplasia） 因肺芽的发育过程紊乱，造成肺叶、肺段缺失，或虽形成支气管树，但不能形成肺泡。

3. 新生儿肺透明膜病（hyaline membrane disease of newborn） 因Ⅱ型肺泡细胞发育不良，不能产生足够的表面活性物质，致使肺泡表面张力增大。光镜下可见肺泡萎缩，间质水肿，肺泡和细支气管内表面盖有一层嗜酸性的血浆蛋白透明薄膜。胎儿出生后肺泡不能在吸气时正常扩张，造成呼吸困难，故又称新生儿呼吸窘迫综合征。该病主要见于妊娠 28 周前的早产儿，可致早产儿死亡。

（余水长 李 芳）

本章学习资源

第二十三章名词英汉对照表

第二十三章复习思考题

第二十四章　泌尿系统和生殖系统的发生

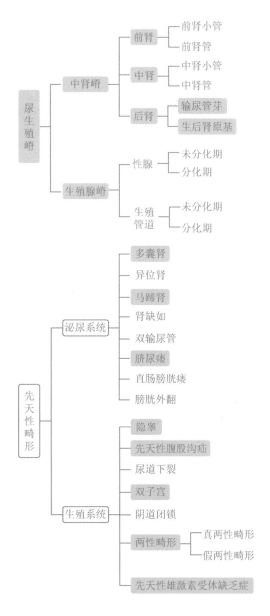

　　泌尿系统和生殖系统的主要器官均起源于间介中胚层。人胚第4周初，间介中胚层的头段组织呈分节状，称**生肾节**（nephrotome），尾侧部分增生而不分节，并逐渐与体节分离，形成左右两条纵行的细胞索，称**生肾索**（nephrogenic cord）。第4周末，生肾索进一步发育增大，从胚体后壁突向胚内体腔，形成两条分列于中轴两侧的纵行隆起，称**尿生殖嵴**（urogenital ridge）（图24-1）。不久，每条尿生殖嵴的中线处出现一条纵沟，将其分为外侧粗而长的隆起，称**中肾嵴**（mesonephric ridge）和内侧细而短的隆起，称**生殖腺嵴**（gonadal ridge）。

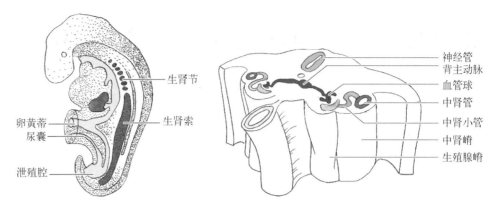

图 24-1　第 4 周胚体中肾嵴和生殖腺嵴示意图

一、泌尿系统的发生

（一）肾和输尿管的发生

人肾的发生重演了肾的种系发生，结构从简单到复杂，即经历**前肾**、**中肾**和**后肾**三个阶段（表 24-1）。前肾和中肾相继退化、仅部分保留，后肾成为永久的肾。

1. 前肾（pronephros）　　发生于人胚第 4 周初，在体节外侧的生肾节内细胞发生聚集，从头段至尾端先后形成 7～10 对横行的细胞索，接着其中间出现空腔，成为**前肾小管**（pronephric tubule）。前肾小管内侧端开口于胚内体腔；外侧端向尾侧延伸，互相连接形成一条纵行管道，称**前肾管**（pronephric duct）。人胚前肾存在时间很短，第 4 周末前肾小管相继退化，前肾管的大部分保留，并继续向胚体尾端延伸，以后演变成中肾管（图 24-2）。前肾在人类无功能意义。

2. 中肾（mesonephros）　　发生于人胚第 4 周末，当前肾退化时，中肾开始发生。在前肾尾侧的生肾索及其后的中肾嵴内细胞相继发生，形成共约 80 对单层立方上皮构成的"S"形的**中肾小管**（mesonephric tubule）。当下面的小管形成时，上面的小管已开始退化，因此经常保持约 30 对。每一条小管的内侧端膨大并凹陷成双层杯状的肾小囊，囊内有从背主动脉分支伸入的血管球，两者一起构成肾小体。中肾小管的外侧端与向尾侧延伸的前肾管相通连，此时前肾管改称为**中肾管**（mesonephric duct），又称**沃尔夫管**（Wolffian duct）。该管继续向尾侧延伸，从背外侧通入泄殖腔（图 24-2、图 24-3）。人的中肾有短暂的泌尿功能。

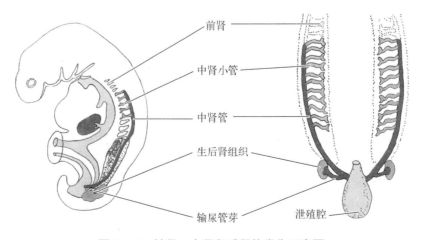

图 24-2　前肾、中肾和后肾的发生示意图

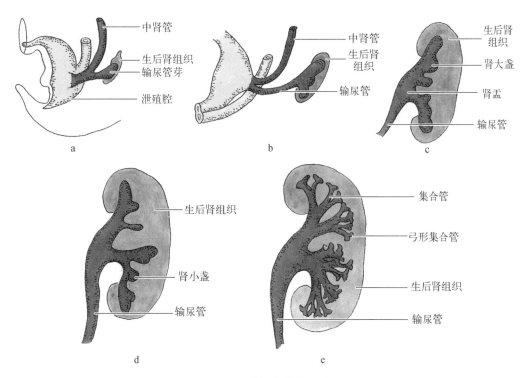

图 24-3　后肾的发生示意图

人胚第 2 个月末，中肾大部分退化，仅留中肾管及尾端的中肾小管，在男性，演变成男性生殖管道的一部分；在女性，几乎完全退化。

3. 后肾（metanephros）　发生于人胚第 5 周，起源于输尿管芽和生后肾原基，发育为成体永久的肾。

后肾的发生

（1）输尿管芽（ureteric bud）：中肾管末端近泄殖腔处向背侧头端突出一个盲管，称为**输尿管芽**（图 24-2、图 24-3）。它沿背侧体壁向头侧增长，并长入胚体尾部生肾索的中胚层组织中。输尿管芽反复分支（图 24-3），主干发育成输尿管，分支演变发育成肾盂、肾大盏、肾小盏和集合小管，集合小管的弓形末端为盲端。

（2）生后肾原基（metanephrogenic blastema）：又称生后肾组织（metanephrogenic tissue），在输尿管芽的诱导下，胚体尾端生肾索的细胞密集，包绕输尿管芽末端，形成**生后肾原基**（图 24-2、图 24-3）。生后肾原基外周部分形成肾的被膜。内侧部分形成许多密集的细胞团，呈帽状包绕 "T" 形集合小管的弓形盲端，并在其诱导下分化、发育，演变形成 "S" 形后肾小管。小管的一端膨大、凹陷成双层杯状的肾小囊，包绕肾动脉分支形成的血管球而构成肾小体；另一端与邻近的集合小管盲端相连、相通；中间部分的小管不断弯曲、延长形成各段肾小管（图 24-4）。这样肾小体与肾小管共同构成肾单位。较早发生

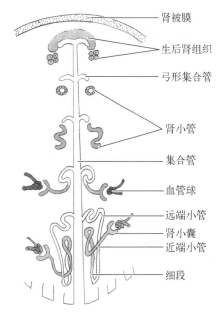

图 24-4　集合小管和肾单位的发生示意图

的是髓旁肾单位，以后集合小管向生后肾原基浅部生长，发出 "T" 形分支，并诱导生成浅表肾单位。胎儿出生后，不再形成新的肾单位，但肾小体的体积和肾小管的长度直至成年时才停止生长。

人胚第 3 个月时，后肾开始有微弱的泌尿功能，尿液构成羊水的来源之一。最初的后肾位于盆腔，后来因腰骶部器官的生长、输尿管伸展及胚体直立，上升至腰部。同时随着肾位置的升高，原位于胚体尾侧供应肾的血管也逐渐被较高位置的新血管代替。同时，双侧肾向内侧各旋转 90°，使原来朝向腹侧的肾门朝向内侧。

肾的发生见表 24-1。

表 24-1　肾的发生

名　称	前　肾	中　肾	后　肾
出现时间	胚胎第 4 周初	胚胎第 4 周末	胚胎第 5 周初
部　位	中肾嵴头侧	中肾嵴中间大部分	中肾嵴尾侧
主要结构特征	7～10 对横行的前肾小管，内侧端开口于胚内体腔，外侧端互相连接形成前肾管；前肾小管逐渐退化，前肾管大部分保留演变成中肾管	共约 80 对 S 形中肾小管，内侧端膨大并凹陷成肾小囊与主动脉分支介入的血管球组成肾小体，外侧端与中肾管相连；中肾管继续向尾侧延伸入泄殖腔	起源于输尿管芽和生后肾原基；输尿管芽为中肾管末端近泄殖腔处的盲管，主干发育成输尿管，分支演变成肾盂、肾大盏、肾小盏和集合小管；生后肾原基是在输尿管芽的诱导下发生的，其外周形成肾被膜，内侧部分发生许多 S 形小管，一端与集合小管相接通，形成肾小管，另一端膨大凹陷为肾小囊，血管球深入构成肾小体
功　能	在人类无功能意义	在人类有短暂的泌尿功能	是人类永久的肾脏

· 小贴士 ·

　　胎儿期的肾，虽有泌尿功能，但并不是排泄胎儿体内代谢废物的器官。因此，在胚胎发生中，肾的发生出现障碍，甚至两个肾都未发生，胎儿仍能存活，因为体内的代谢废物可通过胎盘排出体外，但当其出生后，胎儿会很快死亡。

（二）膀胱和尿道的形成

人胚第 4～7 周时，泄殖腔被尿直肠隔逐渐分隔成背侧的原始直肠和腹侧的尿生殖窦。泄殖腔被分隔后，泄殖腔膜也被分成背侧的肛膜和腹侧的尿生殖窦膜。

尿生殖窦（urogenital sinus）分为上、中、下三段（图 24-5）。上端膨大，发育成**膀胱**，其顶端与脐尿管相通。脐尿管由尿囊演变而来，于出生前闭锁。中段较窄，保持管状，在男性形成**尿道膜部**及**前列腺部**；在女性则成为**尿道**。下段扁平，在男性形成**尿道海绵体部**的大部，在女性则演变成为**阴道前庭**。

输尿管最初开口于中肾管，后者开口于泄殖腔。随着膀胱逐渐形成并扩大，使输尿管起始处以下的中肾管被吸收入膀胱，最终输尿管和中肾管分别开口于膀胱和尿道的前列腺部。

（三）常见畸形

1. 多囊肾（polycystic kidney）　因集合小管与远端小管未接通，或是由于集合小管发育异常，管腔阻塞，致使肾单位产生的尿液不能排出，在肾小管内积聚成大小不等的囊泡（图 24-6a）。

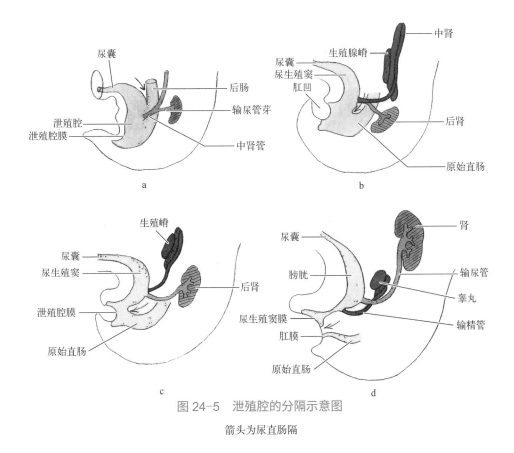

图 24-5　泄殖腔的分隔示意图

箭头为尿直肠隔

2. 异位肾（ectopic kidney） 胚胎发育时，肾在上升过程中受阻，未定位于正常位置。常见为停留在盆腔而形成骨盆肾（pelvic kidney）（图 24-6b）。

3. 马蹄肾（horseshoe kidney） 因肾在上升过程中受阻于肠系膜下动脉根部，使左右肾的下端在发育过程中融合呈马蹄形（图 24-6c）。

4. 肾缺如（renal agenesis） 因输尿管芽未发生或早期退化，不能诱导后肾发生，导致肾缺如。常见为单侧性肾缺如，多无临床症状。

5. 双输尿管（double ureter） 可能与输尿管芽分支过早或分支点位置较低有关。

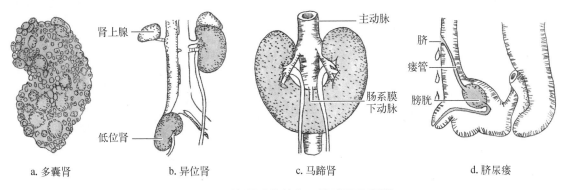

a. 多囊肾　　　　b. 异位肾　　　　c. 马蹄肾　　　　d. 脐尿瘘

图 24-6　泌尿系统的先天性畸形示意图

6. 脐尿瘘（urachal fistula） 因膀胱顶部至脐部的脐尿管未闭锁而形成，尿液可从脐部漏出（图 24-6d）。如因部分脐尿管残留并扩张，则形成脐尿管囊肿。

7. 直肠膀胱瘘（rectovesical fistula） 因尿直肠隔发育不完全而造成膀胱与直肠相通。

8. 膀胱外翻（exstrophy of bladder） 因间充质细胞未长入尿生殖窦与表层的外胚层之间，使膀胱腹前壁缺乏肌肉，致使表皮和膀胱前壁破裂，膀胱黏膜外翻。

二、生殖系统的发生

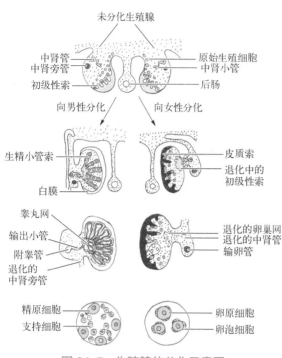

图 24-7　生殖腺的分化示意图

胚胎的遗传性别在受精时虽已由精子的核型确定，但在胚胎发生早期，男性和女性的生殖器官无法区分，直到人胚第 7 周才能辨认生殖腺性别，而生殖管道、外生殖器的性别区分更晚。因此，生殖腺、生殖管道和外生殖器的发生过程均可分为**性未分化**（sexual undifferentiation）和**性分化**（sexual differentiation）两个阶段。

（一）生殖腺的发生和分化

生殖腺由生殖腺嵴的表面上皮、下方的间充质及迁入的原始生殖细胞共同发育形成。

1. 未分化性腺的发生　生殖腺嵴是睾丸和卵巢发生的原基。人胚第 5 周时，生殖腺嵴表面的上皮细胞向深部的间充质内增生，形成许多不规则的细胞索，称**初级性索**（primary sex cord）（图 24-7）。人胚第 4 周时，在近尿囊根部的卵黄囊内胚层出现一团大而圆的细胞，为**原始生殖细胞**（primordial germ cell, PGC）。人胚第 6 周时，它经后肠及背系膜迁移至初级性索内定居，迁移仅需 1 周时间（图 24-8）。之后原始生殖细胞分化成精原细胞或卵原细胞。此时的生殖腺尚不能分辨是睾丸或卵巢，为**未分化性腺**（indifferent gonad）。

未分化生殖腺分化为睾丸或卵巢取决于胚胎是否存在 **Y 染色体性别决定区**（sex-determining region of Y, SRY）基因。*SRY* 基因位于 Y 染色体短臂 1A1 区，长约 250 bp，编码 80 个氨基酸的单拷贝基因，推测为一个转录因子；*SRY* 基因是睾丸发育的启动者，它刚好在启动睾丸发育之前高表达，与靶序列结合改变 DNA 分子的空间结构，以控制基因的转录来发挥自身的功能。而当胚胎无 *SRY* 基因存在时，则发育成女性。因此 *SRY* 基因是睾丸发生的启动者，在性别决定中起关键作用。

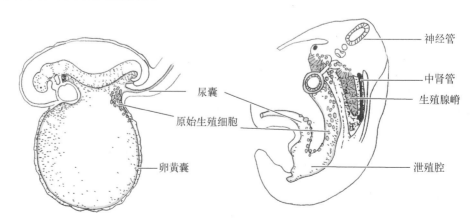

图 24-8　原始生殖细胞的产生和迁移示意图

2. 睾丸的分化　如果胚胎的遗传性别为男性，其原始生殖细胞即携带 XY 性染色体。在 Y 染色体短臂上有 *SRY* 基因，可表达**睾丸决定因子**（testis-determining factor, TDF），该因子能使未分化性腺向睾丸方向分化。人胚第 7 周时，在 TDF 的作用下，初级性索进一步增生，与表面上皮分离，呈放射状排列，伸入深部，演变成弯曲的生精小管，末端互相连成睾丸网。生精小管在青春期前无明显管腔，生精上皮是由原始生殖细胞分化的精原细胞和由初级性索分化来的支持细胞所组成，生精小管的这种结构状态持续至青春期前（表 24-2）。

第 8 周时，表面上皮下方的间充质形成白膜，生精小管之间的间充质细胞分化成睾丸间质细胞，并分泌雄激素。

3. 卵巢的分化　女性胚胎细胞携带 XX 性染色体，无 Y 染色体。未分化性腺自然向女性卵巢方向分化（图 24-7）。卵巢的发育比睾丸晚。人胚第 10 周时，原来的初级性索退化消失，未分化性腺的表面上皮细胞重新增生，再次伸入间充质，形成许多较短的细胞索，称**次级性索**（secondary sex cord），又称**皮质索**（cortical cord）。人胚第 16 周时，次级性索被间充质分隔成许多细胞团，其中央为原始生殖细胞分化成的卵原细胞，周围为一层由次级性索分化来的扁平卵泡细胞。以后，卵原细胞继续增殖，并增大而发育成初级卵母细胞，卵泡细胞也不断分裂增多，呈单层包绕初级卵母细胞而形成许多原始卵泡（表 24-2）。出生时两侧卵巢有 100 万～200 万个原始卵泡，其中的卵母细胞停留在第一次成熟分裂前期。

卵巢表面上皮下方的间充质分化为白膜，在卵巢内，卵泡周围的间充质形成皮质的间质和髓质。

4. 睾丸与卵巢的下降　生殖腺最初位置在腹后壁上部，其尾端有一条中胚层形成的索状结构，称**引带**（gubernaculum）（图 24-9），其末端与阴唇阴囊隆起相连。随着胚体的生长和腰部直立，引带相对缩短，使生殖腺下移。人胚第 3 个月，生殖腺的位置已移至骨盆。卵巢降到盆腔便不再下降，其位置由纵位变为横位。睾丸继续下降，并在接近腹股沟管内口处暂停。至人胚 7～8 月时，睾丸通过腹股沟管下降，腹膜沿腹股沟管向阴囊方向突出形成一个盲囊，称睾丸鞘突（vaginal process of testis）。鞘突包在睾丸周围，并随同睾丸进入阴囊，形成鞘膜腔（cavity of tunica vaginalis）。睾丸降入阴囊后，鞘膜腔与腹膜腔之间的通道逐渐闭锁。

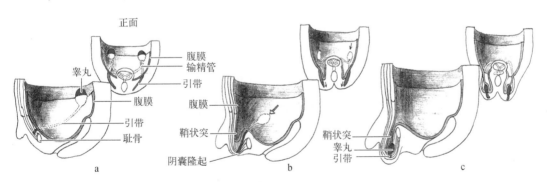

图 24-9　睾丸下降示意图

生殖腺的发生见表 24-2。

表 24-2　生殖腺的发生比较

名　称	睾　　丸	卵　　巢
发生时间	胚胎第 7 周	胚胎第 10 周
决定因素	Y 染色体上 *SRY* 基因	无
初级性索	演变成生精小管，末端互相连成睾丸网	退化，形成次级性索
原始生殖细胞	分化成精原细胞	分化成卵原细胞
表面上皮和间充质	形成睾丸白膜、支持细胞和间质细胞	形成卵巢白膜、卵泡细胞和髓质

（二）生殖管道的发生与演变

1. 未分化期　　人胚第 6 周时，中肾管外侧体腔上皮增生，内陷后闭合而形成**中肾旁管**（paramesonephric duct），又称**米勒管**（Müllerian duct）。此时，胚体内有中肾管和中肾旁管两套生殖管道。中肾旁管的起始部以喇叭形开口于胚内体腔，上段较长，纵行于中肾管外侧；中段越过中肾管的腹面，向内侧弯曲横行并在中线处两管相遇；下段由两侧中肾旁管合并下行而成，末端为盲端，在两中肾管之间插入尿生殖窦的背侧壁。此处窦壁腔面形成一隆起，称**窦结节**（sinus tubercle），又称米勒结节（图 24-10）。

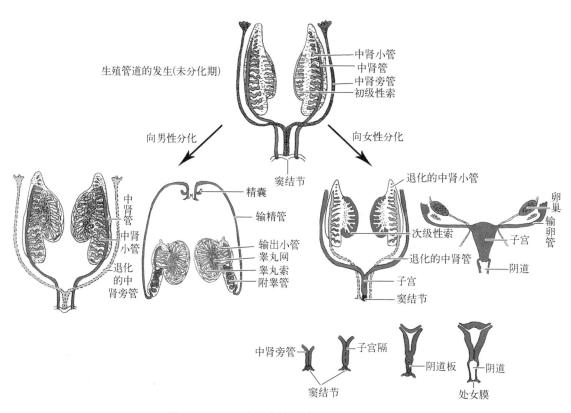

图 24-10　男性和女性生殖管道演变示意图

中肾管发育为男性生殖管道

2. 男性生殖管道的分化　　当生殖腺分化为睾丸时，睾丸间质细胞分泌的雄激素作用于中肾管和中肾小管，使其进一步发育；同时睾丸支持细胞产生的**抗中肾旁管激素**（anti-Müllerian hormone，AMH），抑制中肾旁管的发育；生殖管道向男性方向分化（图 24-10）。与睾丸相邻的 15～20 条中肾小管在雄激素的作用下进一步发育形成附睾的输出小管，与睾丸网相接。中肾管头端延长弯曲形成附睾管，与输出小管相接；其中段形成输精管；尾段形成射精管和精囊。

中肾旁管发育为女性生殖管道

3. 女性生殖管道的分化　　如生殖腺分化为卵巢，由于缺乏雄激素的作用而中肾管及中肾小管退化；无抗中肾旁管激素的抑制作用，中肾旁管进一步发育；生殖管道向女性方向分化（图 24-10）。中肾旁管起始端的喇叭口形成**输卵管漏斗部**，上段和中段形成**输卵管**，下段演变成**子宫**和**阴道穹隆部**。窦结节处的内胚层上皮增生形成实心的**阴道板**（vaginal plate）（图 24-11），人胚第 5 个月时阴道板中央出现管腔的**阴道**，上部与子宫相通。阴道下端与尿生殖窦间隔有薄膜，即**处女膜**（hymen）。

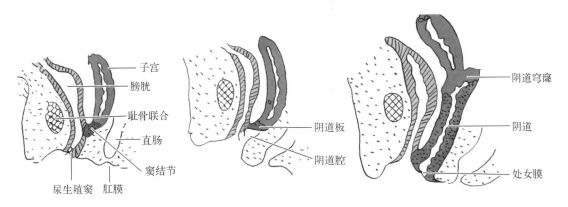

图 24-11　子宫与阴道形成示意图

（三）外生殖器的发生

1. 未分化期　人胚第 9 周前，外生殖器不能分辨性别。人胚第 5 周初，在尿生殖窦膜的头侧间充质增生形成一个突起，称**生殖结节**（genital tubercle）（图 24-12）。尿生殖膜的两侧各有两条隆起，外侧的较大，为**阴唇阴囊隆起**（labioscrotal swelling），内侧的较小，为**尿生殖褶**（urogenital fold）。尿生殖褶之间的凹陷为尿道沟，沟底覆有尿生殖窦膜。人胚第 9 周时，尿生殖窦膜破裂。

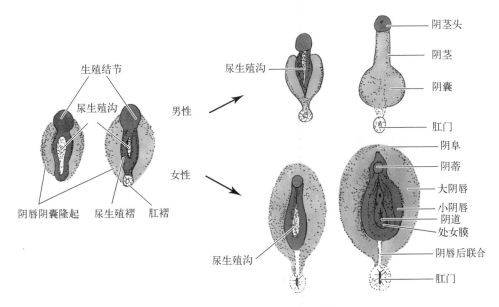

图 24-12　外生殖器的分化示意图

2. 男性外生殖器的发育　由于雄激素的作用，促使外生殖器向男性发育。生殖结节逐渐增长形成阴茎（图 24-12）。两侧尿生殖褶自后向前在腹中线处逐渐愈合，形成**尿道海绵体**，与尿道前列腺部相通，参与阴茎的形成。左、右阴唇阴囊隆起互相靠拢并在中线愈合形成阴囊。

3. 女性外生殖器的发育　由于无雄激素的作用，外生殖器自然向女性分化。生殖结节略增大发育成**阴蒂**（图 24-12）；尿道沟扩展并与尿生殖窦的下端共同组成**阴道前庭**；两侧的尿生殖褶发育为**小阴唇**；两侧阴唇阴囊隆起发育成**大阴唇**，其头端合并为**阴阜**，尾端合并与会阴相连。

近年来，人们接触雌激素的机会普遍增加，包括饮食和身体成分的改变（脂肪增多），使妇女更多地接触自身雌激素以及环境雌激素，后者主要来源于许多随处可见且具有生物蓄积性的污染化学物质，当被食入后，能与雌二醇受体相互作用，并在体内发挥类雌激素的效应。这样会使生殖系统的畸形增加，尤其是男性生殖系统的发生障碍可能和此有一定关联。

生殖系统发生的常见畸形及形成原因

（四）常见畸形

1. 隐睾（cryptorchidism）　睾丸未下降到阴囊所致。可发生于单侧或双侧。如为双侧隐睾，则由于腹腔温度高，影响精子发生的过程而导致男性不育（图 24-13a）。

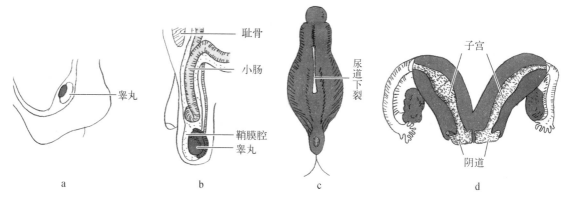

图 24-13　生殖系统先天性畸形示意图

2. 先天性腹股沟疝（congenital inguinal hernia）　因连通腹膜腔与鞘膜腔之间的通道没有封闭或闭合不全，当腹压增高时，部分肠管突入鞘膜腔而形成先天性腹股沟疝（图 24-13b）。

3. 尿道下裂（hypospadias）　因左右尿生殖褶未能在正中愈合，造成阴茎腹侧面有尿道开口。轻者仅见于龟头的腹侧，重者可见于整个阴茎腹侧（图 24-13c）。

4. 双子宫（double uterus）　因中肾旁管下端未合并所致，常伴有双阴道。如仅中肾旁管下端的上半部合并不全，可形成双角子宫（图 24-13d）。

5. 阴道闭锁（vaginal atresia）　因窦结节未发育成阴道板，或阴道板未形成管道，即上皮增生将管道堵塞后未开通所致。有的则为处女膜未穿通，看不见阴道。

6. 两性畸形（hermaphroditism）　俗称半阴阳，因性分化异常导致的性别畸形，患者的外生殖器常介于男女两性之间。根据生殖腺的不同可分三种。

（1）真两性畸形（true hermaphroditism）：核型为 46，XX/46，XY 嵌合体，患者体内同时有睾丸和卵巢，外生殖器及第二性征介于男女两性之间。这种畸形极罕见，原因不明，现认为可能是受精时，两个核型不同的精子进入卵子，并在第一次卵裂时，极其偶然地形成了一个二倍体细胞，发育成活。

（2）男性假两性畸形（male pseuohermaphroditism）：又称男性半阴阳，核型为 46，XY，生殖腺为睾丸，因雄激素分泌不足，使外生殖器向女性方向不完全发育。

（3）女性假两性畸形（female pseuohermaphroditism）：又称女性半阴阳，核型为 46，XX，生殖腺为卵巢，因肾上腺皮质分泌的雄激素过多，造成外生殖器向男性方向不完全发育。

7. 先天性雄激素受体缺乏症（congenital deficiency of the androgen receptor）　患者核型为 46，XY，生殖腺为睾丸，分泌雄激素水平正常，但因体细胞缺乏雄激素受体，导致生殖管道和外生殖器均不向男性方向分化。同时睾丸支持细胞产生的抗中肾旁管激素抑制中肾旁管的发育，致使女性生殖管道也未能发育，外生殖器向女性方向分化，且成年患者具有女性第二性征。这样的病症又称睾丸女性化综合征（testicular feminization syndrome）。

·小贴士·

　　假两性畸形是指性腺与外生殖器不相一致。诊断明确后，应根据患者的原社会性别、本人愿望及畸形的程度予以矫治。

（黄晓燕）

本章学习资源

第二十四章名词英汉对照表

第二十四章复习思考题

第二十五章　心血管系统的发生

```
                          ┌─ 原始血细胞
              ┌─ 血岛 ────┤                  ┌─ 胚外内皮管网
原始心血管系统 ┤           └─ 原始血管 ────┤
              └─ 原始心血管系统               └─ 胚内内皮管网

              ┌─ 原始心脏发生 ──── 生心区 ────┬─ 围心腔
              │                               └─ 心管
              │
              │                               ┌─ 心球、心室、心房、静脉窦
              │                               ├─ 球室襞
              ├─ 心脏外形演变 ─────────────────┤─ 房室管
              │                               └─ 动脉干
              │
心脏的发生  ──┤              ┌─ 房室管分隔 ──── 心内膜垫
              │              │
              │              │                ┌─ 第一房间隔
              │              │                ├─ 第一房间孔
              │              │                ├─ 第二房间隔
              │              │   原始心房分隔 ─┤─ 第二房间孔
              │              │                ├─ 卵圆孔
              │              │                └─ 卵圆孔瓣
              │              │
              └─ 心脏内部分隔 ┤─ 静脉窦的演变与永久性左右心房形成
                             │
                             │   原始心室的分隔 ┬─ 室间隔肌部
                             │                 └─ 室间隔膜部
                             │
                             ├─ 动脉干和心球的分隔 ──── 左、右球嵴
                             │
                             │              ┌─ 房间隔缺损
                             │              ├─ 室间隔缺损
                             └─ 常见畸形 ────┤─ 动脉干和心球分隔异常
                                            ├─ 法洛四联症
                                            └─ 动脉导管未闭
```

第二十五章
知识结构图

心血管系统是胚胎最早形成并执行功能的系统。胚胎约在第 3 周末即开始有血液循环，通过血液循环从母体获得营养和氧气，排出代谢产物和二氧化碳。心血管系统由中胚层分化而来，首先形成原始心血管系统，随后经过生长、合并、新生和萎缩等改建过程而逐渐完善。

一、原始心血管系统的建立

人胚第 2 周末，卵黄囊壁、体蒂和绒毛膜上的胚外中胚层内出现许多由间充质细胞聚集而成的细胞团，称**血岛**。随后，血岛内出现间隙，血岛中央的细胞变圆，游离于腔内分化为**原始血细胞**（primitive blood cell），即造血干细胞（图 25-1）。血岛周边的细胞变扁，分化为内皮细胞，内皮细胞围成的内皮管即**原始血管**。内皮管以出芽方式不断向外延伸，与相邻血岛形成的内皮管互相融合连通，逐渐形成一个丛状分布的**胚外内皮管网**。

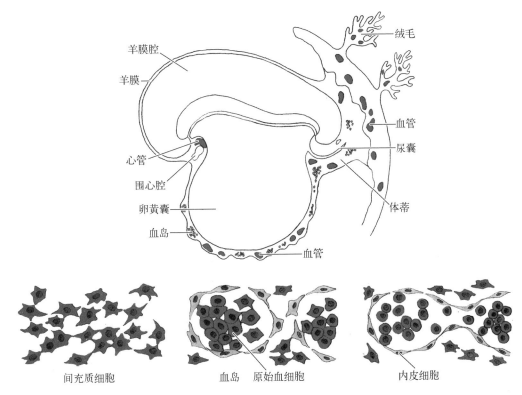

图 25-1 血岛和血管形成示意图

在人胚第 18~20 d，胚内中胚层的间充质中出现裂隙，裂隙周围的间充质细胞变扁，围成内皮管，它们也以出芽的方式与邻近的内皮管融合连通，形成**胚内内皮管网**。第 3 周末，胚内和胚外的内皮管网在体蒂处沟通，逐渐演变形成**原始心血管系统**（primitive cardiovascular system），并开始血液循环。

原始心血管系统左右对称，组成该系统的血管有（图 25-2）：

1. 心管 1 对，位于前肠腹侧。第 4 周时左右心管合并为 1 条。

2. 动脉 有位于脊索两侧的**左、右原始主动脉**，其头端分别与两条心管相连，按其所处位置分**腹主动脉**、**弓动脉**和**背主动脉**。**腹主动脉**位于前肠腹侧，当左右心管合并时，其近心端合并形成动脉囊。**弓动脉** 6 对，分别穿行于相应的鳃弓内，连

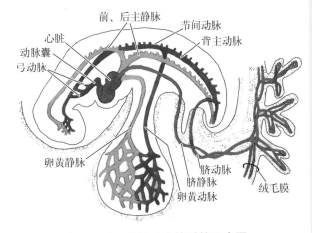

图 25-2 原始心血管系统示意图

接背主动脉与动脉囊。**背主动脉** 1 对，位于原始消化管的背侧，沿中轴向胚体尾端行走。随着胚体发育，左、右背主动脉自咽以下合并为一条，沿途发出的分支有：**卵黄动脉**数对，从腹侧发出，分布于卵黄囊；**脐动脉** 1 对，经体蒂分布于绒毛膜；**节间动脉**约 30 对，从背侧发出，主要分布于体壁及脊髓。

3. 静脉 **总主静脉** 1 对，有**前主静脉**和**后主静脉** 2 个属支，分别收集上半身和下半身的血液。**卵黄静脉**和**脐静脉**各 1 对，分别收集卵黄囊和绒毛膜的血液。3 对静脉分别开口于心管尾侧的左、右静脉窦角。其中脐静脉内的血液富含氧气和营养物质，为动脉血。

二、心脏的发生

心脏发生于生心区

生心区位于胚盘口咽膜头侧的中胚层内，是心脏的发源地。生心区前方的中胚层为原始横隔（图 25-3）。

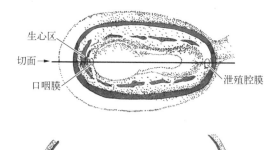

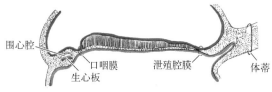

图 25-3　生心区示意图

（一）原始心脏的发生

胚胎第 18～19 d 时，生心区内出现**围心腔**（pericardial coelom），围心腔腹侧的中胚层细胞增生，形成头尾方向、左右并列的 2 列细胞索，为**生心板**（cardiogenic plate）。接着，生心板中央细胞凋亡，形成一对**心管**（cardiac tube）。

当胚胎头褶时，胚体的头端向腹侧卷曲，心管和围心腔也由口咽膜的头侧转到前肠的腹侧，围心腔则由心管的背侧转到腹侧（图 25-3、图 25-4）。当胚体侧褶时，左右心管逐渐向中线靠拢，相互融合成一条心管。但心管的头、尾两端未融合，分别与成对的动、静脉相接。与此同时，心管及周围的间充质从围心腔的背侧向围心腔中央逐渐陷入，使心管仅通过背侧的**心背系膜**（dorsal mesocardium）悬于围心腔中。随后，心背系膜的中部退化消失，心背系膜上形成一个左右相通的孔，即**心包横窦**（图 25-4）。心背系膜仅在心管的头、尾两端存留，以后围心腔不断扩大，演变为心包腔，心管则游离于心包腔内。当心管融合并陷入心包腔时，其周围的间充质逐渐密集，形成一层原始的**心肌外套层**（myoepicardial mantle），以后发育为心肌膜和心外膜。内皮和心肌外套层之间的组织为较疏松的胶样结缔组织，称**心胶质**（cardiac jelly），将分化为心内膜的**内皮下层**和**心内膜下层**。

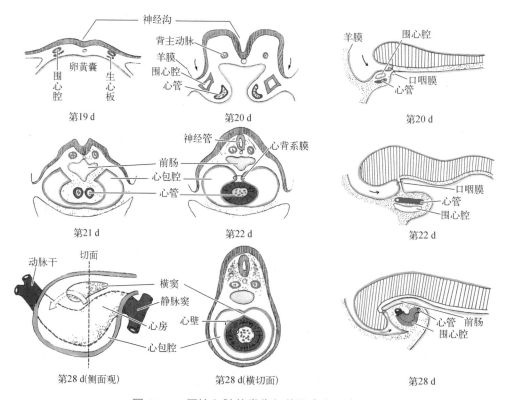

图 25-4　原始心脏的发生与位置变化示意图

（二）心脏外形的演变

心管的头端与动脉连接，尾端与静脉相连。由于心管各部生长速度不均匀，出现了三个膨大，从头端向尾端依次为**心球**（bulbus cordis）、**心室**和**心房**。接着在心房的尾端又出现一个膨大，称**静脉窦**（sinus venosus），其尾端再分为左、右2个**静脉窦角**，分别接受同侧卵黄静脉、脐静脉和总主静脉回流的血液（图25-5）。早期的心房和静脉窦位于围心腔尾侧的原始横隔内。

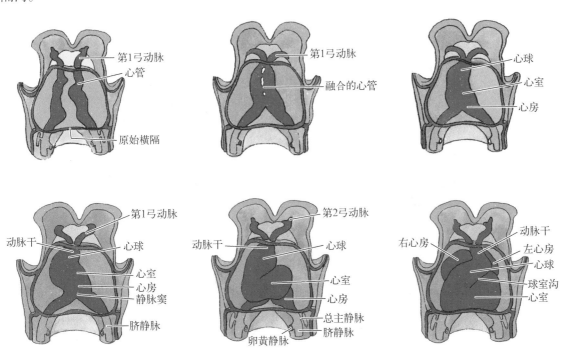

图25-5　心管的融合及心脏外形演变示意图

心管发生过程中，因心管两端固定在心包上，而心球和心室的生长速度又远远快于心包腔的扩展，心管便在心包腔内发生弯曲。首先心球和心室形成"U"形弯曲，称**球室襻**（bulboventricular loop），凸面面向右、前和尾端（图25-5）。不久，心房逐渐离开原始横隔，移至心室头端背侧，并稍偏左。随着心房的移动，静脉窦亦从原始横隔内游离出来，位于心房的背面尾端，通过窦房孔与心房相通。此时的心脏外形呈"S"形弯曲。由于受前方心球和后方食管的限制，心房只能向左、右方向扩展，最终膨出于动脉干的两侧。心房的扩大，使房室沟加深，在心房与心室之间形成一狭窄的通道，称**房室管**（atrioventricular canal）。心球则分为三段：头端较细长，为**动脉干**（truncus arteriosus）；中段较膨大，为**心动脉球**（bulbus arteriosus cordis）；尾侧段被心室吸收，成为**原始右心室**。原来的心室成为**原始左心室**，左、右心室之间的表面出现**室间沟**。至此，心脏已初具成体心脏的外形，但内部腔室尚未完全分隔。

（三）心脏内部的分隔

原始心脏内部的分隔开始于胚胎第4周，至第5周末基本完成，心脏各部的分隔同时进行。

1. 房室管的分隔　　心房与心室之间原先以房室管相通。第4周末，在房室管内背、腹两侧壁的心内膜下部分组织增生，连同其表面的内皮一起向腔内突出，形成背、腹**心内膜垫**（endocardial cushion）。第5周末，相向生长的背、腹心内膜垫靠拢并融合，将房室管分成左右**房室孔**。围绕房室孔的间充质局部增生向腔内隆起，形成房室瓣，左侧为**二尖瓣**，右侧为**三尖瓣**（图25-6）。

心管两端固定，而各部生长速度不均是心脏外形演变的基本原因

房室管被心内膜垫分隔为左、右房室口

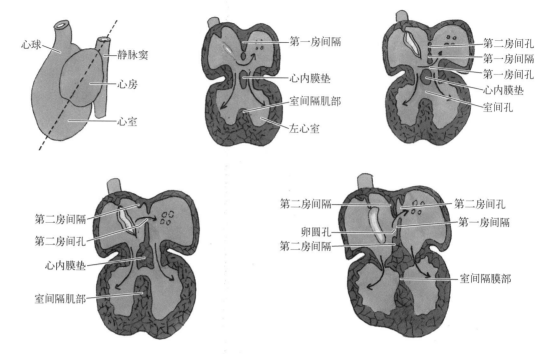

图 25-6　心脏内部的分隔示意图

第一房间隔、第一房间孔、第二房间隔、第二房间孔、卵圆孔的概念

2. 原始心房的分隔　　胚胎第 4 周末，在原始心房顶部背侧壁的中央出现一个半月形薄膜，称**第一房间隔**（septum primum）。第一房间隔向心内膜垫方向生长，其游离缘和心内膜垫之间未融合前暂留的通道称**第一房间孔**（foramen primum）。该孔逐渐变小，最后由向上生长的心内膜垫组织和第一房间隔游离缘融合而封闭。在第一房间孔封闭之前，第一房间隔中央偏上部因细胞凋亡出现**第二房间孔**（foramen secundum）。此时，左右心房仍借助第二房间孔相通。

第 5 周末，在第一房间隔的右侧，从心房顶部腹侧壁又长出一个较厚的新月形**第二房间隔**（septum secundum）。第二房间隔向心内膜垫方向生长，并遮盖第二房间孔，但第二房间隔的弧形下缘与心内膜垫之间留有一卵圆形的孔，称**卵圆孔**（foramen ovale）（图 25-6）。卵圆孔的位置略低于第二房间孔，两者交错重叠。覆盖卵圆孔的第一房间隔薄而软，形成一片活动的瓣，称**卵圆孔瓣**（valve of foramen ovale）。在出生前，由于肺未开始呼吸，右心房的压力高于左心房，右心房的血液可冲开卵圆孔瓣，进入左心房，反之则不能。出生后，肺开始呼吸，肺循环阻力下降，右心房压力低于左心房，致使心房间两个隔膜紧贴，并逐渐融合形成一个完整的房间隔，卵圆孔关闭，左右心房完全分隔。

心房的分隔详见表 25-1。

表 25-1　心房的分隔

名　称	第一房间隔	第二房间隔
起始部位	心房顶部背侧壁正中线，隔较薄	位于第一房间隔右侧，心房顶部腹侧壁，隔较厚
发育过程	向心内膜垫方向生长	向心内膜垫方向生长，下缘呈新月形
孔	第一房间隔与心内膜垫之间为第一房间孔，不久即封闭，并在第一房间隔上部出现第二房间孔	下缘与心内膜垫之间有卵圆孔
作用	分隔原始心房成左、右心房，覆盖于卵圆孔部分为卵圆孔瓣	盖住第二房间孔

3. 静脉窦的演变与永久性左右心房的形成　　静脉窦位于原始心房尾端的背面，分左右对称的两角，各自与同侧的总主静脉、卵黄静脉和脐静脉通连。虽然最初两个角是对等的，但由于体循环的血液均汇流入静脉窦右角，使其血流增多，右角逐渐增大，窦房口逐渐右移；而左角因血流减少而逐渐退化，其中左角远段成为左房斜静脉的根部，近段成为冠状窦（图25-7）。随着静脉窦左角的退化，静脉窦右角的右总主静脉及前主静脉近侧部形成上腔静脉；右卵黄静脉演变为下腔静脉的终末部。

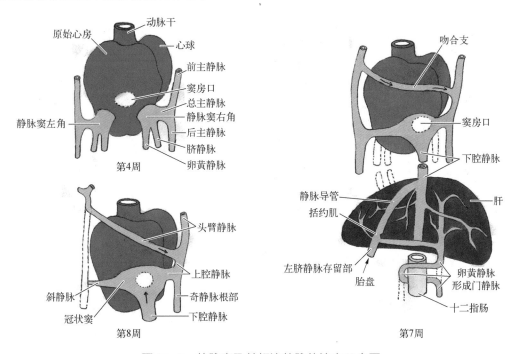

图 25-7　静脉窦及其相连静脉的演变示意图

人胚第7~8周，由于原始右心房扩展较快，使静脉窦右角被吸收并入右心房，成为永久性右心房的光滑部，上、下腔静脉因而直接通入**右心房**，原始右心房变为**右心耳**。原始左心房最初与1条肺静脉相连，经过2次分支，原先的1条肺静脉变成4条；此外，在原始左心房扩展时，肺静脉的根部及其左、右分支被吸收并入**左心房**，因此使4条肺静脉直接与左心房相连。肺静脉参与形成了部分永久性左心房光滑部，原始左心房成为**左心耳**。

4. 原始心室的分隔　　人胚第4周末，心室底壁向上生长形成一个较厚的半月形肌性隔膜，称**室间隔肌部**（muscular part of interventricular septum）（图25-6），该隔膜不断向心内膜垫方向延伸。室间隔肌部与心内膜垫之间的孔称**室间孔**（interventricular foramen），连通左、右心室。至第7周末，室间孔被由一对动脉球嵴尾端向下延伸和心内膜垫组织共同形成的结缔组织薄膜所封闭（图25-6、图25-8），该薄膜为**室间隔膜部**（membranous part of interventricular septum）。至此，左右心室完全分隔。

室间隔膜部、室间隔肌部的概念

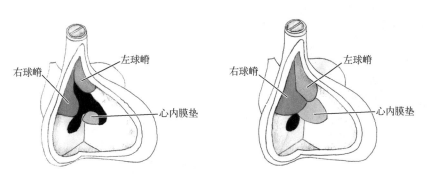

图 25-8　室间隔膜部的形成与室间孔封闭示意图

5. 动脉干和心球的分隔　人胚第 5～8 周，动脉干和心球的内膜局部增厚，形成两个相对生长的螺旋形纵嵴，称左、右**球嵴**（bulbar ridge）。两嵴逐渐在中线融合，并向心室延伸，形成一个螺旋状隔膜，称**主动脉－肺动脉隔**（aortico-pulmonary septum），将动脉干和心球分隔成**肺动脉干和升主动脉**（图 25-9）。主动脉与左心室相通，肺动脉和右心室连通。因主动脉－肺动脉隔呈螺旋状，故主动脉和肺动脉干相互缠绕。主动脉和肺动脉开口处内皮下的心胶质和间充质局部增生，逐渐演变为**半月瓣**。

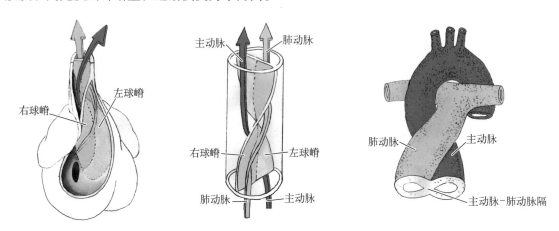

图 25-9　动脉干和心球的分隔示意图

三、胎儿的血液循环和出生后的变化

（一）胎儿血液循环的途径

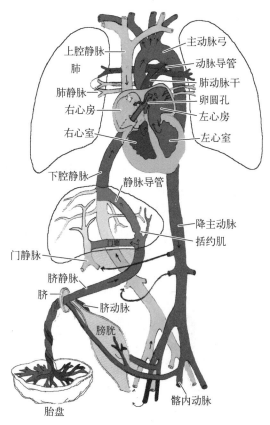

图 25-10　胎儿血液循环示意图

由胎盘来的**脐静脉血**中富含氧和营养物质，进入胎儿体内后，大部分脐静脉血经**静脉导管**进入下腔静脉，小部分在肝血窦与来自门静脉的血液混合后经肝静脉再注入下腔静脉；此外下腔静脉还收集来自下肢和盆、腹腔器官的静脉血；因此由下腔静脉送入右心房的血液是混合血，其中主要为含氧高和营养丰富的血。由于下腔静脉的入口正对着**卵圆孔**，由下腔静脉到达右心房的血液大部分经卵圆孔直接进入左心房，再经左心室进入主动脉及分支，供应头、颈部及上肢；少量来自下腔静脉的含氧高的血留在右心房，与从头、颈、上肢回流的上腔静脉以及冠状窦的含氧低的血混合后进入右心室，注入肺动脉。由于肺尚无呼吸功能，肺内血管阻力很高，故肺动脉内仅少部分血液进入肺，大部分血液经**动脉导管**流入降主动脉。降主动脉中的血液仅少量供应躯干、盆腹部器官及下肢，大部分经**脐动脉**流入胎盘，在胎盘内与母体血液进行气体和物质交换后再由脐静脉返回胎儿体内（图 25-10）。

出生后，肺开始呼吸，肺血管阻力下降，肺动脉的血液大量进入肺，而不再经动脉导管进入降主动脉；同时因动脉导管平滑肌收缩等原因，使动脉导管闭锁。

出生后，胎盘血液供应中断，使下腔静脉及右心房的血压下降；同时肺开始呼吸，肺血管阻力下降，使左心房压力高于右心房，压迫卵圆孔瓣紧贴第二房间隔，使卵圆孔关闭。

（二）胎儿血液循环的特点

1）动、静脉血在不同部位发生一定程度的混合。

2）含氧量高的血液主要供应肝和头颈部，故胎儿的这些部位发育良好。

3）由于肺尚未建立呼吸功能，故肺循环血量很少。

4）有卵圆孔、动脉导管、静脉导管、脐动脉和脐静脉等胎儿血液循环特有的结构。

（三）胎儿出生后血液循环的变化

1）脐动脉、脐静脉闭锁，分别成为**脐外侧韧带**和**肝圆韧带**。

2）静脉导管闭锁，成为**静脉韧带**。

3）动脉导管闭锁，成为**动脉韧带**。

4）卵圆孔关闭，形成**卵圆窝**。

四、常见畸形

1. 房间隔缺损（atrial septal defect）　常见为卵圆孔未闭，原因有：①卵圆孔瓣有多发性穿孔；②在形成第二房间孔时第一房间隔吸收过多，使卵圆孔瓣过短，不能完全遮盖卵圆孔；③第二房间隔发育不全，形成异常大的卵圆孔，正常发育的第一房间隔形成的卵圆孔瓣不能完全关闭卵圆孔；④第一房间隔过度吸收，同时第二房间隔又形成大的卵圆孔，导致房间隔巨大缺损。此外，心内膜垫发育不全，使第一房间隔不能与其融合导致第一房间孔残留也可形成房间隔缺损。

2. 室间隔缺损（ventricular septal defect）　有**室间隔膜部缺损**和**室间隔肌部缺损**两种情况。室间隔膜部缺损常见，主要因心内膜垫组织扩展时不能与球嵴和室间隔肌部融合所致。室间隔肌部缺损少见，通常因室间隔肌部形成过程中肌组织吸收过多所致，可出现在肌性室间隔的各个部位，呈单发性或多发性（图 25-11）。

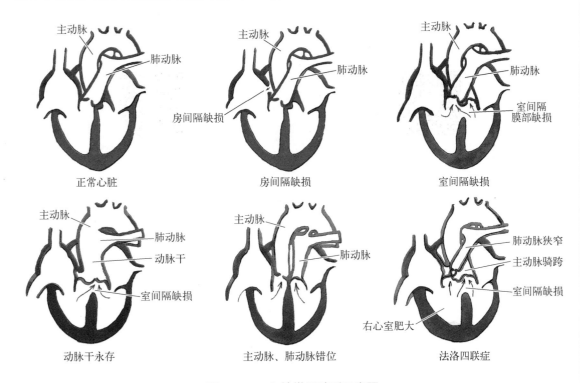

图 25-11　心脏常见畸形示意图

3. 动脉干和心球分隔异常

（1）大血管错位（transposition of great vessel）：因主动脉－肺动脉隔不按正常螺旋方向生长，而是形成平直的隔所致。出现主动脉从右心室发出，而肺动脉从左心室发出的异常情况（图 25-11）。这种畸形常伴有室间隔膜部缺损。

（2）主动脉或肺动脉狭窄：因主动脉－肺动脉隔偏向一侧致动脉干分隔不均，形成一侧动脉粗大，另一侧动脉细小。如果主动脉细小、肺动脉粗大，称**主动脉狭窄**（aorta stenosis）。反之，为**肺动脉狭窄**（stenosis of pulmonary artery）。该畸形常伴有室间隔膜部缺损（图 25-11）。

（3）法洛四联症（tetralogy of Fallot）：为比较常见的畸形。因主动脉－肺动脉隔向前偏移，导致肺动脉狭窄，粗大的主动脉骑跨在室间隔上方，造成室间隔膜部缺损。由于肺动脉狭窄，右心室血流阻力增大，使右心室肥厚（图 25-11）。

4. 动脉导管未闭（patent ductus arteriosus）

可能因出生后动脉导管的平滑肌未能收缩，使肺动脉和主动脉保持相通状态。女性较男性多见，为最常见的先天性血管畸形。

> **·小贴士·**
>
> 介入治疗是治疗先天性心脏病的新方法，主要适用于动脉导管未闭、房间隔缺损、肺动脉瓣狭窄、体动脉至肺动脉瘘及部分室间隔缺损不合并其他需手术矫正的畸形患儿。治疗时通过特制鞘管，在 X 线和超声的引导下，将合适的"封堵器"经血管（如股静脉）送至病变部位，封堵缺损或未闭合的动脉导管，以达到治疗的目的。与传统开胸手术相比，介入治疗具有创伤小、手术时间短、术后恢复快、无手术疤痕等优点。经过多年努力，我国科研人员在封堵器的开发、应用及先天性心脏病介入治疗技术等方面，均已达到国际领先水平。

（姚　健）

法洛四联症表现为肺动脉狭窄、主动脉骑跨、室间隔膜部缺损和右心室肥厚四种缺损同时存在，是最常见的紫绀型先天性心脏病

动脉导管未闭是最常见的先天性血管畸形

本章学习资源

第二十五章名词英汉对照表

第二十五章复习思考题

第二十六章 神经系统的发生

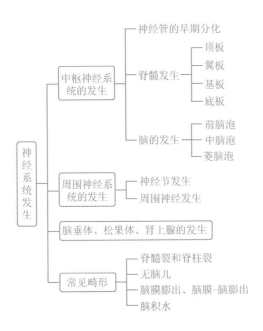

第二十六章
知识结构图

神经系统起源于神经外胚层，由神经管和神经嵴分化而来。神经管分化为脑、脊髓、神经垂体、松果体和视网膜等；神经嵴分化为神经节、周围神经和肾上腺髓质等。

一、中枢神经系统的发生

（一）神经管的早期分化

人胚第4周时，神经管头段发育较快，膨大演变成脑；其余部分较细长，发育成脊髓。

神经管管壁上皮最初为假复层柱状上皮，称**神经上皮**（neuroepithelium）。上皮外包一层较厚的基膜，称外界膜，管壁内表面也有一层薄膜，称为内界膜（图26-1a）。神经上皮不断分裂增殖，部分细胞迁至神经上皮的外周，形成一新的细胞层，称**套层**（mantle layer）。套层细胞将分化为**成神经细胞**（neuroblast）和**成神经胶质细胞**（glioblast）。其余的神经上皮停止分化，转变为单层立方或矮柱状细胞，称**室管膜层**（ependymal layer）。成神经细胞由起初的圆球形逐渐长出突起并伸至套膜外周形成边缘层（marginal layer）。此时神经管壁由内向外分化为三层：神经上皮层、套层和边缘层（图26-1b）。成神经

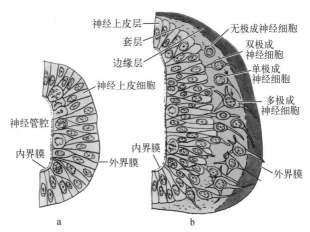

图26-1 神经管上皮的早期分化示意图

a.神经上皮；b.分化出套层和边缘层

神经系统各部的发生原基

细胞起初为圆形细胞，无突起，称**无极成神经细胞**；此后发出 2 个突起，成为**双极成神经细胞**；双极成神经细胞朝向神经管一侧的突起退化消失，而伸向边缘层的突起迅速增长，成为**单极成神经细胞**；单极成神经细胞的胞体又发出若干短突起，形成原始树突，转变为**多极成神经细胞**，继而分化为各种**神经元**。随着成神经细胞的分化，成神经胶质细胞也经成星形胶质细胞和成少突胶质细胞，分化为**原浆性星形胶质细胞**或**纤维性星形胶质细胞**以及**少突胶质细胞**；而小胶质细胞较晚形成，来源于血液单核细胞（图 26-2）。

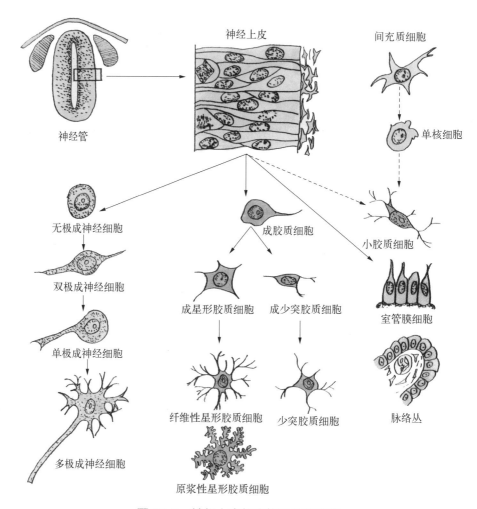

图 26-2　神经上皮细胞的分化示意图

（二）脊髓的发生

神经管的尾段演化为脊髓，其管腔分化为脊髓的中央管，套层分化为灰质，边缘层分化为白质。神经管的两侧壁因套层中成神经细胞和成神经胶质细胞的增生而迅速增厚，在腹侧部形成左右 2 个**基板**（basal plate），在背侧部形成左右 2 个**翼板**（alar plate）；而神经管的顶壁和底壁相对变薄变窄，分别形成**顶板**（roof plate）和**底板**（floor plate）。由于基板和翼板的增厚，导致两者在神经管的内表面出现了左右两条纵沟，称**界沟**（sulcus limitans）。随着细胞继续增多，左右两基板向腹侧突出，致使在两者之间形成一条纵行的深沟，位于脊髓的腹侧正中部，称**前正中裂**；同样，左右两翼板也增大，但主要向内侧推移并在中线愈合，形成一隔膜，称**后正中隔**（图 26-3）；此时，中央管相应缩小。基板形成脊髓灰质的前角（前柱），并在脊髓的胸 1 至腰 3 以及骶 2 至骶 4 段形成侧角（侧柱），其中的成神经细胞分别分化为躯体运动神经元和内脏运动神经元（自主神经的节前神经元）。翼板形成脊髓灰质后角（后柱），其中的成神经细胞分化为联络神经元。灰质的神经元突起伸入边缘层，并逐步形成上、下和横行的纤维束，同时神经胶质细胞数量也增加，共同构成脊髓白质（表26-1）。

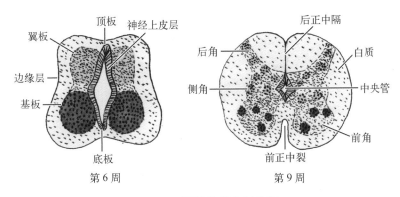

图26-3　脊髓的发生示意图

　　胚胎第3个月之前，脊髓与脊柱等长，节段分布的脊神经已形成，脊神经从相应的椎间孔穿出。第3个月后，由于脊柱和硬脊膜的生长速度快于脊髓，脊髓的末端就渐渐相对上移。出生时，脊髓末端与第3腰椎平齐。这种不等速生长的存在，造成脊髓颈段以下的脊神经根从其发生的脊髓节段处越来越向尾侧斜行，再穿过其相应的椎间孔离开椎管。腰、骶和尾段的脊神经根在椎管内垂直下行，和终丝共同组成马尾（图26-4）。

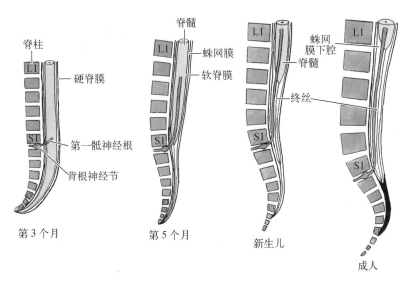

图26-4　脊髓发育与脊柱的关系示意图

　　（三）脑的发生

　　神经管的头段分化成脑。人胚第4周末，神经管头段膨大形成3个原始脑泡（primary brain vesicle），从头到尾依次为**前脑泡**（forebrain vesicle）、**中脑泡**（midbrain vesicle）和**菱脑泡**（rhombencephalon vesicle）。至第5周时，前脑泡头端向两侧膨大发育成左右2个**端脑泡**（telencephalic vesicle），以后演变成左右**大脑半球**；前脑泡尾端形成**间脑**（diencephalon），以后分化为**丘脑**和**神经垂体**等；**中脑泡**发育成**中脑**；菱脑泡分化为**后脑**（metencephalon）和**末脑**（myelencephalon），后脑再分化为脑桥和小脑，而末脑分化为延髓。

　　脑泡演变的同时，脑泡中央的管腔也演变成各部位的脑室。左右端脑的腔演变为**侧脑室**，端脑正中的腔和间脑腔形成第三脑室，中脑的腔形成中脑水管，菱脑的腔演变为第四脑室。

　　由于脑部的发育与分化较快且脑泡的不同部位生长速度不同，脑泡演变过程中出现了几个不同方向的弯曲。首先出现了2个向背侧突起的**头曲**（又称中脑曲）和**颈曲**，前者位于中脑部，后者位于末脑与脊髓之间。不久又在端脑和脑桥之间出现两个凸向腹侧的**端脑曲**和**脑桥曲**（图26-5）。

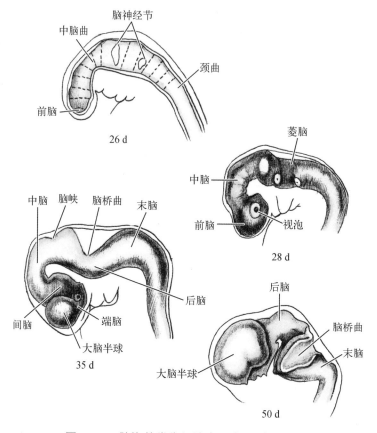

图26-5　脑泡的发生与演变示意图（侧面观）

脑的发育开始与脊髓相似，于两侧壁的套层增厚形成腹侧的基板和背侧的翼板。端脑和间脑的套层大部分形成翼板，基板不明显；其中的大部分成神经细胞迁移至边缘层表面，分化为大脑皮质；少部分细胞聚集成团，形成神经核。中脑、后脑和末脑中的套层细胞多聚集成细胞团或柱，形成各个神经核。翼板的成神经细胞多分化为感觉中继核（传入）。基板的成神经细胞多分化为运动核（传出）（图26-6、表26-1）。

随后，大脑发育更为复杂，重演了大脑皮质的种系发生过程，包括**古皮质**（archicortex）、**旧皮质**（paleocortex）和**新皮质**（neocortex）阶段。海马和齿状回是最早出现的皮质结构，相当于古皮质；胚胎第7周时，于纹状体外侧形成梨状皮质，相当于旧皮质；然后，更多的成神经细胞增殖并分批分期地向表层迁移和分化为神经细胞，形成了发育最晚、分布最广的新皮质；由于该迁移是分批分期，所以新皮质的神经细胞成层分布，至胎儿出生时已形成6层结构。

·小贴士·

　　发育过程中个体的经历可改变突触的数量，并通过突触的选择性存活而实现，至于以后行为的增多和进一步完善，可能是由于突触在分子水平上提高效能和皮质各区的相互作用与信息贮存有关。对人体大脑皮质出生后发育的研究表明，发育性变化一直延续到青年期。婴儿与儿童早期仍有树突和突触的发育，到儿童晚期，过多的突触消失。早期发生的繁茂联系却构成了神经可塑性和某些早期学习类型的基础。

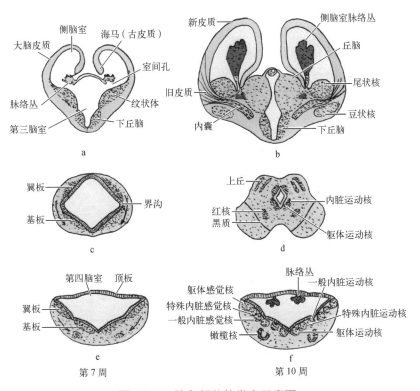

图 26-6　脑各部分的发育示意图

a～b.端脑和间脑冠状面；c～d.中脑横切面；e～f.末脑横切面

小脑由后脑两侧翼板背侧的对称性小脑板增厚发育而成。首先小脑板两外侧部膨大为小脑半球，其中的神经上皮迁移至小脑板外表面演变成外颗粒层，使小脑由神经上皮、套层、边缘层和外颗粒层组成。随后，套层的外层成神经细胞分化为浦肯野细胞和高尔基细胞，构成浦肯野细胞层；而内层成神经细胞聚集成小脑白质中的核团。外颗粒层部分细胞再向内迁移，构成内颗粒层；剩余的外颗粒层细胞分化为篮状细胞和星形细胞。原边缘层演变为小脑分子层，原内颗粒层改称为颗粒层。

菱脑和间脑的顶板和大脑半球脉络膜裂处脑组织极薄，仅有一层室管膜，外覆以一层富含血管的软脑膜。软脑膜突入室管膜在脑室中形成手指状结构，构成第四脑室、第三脑室和侧脑室**脉络膜丛**（图 26-6），产生脑脊液。

脑和脊髓发生的比较见表 26-1。

表 26-1　脑和脊髓的发生比较

名　称	脑	脊　髓
来　源	神经管的头端	神经管的尾端
重要组成结构	前脑泡、中脑泡和菱脑泡	基板、翼板、顶板和底板

二、周围神经系统的发生

（一）神经节的发生

神经节起源于神经嵴。在神经管形成的同时，神经褶边缘的一些外胚层细胞随神经管的形成而向两侧迁移，并聚集成团，在神经管的背外侧形成两条纵行的细胞索，称**神经嵴**。随后，演变成脑、脊神经节。这些神经节均属感觉神经节，位于胸段的神经嵴，部分细胞迁至主动脉的背外侧，形成两列节段性排列的神经节，即交感神经节；而枕、颈和骶部的神经嵴细胞可能形成副交感神经节，还有部分神经嵴细胞迁移至肾上腺发生部位，分化为嗜铬细胞。神经嵴内的细胞分化为神经节细胞、卫星细胞和施万细胞（图 26-7）。

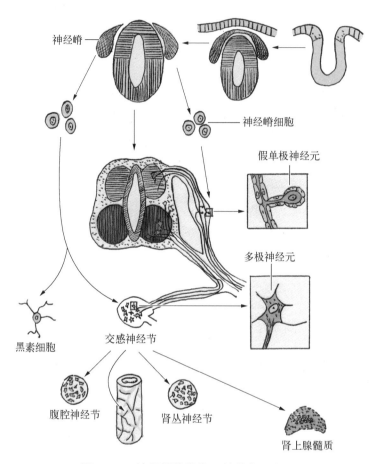

神经嵴

神经嵴细胞

假单极神经元

多极神经元

黑素细胞

交感神经节

腹腔神经节

肾丛神经节

肾上腺髓质

图 26-7　神经嵴的发生及其分化示意图

（二）周围神经的发生

感觉神经节细胞的周围突形成感觉神经纤维，其末端形成感觉神经末梢；脑干和脊髓前角运动神经元发出的轴突形成躯体运动神经纤维，其末梢分布于骨骼肌表面形成运动终板。脑干及脊髓侧角的内脏运动神经元发出的轴突，形成内脏运动神经的节前纤维，终止于自主神经节。自主神经节的神经元发出轴突形成内脏运动神经的节后纤维，其末梢分布于内脏和血管壁上的平滑肌、心肌和腺细胞表面，形成效应器。

三、脑垂体、松果体和肾上腺的发生

（一）脑垂体的发生

脑垂体是由两种不同来源的原基共同发育而成。人胚第 3 周，口腔顶部口咽膜前方的外胚层，向间脑底壁外突，形成一小囊，称**拉特克囊**（Rathke pouch）；而间脑底部的神经外胚层不久也向腹侧延伸，形成一漏斗状突起，称**神经垂体芽**（neurohypophyseal bud）。两者逐渐增大并相互接近。第 2 月末，拉特克囊的根部退化消失。拉特克囊分化成腺垂体，其前壁细胞增殖，成为远侧部；后壁成为中间部；囊腔大部分消失，仅存留一窄腔或裂隙；囊顶部围绕漏斗柄的部分成为结节部。神经垂体芽远端膨大，成为神经部；起始部变细，形成漏斗柄（图26-8）。

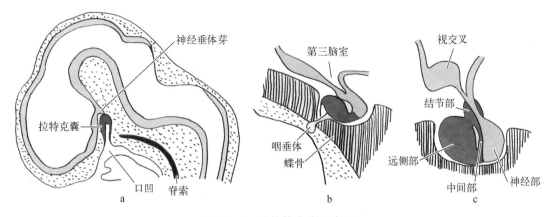

图 26-8　垂体的发生示意图

（二）松果体的发生

人胚第7周，间脑顶部向背侧突出一囊状突起，为松果体原基。囊壁神经上皮细胞增生，分化成松果体细胞和神经胶质细胞，囊腔消失，形成一实质性器官，即**松果体**。

（三）肾上腺的发生

肾上腺的髓质来自神经外胚层，皮质来自中胚层。胚胎第5周时，肠系膜根部与发育中的生殖嵴之间的中胚层表面上皮增生并深入其下方的间充质内，分化为肾上腺的**胎儿皮质**（fetal cortex）。约在第7周时，神经嵴的细胞迁移并进入胎儿皮质下方，绝大部分细胞受皮质细胞所分泌的糖皮质激素的影响分化成髓质的嗜铬细胞，而极少数分化成交感神经节细胞。第3个月时，腹膜上皮细胞第二次增生，并进入间充质，围绕在胎儿皮质周围，成为永久皮质（permanent cortex）。胎儿皮质在出生后很快退化，永久皮质在胎儿后期开始分化，到出生时可见球状带和束状带，到3岁才出现网状带。

四、常见畸形

神经系统发生的常见畸形及形成原因

1. 脊髓裂和脊柱裂　后神经孔未闭合可导致脊髓裂（myeloschisis），常伴有相应节段的脊柱裂（spina bifida），两者最常发生于腰骶区。若脊膜自缺损处突出，在体表形成有皮肤覆盖的囊，囊内只有脊膜和脑脊液，称**脊膜膨出**（meningocele）。若囊内不仅有脊膜，还有脊髓和神经根，则称**脊髓脊膜膨出**（meningomyelocele）。若仅是椎骨未愈合，其内的脊髓和神经正常，表面有皮肤覆盖，称为**隐性脊柱裂**（图26-9）。

2. 脑的畸形

（1）无脑儿（anencephaly）：因前神经孔未闭合所致，常伴有颅裂和颈部脊柱裂，两眼向前突出，颈部缺如等表现（图26-10）。属于遗传因素相关的常见畸形，发生率占新生儿1/1 000，女婴多于男婴（4 : 1）。

（2）脑膜膨出和脑膜-脑膨出：因颅骨发育不全所致。最常见的部位是枕骨的枕部，可部分或全部缺如，常与枕骨大孔连通。若缺损较小，只有脑膜自缺损处突出形成脑膜囊者称**脑膜膨出**（meningocele）；若缺损较大，部分脑组织突入脑膜囊内，则称**脑膜脑膨出**（meningo encephalocele）；若部分脑室也突入囊内则形成**积水性脑膜脑膨出**（meningohydro encephalocele）（图26-11）。

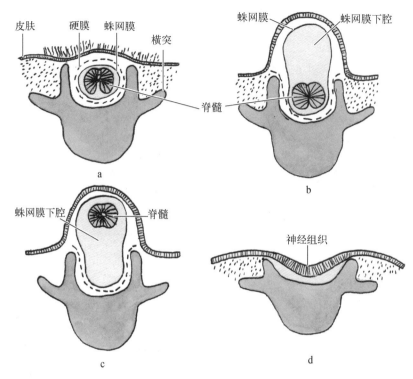

图 26-9　脊髓脊柱裂示意图

a. 隐形脊柱裂；b. 脊膜膨出；c. 脊髓脊膜膨出；d. 脊髓裂

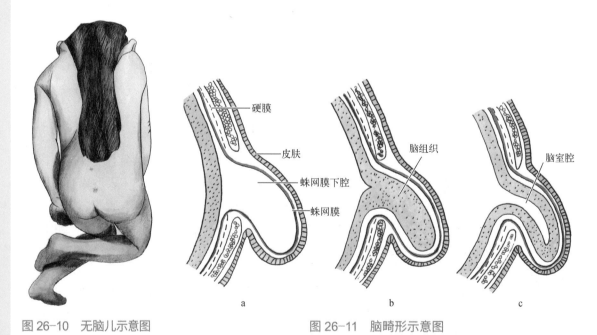

图 26-10　无脑儿示意图

图 26-11　脑畸形示意图

a. 脑膜膨出；b. 脑膜脑膨出；c. 积水性脑膜脑膨出

（3）脑积水（hydrocephalus）：多因脑室系统发生障碍，包括脑脊液产生过多、吸收障碍，或循环受阻等，导致脑脊液积聚在脑室内，形成脑积水，是一种比较多见的先天性畸形。

· 小贴士 ·

妊娠早期适量补充叶酸，可有效预防神经管畸形的发生。

（孙　申）

本章学习资源

第二十六章名词英汉对照表

第二十六章复习思考题

第二十七章　眼和耳的发生

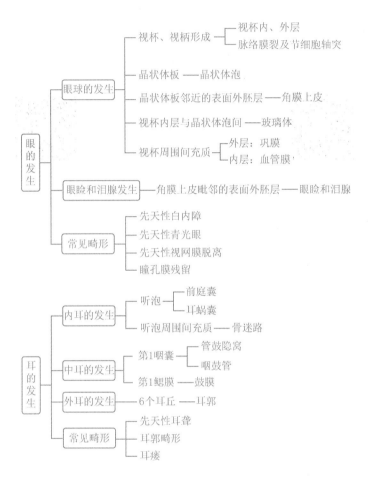

一、眼　的　发　生

（一）眼球的发生

人胚第 4 周，前脑两侧突出左、右一对囊泡，称**视泡**（optic vesicle），中央为视泡腔，与脑室相通。视泡远端膨大，贴近表面外胚层，且内陷形成双层杯状结构，称**视杯**（optic cup）。视泡近端变细称**视柄**（optic stalk），与间脑相连。同时，表面外胚层在视泡的诱导下增厚，形成**晶状体板**（lens placode），并凹陷入视杯内，逐渐与表面外胚层脱离，形成**晶状体泡**（lens vesicle）（图 27-1）。眼的各部分就由视杯、视柄、晶状体泡及它们周围的间充质发育而成。

1. 视网膜和视神经的发生　　视网膜由视杯内、外两层共同分化而成。视杯外层分化为视网膜的色素上皮层；视杯内层增厚，经过类似脑泡壁的发生，分化形成视细胞、双极细胞和节细胞等。视杯内外两层之间的视泡腔变窄，最终消失，导致两层直接相贴，构成视网膜视部。视杯口边缘部的内层上皮不增厚，与外层分化的色素上皮相贴，并向晶状体泡与角膜之间的间充质内延伸，形成视网膜的睫状体部与虹膜部，即视网膜盲部。

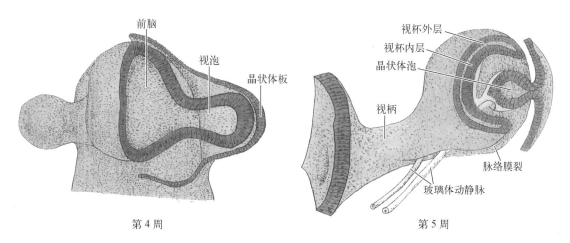

| 第4周 | 第5周 |

图 27-1　视杯与晶状体的发生示意图

人胚第 5 周，视杯及视柄下方向内凹陷，形成一纵沟，称**脉络膜裂**（choroid fissure）。脉络膜裂内含玻璃体动、静脉及间充质，可提供玻璃体和晶状体的发育所需物质。玻璃体动脉近段还发出分支，演变为视网膜中央动、静脉。脉络膜裂于胚胎第 7 周闭锁，穿经玻璃体的动、静脉也退化，遗留残迹成**玻璃体管**（图 27-2）。视柄与视杯相连，也分为内、外两层，两层之间夹一腔隙。随着视网膜的发育分化，逐渐增多的节细胞轴突向视柄内层聚集，使视柄内层逐渐增厚，并与外层融合，两层间的腔隙消失。视柄最终演变为**视神经**（图 27-3）。

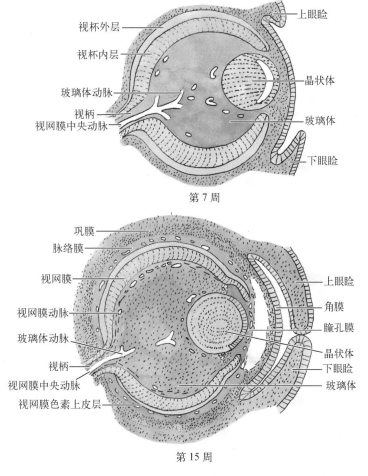

第 7 周

第 15 周

图 27-2　眼球与眼睑的发生示意图

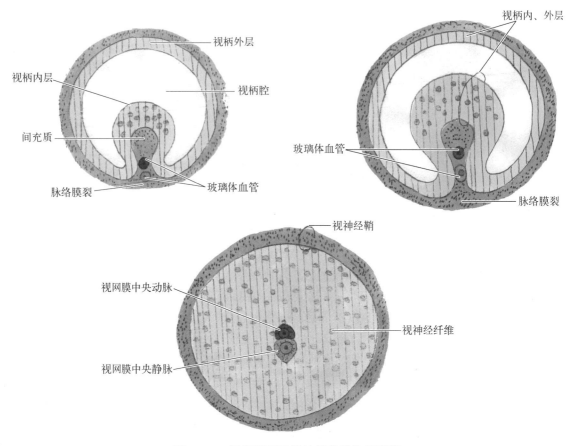

图 27-3　视柄横切示视神经的发生示意图

2. 晶状体、角膜、眼房和玻璃体的发生　　晶状体由晶状体泡演变而来。最初晶状体泡由单层上皮组成（图27-1）。其前壁细胞呈立方形，分化为晶状体上皮；后壁细胞呈高柱状，并逐渐向前壁方向延伸，形成**初级晶状体纤维**，泡腔逐渐缩小，最终消失，晶状体变为实体的结构（图27-2）。不久晶状体赤道区的上皮细胞又不断增生、变长，形成**次级晶状体纤维**，而原来的初级晶状体纤维及其胞核逐渐退化成晶状体核。新的次级晶状体纤维逐层添加到晶状体核的周围，使晶状体及晶状体核逐渐增大（图27-4）。此过程持续一生，但随着年龄的增长速度会逐渐减慢，故晶状体核可区分为胚胎核、胎儿核、婴儿核及成人核等。

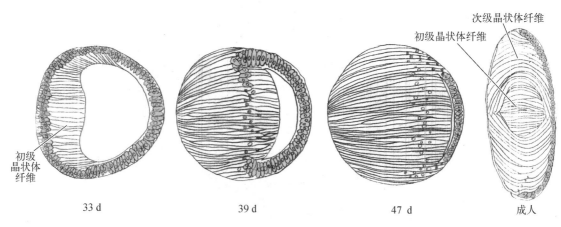

| 33 d | 39 d | 47 d | 成人 |

图 27-4　晶状体纤维的发育示意图

在晶状体泡的诱导下，其邻近的表面外胚层分化为角膜上皮，角膜上皮后面的间充质分化为角膜其余各层。

在晶状体与角膜上皮之间的间充质内出现一个裂隙，发育为前房（anterior chamber）。晶状体前面的间充质形成一层膜，厚薄不均，周边部厚，以后形成虹膜的基质；中央部薄，封闭视杯口，称为**瞳孔膜**（pupillary membrane）。虹膜与睫状体形成后，虹膜、睫状体与晶状体之间形成后房（posterior chamber）。出生前瞳孔膜被吸收，前、后房经瞳孔相连通（图27-2）。

初级玻璃体由玻璃体动脉和一些间充质及视杯内层细胞分泌的细丝状物质共同组成。其中玻璃体动脉营养晶状体和玻璃体，随后该动脉退化消失，残留一条从视神经乳头到晶状体后面的玻璃体管。人胚第2～3个月，视杯内层细胞的分泌物取代初级玻璃体，成为次级玻璃体。然后，睫状体上皮产生的纤维参与玻璃体的形成，称为第三玻璃体，并演变为睫状小带。

> · 小贴士 ·
>
> 虹膜结缔组织中色素细胞的分布和密度决定了眼睛的颜色，大多数新生儿的虹膜呈淡蓝色或灰色，随后因色素的沉着而形成最终的颜色。如黑色素局限于色素上皮，虹膜则呈蓝色；当黑色素还分布于虹膜基质时，虹膜则呈棕色。

3. 血管膜和巩膜的发生　视杯周围的间充质分为内、外两层。内层富含血管和色素细胞，分化为眼球壁的血管膜。血管膜的大部分贴在视网膜外面，成为脉络膜；贴在视杯口边缘部的间充质分化为虹膜基质与睫状体的主体，和视杯口边缘的睫状部与虹膜部一起分化成睫状体和虹膜。外层间充质比较致密，分化为**巩膜**。脉络膜与巩膜分别与视神经周围的软脑膜和硬脑膜相延续（图27-2）。

（二）眼睑和泪腺的发生

人胚第7周时，眼球前方与角膜上皮毗邻的表面外胚层形成上、下两个皱褶，分别发育为上、下**眼睑**。第10周时，上、下眼睑的边缘相互融合（图27-2），至第7或第8个月时再重新张开。

泪腺由表面外胚层下陷形成。泪腺的发育较晚，出生后6周才具分泌泪液的功能，3～4岁基本发育完成。

（三）常见畸形

1. 先天性白内障　因晶状体的透明度异常所致。多为遗传性，也可因妊娠早期风疹病毒感染而引起。

2. 先天性青光眼　属于常染色体隐性遗传性疾病，发病机制尚不明确，表现为房水排出受阻，眼压增高，眼球胀大，角膜突出。

3. 先天性视网膜脱离　因视杯内、外两层上皮生长速率不相等、发育不同步或者视杯两层上皮先黏合而后又分离所致。这种畸形常伴有眼以及头部的其他畸形。

4. 瞳孔膜存留　因覆盖在晶状体前方的瞳孔膜在出生前吸收不完全，致使晶状体前方残留结缔组织网，称瞳孔膜存留（persistent pupillary membrane），出生后可随着年龄的增长而逐渐吸收，也可手术剔除。

二、耳 的 发 生

耳分内耳、中耳和外耳三个部分，其来源不同，分别由头部外胚层形成的耳板、第一鳃沟及围绕鳃沟的6个耳结节以及内胚层来源的第一咽囊演变而来。

（一）内耳的发生

人胚第4周时，菱脑两侧的表面外胚层在菱脑的诱导下增厚，成为听板（otic placode）；然后向下方的间充质内陷，形成听窝（otic pit）；最后听窝闭合并脱离表面外胚层，形成一个上皮性囊状结构，称为**听泡**（otic vesicle）（图 27-5）。听泡最初为梨形，以后向背腹方向延伸增大，分成背侧的**前庭囊**和腹侧的**耳蜗囊**两部分，且在背端内侧长出一个小囊管为内淋巴管（endolymphatic duct）。前庭囊形成三个膜半规管和椭圆囊（utricle）的上皮，耳蜗囊形成球囊（saccule）和膜蜗管的上皮，同时听泡周围的间充质和听泡一起参与演变成内耳膜迷路（membranous labyrinth）（图 27-6）。胚胎第 3 个月时，膜迷路周围的间充质分化为一个软骨性囊，包绕膜迷路。约第 5 个月时，软骨性囊骨化，形成骨迷路（osseous labyrinth）。于是膜迷路完全被套叠于骨迷路内，两者间仅隔以狭窄的充填外淋巴的间隙。

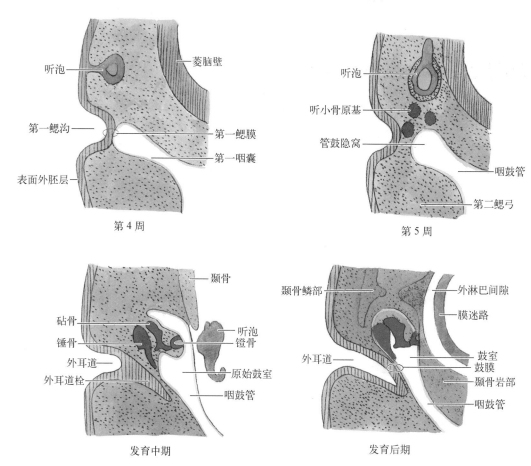

图 27-5　耳的发生示意图

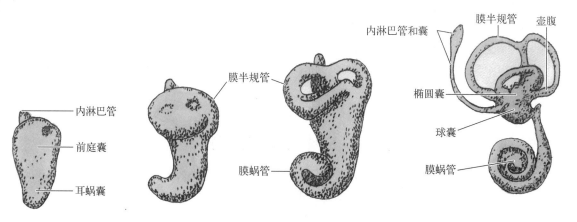

图 27-6　听泡的发生示意图（第 5～8 周）

（二）中耳的发生

人胚第 9 周时，第 1 咽囊（first pharyngeal pouch）向背外侧扩展，远侧盲端膨大成管鼓隐窝（tubotympanic recess），近侧端狭长形成咽鼓管（pharyng otympanic tube）。管鼓隐窝内胚层与**第 1 鳃沟**底部的外胚层相贴，分别形成**鼓膜**（tympanic membrane）内上皮和外上皮，两者间的间充质发育为鼓膜的结缔组织（图 27-5）。管鼓隐窝上方的间充质分化为三块听小骨（auditory ossicles）原基，由于周围的间充质被吸收而形成腔隙，并和管鼓隐窝远侧段扩大的原始鼓室共同形成鼓室，使听小骨突入鼓室内；至第 6 个月时，听小骨原基骨化发育成听小骨，即锤骨（malleus）、砧骨（incus）和镫骨（stapes）（图 27-5）。

（三）外耳的发生

外耳道由第 1 鳃沟演变而来。人胚第 2 个月末，第 1 鳃沟向内深陷，形成外耳道漏斗状的外侧段。管道底部的外胚层细胞增生，形成一上皮细胞板，称外耳道栓（meatal plug）。至胚胎第 7 个月时，外耳道栓从内向外细胞退化吸收，出现的管腔成为外耳道的内侧段（图 27-5）。

胚胎第 6 周时，第 1 鳃沟周围的间充质增生，形成 6 个结节状隆起，称**耳丘**（auricular hillock）。随后这些耳丘围绕外耳道口，经过不断演变而发育成耳郭（auricle）（图 27-7）。

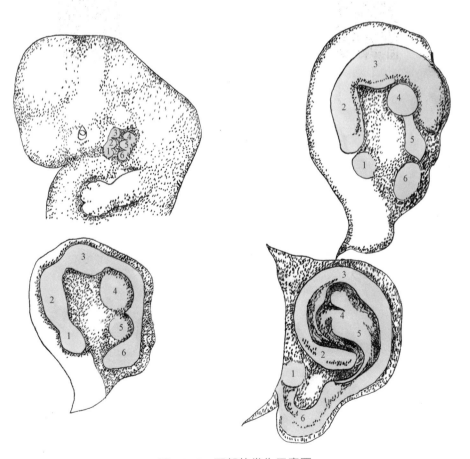

图 27-7 耳郭的发生示意图

1～6 耳丘 6 个结节状隆起的发生与演变

> **· 小贴士 ·**
>
> 妊娠7个月时，外界声音可以通过孕妇腹壁，经羊水传给胎儿，胎儿也会相应产生心音增高、头部转向和肢体运动等反应，由此表明7个月的胎儿已初具听力，借此可以进行胎教。

（四）常见畸形

1. 先天性耳聋（congenital deafness）　　分遗传性和非遗传性两类。遗传性耳聋属常染色体隐性遗传。可因内、中、外耳的发育异常引起，如内耳发育不全、耳蜗神经发育不良、听小骨发育缺陷或外耳道闭锁等；非遗传性耳聋与药物中毒、感染、新生儿溶血性黄疸等因素有关。由于无法听到声音和学习语言，所以常表现为又聋又哑。

2. 耳郭畸形　　无耳多为耳丘未发育或停滞在早期阶段；大耳、小耳为耳丘过度发育或发育不良、缺如等；副耳郭由于耳丘发生过多；招风耳是耳郭突起所成角度大于正常人。

3. 耳瘘（ear fistula）　　又称为先天性耳前瘘管，瘘管开口大多位于耳轮脚前，原因可能是胚胎时期第一鳃沟的背部闭合不全或者形成耳廓的第1、2鳃弓发生的6个结节状隆起（耳丘）融合不良所致。可挤压出白色分泌物，容易感染发炎。

（杨文静　吴卫疆）

本章学习资源

第二十七章名词英汉对照表

第二十七章复习思考题

第二十八章 先天畸形

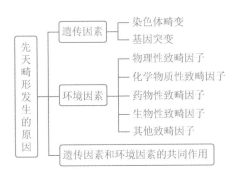

第二十八章
知识结构图

出生缺陷是
指由于胚胎发
育紊乱引起结
构、功能、代
谢、精神、行
为遗传等方面
的先天异常

先天畸形（congenital malformation）是指胚胎发育过程中出现紊乱，而致出生时的新生儿身体外形或内脏结构表现异常的先天性疾病，属于出生缺陷的一种（表 28-2）。每一例出生缺陷都会给这个家庭带来巨大的精神负担和经济压力，不仅影响患儿终身生活质量和身心健康，也影响家庭和谐。据有关资料报告，我国严重出生缺陷患儿中除 20%～30% 经早期诊断和治疗可以获得较满意的生活质量外，约 40% 致残，30%～40% 在出生后死亡。因此，了解先天畸形的发生原因，努力减少先天畸形的发生，对提高人口素质具有重要意义。

> **·小贴士·**
>
> 根据 2012 年卫生部发布的《中国出生缺陷防治报告（2012）》，我国是出生缺陷高发国家，发生率与世界中等收入国家的平均水平接近，约为 5.6%，其中出生时临床明显可见先天畸形的约有 25 万，加上出生后数月和数年才显现出来的缺陷，先天残疾儿童总数每年新增出生缺陷数约 90 万，相当于每 30 s 我国就有一个缺陷儿出生，而且间隔时间在逐年缩短。

一、先天畸形的发生原因

经研究发现，致畸因子（teratogen）中遗传因素和环境因素是先天畸形发生的两个主要原因。遗传因素或环境因素作为单一因素，分别约占全部先天畸形发生原因的 25% 和 10%，而两者共同作用和其他原因不明者约占 65%。

（一）遗传因素

引起先天畸形的遗传因素包括染色体畸形和基因突变两类。

1. 染色体畸变 一般表现为染色体数目和结构异常。

染色体多于或少于 46 条均为染色体数目异常。多数由配子（精子或卵子）在成熟分裂或合子在卵裂过程中染色体不分离所致。染色体数目减少，常见单体型，其中常染色体的单体型胚胎几乎不能存活，而性染色体的单体型胚胎也仅 3% 能存活，如核型为 45，XO（女性缺少一条性染色体），引起先天性卵巢发育不全综合征。染色体数目增多，常见于三体型，可引起多种综合征，如第 21 号染色体为三体型（47，+ 21）引起唐氏综合征（Down syndrome），性染色体为三体型（47，XXY）引起先天性睾丸发育不全综合征。

> **·小贴士·**
>
> 唐氏综合征的患儿为先天愚型，呈眼裂小、眼间距宽、眼裂上倾、鼻根低平、颌小、腭狭、口常半开、舌常伸出口外的呆滞面容。

染色体结构异常主要表现为染色体中部分缺失，或发生重复、异位、倒位等，最终引起患儿不同程度的畸形。

> **·小贴士·**
>
> 5 号染色体短臂末端断裂缺失引起猫叫综合征，患儿头小、智力低下并伴有心脏病，喉发音异常，哭声弱而尖锐，似猫叫。

2. 基因突变　　基因突变是指由于 DNA 分子组成或排列顺序发生碱基增添、缺失或置换等引起基因结构的变化。可是单基因突变，也可为多基因突变，但这不会造成染色体的外形异常。基因突变发生的频率虽然多于染色体畸变，但它仅引起细微结构、代谢或功能方面的遗传性疾病，而较少导致先天畸形。如引起镰刀形细胞贫血病、软骨发育不全、肾上腺肥大、雄激素不敏感综合征、白化病、苯丙酮尿症、色盲、血友病、多指（趾）畸形、小头畸形等。如果生殖细胞发生基因突变，则可以遗传，并有显性遗传或隐性遗传之分；而体细胞发生基因突变，则不会遗传。

（二）环境因素

能引起先天畸形的环境因素，包括物理性致畸因子、化学物质性致畸因子、药物性致畸因子、生物性致畸因子和其他致畸因子。这些致畸因子会通过母体外环境、母体内环境和胎儿自身的外环境来影响胎儿的正常发育。

1. 物理性致畸因子　　各种电磁辐射、粒子辐射、机械性作用（压迫或损伤），都有致畸作用；异常环境温度（高温或严寒）、超声波、微波、噪声等的致畸作用目前还无法确定。

> **·小贴士·**
>
> 日本广岛和长崎原子弹爆炸后，存活妇女流产率为 28%，小头和中枢神经异常的新生儿占 25%。

2. 化学物质性致畸因子　　工业污染（金属及非金属毒物或有机溶剂）、农药、食品添加剂、化妆品和烟草等均含有一些致畸作用的化学物质。如某些多环芳香族类物质、某些亚硝基化合物、某些烷基和苯类化合物、重金属类物质、石油化工企业常见毒物均可引起多种畸形。有些化学物质对动物有明显的致畸作用，但对人类胚胎的致畸作用尚待进一步证实。

> **·小贴士·**
>
> 日本九州水俣湾，由于工业废水甲基汞排入海中，并在鱼体中积聚，孕妇食用会造成胎儿异常，或流产或患神经系统发育不良的先天性水俣病。

3. 药物性致畸因子　　许多药物如抗肿瘤药、抗生素、抗惊厥药、抗凝血药、激素和治疗精神病药等，均有致畸作用。目前对部分药物的致畸作用进行了许多实验研究，详见表 28-1。

表 28-1　部分常用药物致畸的作用

对人类有较肯定致畸作用		仅有临床报告但未完全肯定		仅对实验动物有致畸作用，但对人类未肯定
药物名称	有关畸形	药物名称	有关畸形	药物名称
抗癌药（甲氨蝶呤、白消安、巯基蝶呤、环磷酰胺、苯丁酸氮芥、6-巯基嘌呤）	多种畸形	苯巴比妥	神经系统、颜面、心脏、腭、小头等畸形	糖皮质激素（可的松）、苯海拉明、磺胺类及磺胺增效剂、利福平、烟碱、氯塞酮
性激素（雄激素、孕酮、激素类避孕药）	生殖畸形	水杨酸、氯氮草、地西泮	鼻不发育	
抗凝血剂（香豆素）	鼻不发育、面畸形	维生素过量或不足	神经系统、眼、心脏、骨骼畸形	
放射性碘、碘化钾、硫氧嘧啶等	胎儿甲状腺发育不全	维甲酸	颌面、心脏、脑等发育异常	
抗癫痫药（苯妥英钠、三甲双酮）	神经系统、颜面、心脏、腭、小头等畸形	催眠药（舒乐安定）	唇裂、腭裂	
酞胺哌啶酮（反应停）	短肢畸形	四环素	牙釉质发育不全	
		链霉素	先天性耳聋	
		新生霉素	先天性白内障和短指	

> **·小贴士·**
> 西德在 20 世纪 60 年代曾发生过因孕妇服用解痉药"反应停"而引发胎儿肢体畸形（无肢、短肢），给无数家庭及社会带来不幸。

4. 生物性致畸因子　　许多病毒可在妊娠早期，穿过胎盘屏障直接作用于胎儿，也可在妊娠后期通过影响母体健康而间接作用于胎儿的正常发育。感染后能较严重干扰胚胎发育的生物性致畸因子有：巨细胞病毒、单纯疱疹病毒、风疹病毒、梅毒螺旋体和弓形虫等。

> **·小贴士·**
> 流行性腮腺炎病毒、流感病毒等对动物有明显的致畸作用，而对人类的致畸作用尚不明确。

5. 其他致畸因子　　孕妇吸烟、酗酒、吸毒、营养不良、缺氧或其他身体健康问题，均能导致胎儿发育异常，引起先天畸形。

> **·小贴士·**
> 孕妇长期酗酒可引起胎儿发育迟缓、小头和小眼的胎儿酒精综合征；孕妇吸烟也可导致胎儿发育迟缓、体重较轻。

（三）遗传因素和环境因素的共同作用

大多数先天畸形是遗传因素和环境因素共同作用的结果。如在胚胎早期，环境因素可致基因突变或染色体畸变而最终导致胎儿畸形发生；而胎儿的遗传因素又决定了胚胎对环境因素影响的易感性，不同胎儿对环境因素的敏感度是各不相同的。

常见先天畸形的特点与形成原因见表 28-2。

表 28-2 常见先天畸形的特点与形成原因

名称	特点	形成原因
连体畸形	两胎儿连在一起	单卵孪生的胚盘出现 2 个原条
唇裂	上唇呈缺口	上颌突与同侧内侧鼻突未愈合
面斜裂	从眼内眦到口角呈现一条裂隙	上颌突与同侧外侧鼻突未愈合
食管或十二指肠闭锁	婴儿喂奶后立即吐出	过度增生的食管或十二指肠上皮未凋亡变薄
回肠憩室	腹痛，憩室内感染	卵黄蒂根部未退化
脐粪瘘	脐部有小肠内容物漏出	卵黄蒂未退化闭锁，与脐腔相通
先天性脐疝	肠管进入脐腔，脐部膨大	肠管未退回腹腔或脐腔未封闭
肛门闭锁	不能排便	肛膜未破或直肠与肛凹未通
多囊肾	肾表面有大小不同的凸起，切面是大小不同的囊腔	肾单位和集合管未接通，尿不能排出，肾小管膨大成囊
异位肾	肾位于骨盆	肾未上升至腰部
马蹄肾	左、右肾尾端合并	两肾上升受阻，尾侧融合成马蹄状
脐尿瘘	出生后脐处漏尿	脐尿管未闭锁
膀胱直肠瘘	膀胱与直肠相通	尿直肠隔发育不完全
隐睾	阴囊内无睾丸	睾丸未下降，停留在腹后壁或腹股沟管处
阴道闭锁	阴道和外界不通	阴道板未发育或未形成管腔
房间隔缺损	左、右心房血流相通	心房第一隔和第二隔发育不全或卵圆孔未闭
室间隔缺损	左、右心室血流相通	室间隔膜部缺损或室间隔肌部缺损
法洛四联症	肺动脉狭窄，室间隔缺损，主动脉骑跨，右心室肥大	主动脉 – 肺动脉隔向前偏移所致
脊柱裂	背部脊柱有裂口，多发于腰骶部	某一段椎弓未愈合
脊膜膨出	腰骶部囊状膨出，外包皮肤	后神经孔未闭，常伴脊柱裂
无脑儿	脑缺失，常伴有颅裂和颈部脊柱裂	前神经孔未闭合
脑积水	胎头特别大	脑室系统发生障碍，脑脊液产生过多，或吸收障碍，或循环障碍

二、胚胎致畸敏感期

致畸作用是否引起胎儿的先天畸形，除了决定于致畸因子的性质、作用强度和胎儿的遗传特性外，更决定于致畸作用发生在胚胎发育的什么时期。胚期和胎期两个胚胎发育的不同阶段均可受到致畸因子的作用，但不同发育阶段的胚胎，对致畸因子的敏感性是不同的。

在胚期的开始 2 周内，胚胎细胞为全能细胞，尚未分化，如果致畸因子作用强烈，可导致胚胎死亡或流产；如果作用较弱，仅造成部分细胞损伤，并分别由其他未损细胞代偿调整，胚胎仍可正常发育。因此，这段时间虽然容易受到致畸因子的影响，但很少发生畸形。

而到胚期第3周至第8周期间，由于此时期的胚胎细胞生长旺盛、分化和迁移活跃，胚内结构和胚外形态发育演变剧烈，更是器官原基形成的关键时期；此阶段对致畸因子的作用最敏感，是胎儿器官形态结构先天畸形发生率最高的时期，故称为**致畸期敏感**（susceptible period to teratogenic agent）。

胎期（第9周至分娩前）的器官组织分化、功能建立并逐步趋向成熟，是胎儿生长发育迅速的阶段，如果受到致畸因子的干扰，发生畸形较局限，仅为组织结构的微观缺陷，一般不会出现宏观的器官畸形，而且功能缺陷可能较形态缺陷更为明显。

由于胚胎各器官的形成时间不同，因而对致畸因子作用的致畸敏感期也不同，每个器官的致畸敏感期详见图28-1。

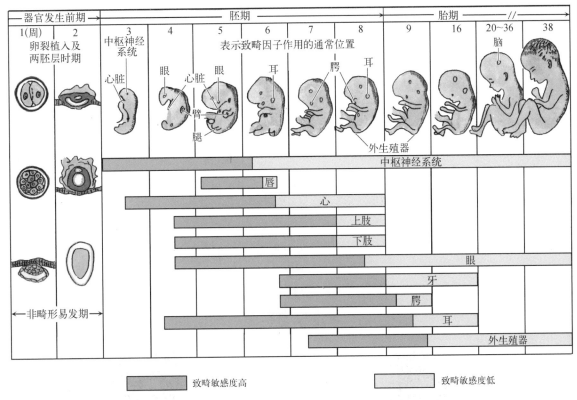

图28-1 人胚主要器官的致畸敏感期示意图

三、先天畸形的预防措施

先天畸形的治疗十分困难，而先天畸形新生儿的出生会给本人、家庭及社会带来沉重的精神和经济负担，因此自觉预防其发生是最为有效的手段。

1. 遗传咨询和产前诊断 婚前应该做好遗传咨询，对于不适宜生育的夫妇可建议借助生殖工程学等措施生育；凡出现过先天畸形或多次自然流产的家庭，在孕前更应进行遗传咨询，甚至进行染色体检查或经家系调查作系谱分析以明确自身是否伴有隐性或显性遗传病。长期的实践证明婚前和孕前遗传咨询是预防遗传性畸形发生的有效措施。

对可能出现先天畸形的孕妇可进行宫内检查，如用影像学、细胞遗传学、生物化学以及分子生物学等技术检查早期胎儿、绒毛膜、羊水等，以便对胎儿进行产前先天畸形的诊断，确定是否能继续妊娠。

2. 妊娠保健 在妊娠期间，要避免暴露于各种引起先天畸形的环境因素下，优化孕妇生活和工作环境，保证胎儿优良生存条件。尤其是妊娠前8周，应当避免风疹病毒、巨细胞病毒、单纯疱疹病毒、梅毒螺旋体和弓形虫等感染，孕妇可在妊娠前进行系列检查或接种疫苗预防。孕妇也应预防患其他疾病，如果患病应慎重用药。同样孕妇应避免饮酒、吸烟、暴怒、悲伤、忧郁、重体力劳动、强烈震动和噪声等对胎儿发育的不良影响。

3. 植入前基因学诊断（preimplantation genetic diagnosis，PGD） 它是在试管婴儿技术基础上出现的，故又称第三代"试管婴儿"。当精子与卵子在体外结合形成受精卵，并发育成胚胎后，利用单细胞分子生物学技术对其进行诊断是否携带有遗传缺陷的基因，再选择植入子宫。目前主要有三类遗传性疾病检测：X 连锁疾病，如血友病、色盲等；单基因遗传病，如地中海贫血、囊性纤维病等；染色体数目或结构异常，如非整倍体、染色体易位等。经过这样诊断，可避免体外授精的试管婴儿存在一些遗传性疾病风险，使因有遗传问题而不能生育的夫妇顺利生育健康的婴儿。

目前，国家在预防出生缺陷的发生过程中主要采用三级干预技术策略。

一级干预（孕前干预）：又称初级预防或病因预防，就是针对各种可能导致出生缺陷的原因，在孕前采取各种有效措施，防止出生缺陷的发生，这是预防出生缺陷最为关键的环节，也应该是最有效的途径。

二级干预：即早发现、早诊断、早处理。主要通过遗传咨询、产前诊断和选择性终止妊娠来达到降低出生缺陷发生率的目的，目前绝大部分可预防的出生缺陷均是通过这一途径进行预防。产前诊断（prenatal diagnosis，antenatal diagnosis）又称宫内诊断（prematal diagnosis），是二级预防中的主要措施。

三级干预：是对新生的出生缺陷患儿，通过适宜干预技术，争取早发现，早防治，改善预后。

（吴　坚）

本章学习资源

第二十八章名词英汉对照表

第二十八章复习思考题

主要参考文献

成令忠, 钟翠平, 蔡文琴. 现代组织学. 上海: 上海科学技术文献出版社, 2003.

高英茂. 组织学与胚胎学. 北京: 高等教育出版社, 2004.

顾文祥. 简明组织胚胎学表解. 北京: 北京医科大学　中国协和医科大学联合出版社, 1993.

李和, 李继承. 组织学与胚胎学. 第 3 版. 北京: 人民卫生出版社, 2015.

李继承, 曾园山. 组织学与胚胎学. 第 9 版. 北京: 人民卫生出版社, 2018.

刘斌, 高英茂. 人体胚胎学. 北京: 人民卫生出版社, 1996.

刘斌. 组织学与胚胎学. 北京: 北京大学医学出版社, 2003.

全国科学技术名词审定委员会. 组织学与胚胎学名词. 第 2 版. 北京: 科学出版社, 2014.

石玉秀. 组织学与胚胎学. 第 2 版. 北京: 高等教育出版社, 2013.

唐军民, 张雷. 组织学与胚胎学. 第 4 版. 北京: 北京大学医学出版社, 2018.

Albert K, George B. Manual of Human Histology (Volume 2). Charleston: Nabu Press, 2010.

Anthony LM. Junqueira's Basic Histology: Text and Altas. 15th ed. Boston: McGraw-Hill Education, 2018.

Carlson BM. Human Embryology and Developmental Biology: with Student Consult. 5th ed. Saunders, 2013.

Larry RC. Netter's Atlas of Human Embryology: Updated Edition. St. Louis: Elsevier, 2012.

Leslie PG, James LH. Color Atlas and Text of Histology. 6th ed. Philadelphia: Lippincott Williams & Wilkins, 2014.

Lowe JS, Anderson PG. Stevens & Lowe's Human Histology. 4th ed. St, Louis, Mo.: Mosby, 2014.

Moore KL, Persaud TVN, Torchia MG. The Developing Human: Clinically Oriented Embryology. 10th ed. St. Louis: Saunders, 2015.

Ovalle WK, Nahirney PC. Netter's Essential Histology. 3rd ed. St. Louis: Elsevier, 2021.

Sadler TW. Langman's Medical Embryology. 13th ed. Philadelphia: Lippincott Williams & Wilkins, 2014.

Schoenwolf GC, Bleyl SB, Brauer PR, et al. Larsen's Human Embryology. 5th ed. St, Louis, Mo: Churchill Livingstone, 2014.

Thomas HH, George B. Manual of Human Histology(Volume 1). Charleston: Nabu Press, 2013.